Laura Corn

Dangerous Book for Lovers

101 sexy Ideen für Sie und Ihn

Deutsch von
Claudia Müller

blanvalet

Die Originaltitel erschien 2008 unter dem Titel
»101 Sexy Dares« bei Simon Spotlight Entertainment,
a division of Simon & Schuster, Inc., New York.

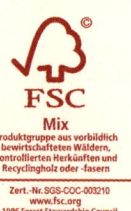

Verlagsgruppe Random House FSC-DEU-0100
Das FSC-zertifizierte Papier *Pamo Art* für dieses Buch
liefert Arctic Paper Mochenwangen GmbH.

1. Auflage
© der Originalausgabe 2008 by Laura Corn
© der deutschsprachigen Ausgabe 2010 by Blanvalet Verlag,
in der Verlagsgruppe Random House GmbH, München.
Gestaltungskonzept und Illustrationen: Sabine Frohmader und René Fink
Herstellung: René Fink
Satz: Uhl & Massopust, Aalen
Druck und Einband: Westermann Druck, Zwickau
Printed in Germany
ISBN 978-3-7645-0356-7

www.blanvalet.de

Wichtiger Hinweis für Leser

Dieses Buch enthält Meinungen und Ideen der Autorin. Es soll Informationen und Hilfestellungen bieten und ist nur für informierte, übereinstimmende und hoffentlich monogame Erwachsene gedacht, die eine großartige sexuelle Beziehung verjüngen, beleben und erhalten wollen. Die Autorin ist weder Ärztin noch Therapeutin, und weder Autorin noch Verlag stellen in diesem Buch medizinische, gesundheitliche, therapeutische oder andere persönliche professionelle Dienste zur Verfügung.

Die Vorschläge und Szenarien, die in diesem Buch enthalten sind, befolgt der Leser auf eigenes Risiko und eigenen Wunsch hin. Jedes Individuum ist einzigartig, und daher sollten Sie keine Stellungen oder Produkte anwenden, die für Ihre körperlichen und sexuellen Betätigungen nicht geeignet sind.

Autor und Verlag sind in keiner Weise verantwortlich für Produkte, Websites Dritter oder Quellenmaterial, auf das in diesem Buch verwiesen wird. Außerdem lehnen Autor und Verlag jegliche Haftung für Verluste oder Risiken ab, die als direkte oder indirekte Folge von Gebrauch und Anwendung der Inhalte dieses Buches entstanden sind.

Inhalt

Einleitung
Seite 13

Schnellstart
Seite 20

1 *Was der Nachbar nicht weiß...*
Nur für **seine** Augen

2 *Knack & Back*
Nur für **ihre** Augen

3 *Kein Entkommen*
Nur für **ihre** Augen

4 *Blindflug*
Nur für **seine** Augen

5 *Ganz schön heiß*
Nur für **seine** Augen

6 *Fernbedienung im Supermarkt*
Nur für **ihre** Augen

7 *Stärker, als es aussieht*
Nur für **seine** Augen

8 *In die Dunkelheit*
Nur für **seine** Augen

9 *Schattenspiel*
Nur für **ihre** Augen

10 *Fliegender Teppich*
Nur für **ihre** Augen

11 *Zehn Minuten*
Nur für **ihre** Augen

12 *Schaufensterbummel*
Nur für **ihre** Augen

13 *Diamond Girl*
Nur für **ihre** Augen

14 *Können wir sie behalten?*
Nur für **ihre** Augen

15 *Ein heißer Tropfen*
Nur für **seine** Augen

16 *Privatbereich*
Nur für **seine** Augen

17 *Laura Corns
Herausforderung*
Nur für **ihre** Augen

18 *Prinzessin Wuschelkopf*
Nur für **ihre** Augen

19 *Klopf auf Holz*
Nur für **seine** Augen

20 *Schlüpfrig, schlüpfrig*
Nur für **ihre** Augen

21 *Eiskalt*
Nur für **seine** Augen

22 *Verrückte Wissenschaft*
Nur für **seine** Augen

23 *Reit ihn, Cowgirl!*
Nur für **ihre** Augen

24 *Steh, wenn du kannst*
Nur für **seine** Augen

25 *Folge dem Befehl*
Nur für **seine** Augen

26 *Showdown*
Nur für **ihre** Augen

27 *Nass und wild*
Nur für **ihre** Augen

28 *Neck mich!*
Nur für **seine** Augen

29 *Das hat er sich verdient*
Nur für **ihre** Augen

30 *Girls will be Boys*
Nur für **ihre** Augen

31 *Lieber Ratgeber*
Nur für **seine** Augen

32 *Hals über Kopf*
Nur für **ihre** Augen

33 *Verdrehtes Vorspiel*
Nur für **seine** Augen

34 *Erotischer Drang*
Nur für **seine** Augen

35 *Festgehalten*
Nur für **ihre** Augen

36 *Wahrheit oder
Herausforderung*
Nur für **seine** Augen

37 *Umgekehrt*
Nur für **ihre** Augen

38 *Fünf Münzen*
Nur für **seine** Augen

39 *Geheimagent*
Nur für **ihre** Augen

40 *Heißer Abwasch*
Nur für **ihre** Augen

41 *Zehenschmeichler*
Nur für **seine** Augen

42 *Das Beste am Aufwachen*
Nur für **seine** Augen

43 *Liebling, machst du das bitte?*
Nur für **ihre** Augen

44 *Vierzig Finger*
Nur für **seine** Augen

45 *Heißer Anblick*
Nur für **seine** Augen

46 *Vergiss mich nicht*
Nur für **ihre** Augen

47 *Pussycat*
Nur für **ihre** Augen

48 *Wenn Höschen sprechen könnten*
Nur für **ihre** Augen

49 *Straight Flush*
Nur für **seine** Augen

50 *Zauberhäschen*
Nur für **ihre** Augen

51 *Schmutzig sauber*
Nur für **seine** Augen

52 *Elastic Fantastic*
Nur für **ihre** Augen

53 *Darf ich dir meinen kleinen Freund vorstellen?*
Nur für **seine** Augen

54 *Fest gedrückt*
Nur für **ihre** Augen

55 *Brenn, Baby, brenn*
Nur für **ihre** Augen

56 *Mein schmutziger Valentinstag*
Nur für **ihre** Augen

57 *Backseat Betty*
Nur für **ihre** Augen

58 *Rote Ampel, grüne Ampel*
Nur für **ihre** Augen

59 *Eisheiß*
Nur für **seine** Augen

60 *Verhaftet*
Nur für **seine** Augen

61 *Vickis Geheimnis*
Nur für **seine** Augen

62 *Kissen-Burg*
Nur für **seine** Augen

63 *Auto-Erotisch*
Nur für **ihre** Augen

64 *Ergib dich*
Nur für **seine** Augen

65 *Kirschkuchen*
Nur für **seine** Augen

66 *Die Neuner-Regel*
Nur für **seine** Augen

67 *Nützliche Freunde*
Nur für seine Augen

68 *Probier das mal an!*
Nur für **ihre** Augen

69 *Tennissocken*
Nur für **ihre** Augen

70 *Seife und Jeans*
Nur für **seine** Augen

71 *Riskieren Sie eine dicke Lippe!*
Nur für **ihre** Augen

72 *Lagniappe*
Nur für **seine** Augen

73 *Ja, ich kann!*
Nur für **seine** Augen

74 *Power up!*
Nur für **ihre** Augen

75 *Power Strip*
Nur für **seine** Augen

76 *Französischer Kitzel*
Nur für **seine** Augen

77 *Smooth Operators*
Nur für **seine** Augen

78 *Lippenstift-Fieber*
Nur für **ihre** Augen

79 *Dreifache Bedrohung*
Nur für **ihre** Augen

80 *Die perfekte Kulisse*
Nur für **seine** Augen

81 *Nackte Rätsel*
Nur für **seine** Augen

82 *Schwanz in der Schachtel*
Nur für **seine** Augen

83 *Motzen Sie sich auf!*
Nur für **seine** Augen

84 *Scharfe Fotos*
Nur für **ihre** Augen

85 *Pinselstriche*
Nur für **seine** Augen

86 *Ein unbezahlbarer Schwung*
Nur für **ihre** Augen

87 *Ein X markiert die Stelle*
Nur für **seine** Augen

88 *Rein und raus*
Nur für **ihre** Augen

89 *Bingo am Strand*
Nur für **ihre** Augen

90 *Sahnesteif*
Nur für **seine** Augen

91 *Gesucht!*
Nur für **seine** Augen

92 *Bälle und Schläger*
Nur für **ihre** Augen

93 *Alles zu seiner Zeit*
Nur für **ihre** Augen

94 *Oberhand*
Nur für **seine** Augen

95 *Der Teufel trägt Unterwäsche*
Nur für **ihre** Augen

96 *Willkommen zu Hause!*
Nur für **ihre** Augen

97 *Verführung, neu gemischt*
Nur für **seine** Augen

98 *Striptease*
Nur für **ihre** Augen

99 *Geheimer Weihnachtsmann*
Nur für **seine** Augen

100 *Sexposé*
Nur für **ihre** Augen

101 *Grenzenlos*
Für **beide**

Einleitung

Trauen Sie sich!

Ich kann mich noch gut an meinen ersten Kuss erinnern. Das Herz klopfte mir bis zum Hals. Vorher hatte ich schreckliche Angst, und hinterher war ich überglücklich. Wochenlang konnte ich über nichts anderes mehr reden, jedenfalls behaupteten meine Freundinnen das.

Und alles begann mit einer Herausforderung.

Es *musste* einfach damit beginnen, weil ich es zwar unbedingt wollte, aber nicht den Mut hatte, einfach meine Lippen auf seine zu drücken. Ich brauchte einen leichten Schubs. Ich brauchte jemanden, der es zu einer Herausforderung machte. Meine Freundinnen forderten mich heraus, und das reichte schon. Ich hielt die Luft an *(um Gottes willen, mein Atem! Soll ich vorher besser noch ein Pfefferminz lutschen?)*, und dann war es passiert, bevor ich nachdenken konnte. Und es war *aufregend.* An den Namen des wundervollen Jungen kann ich mich nicht mehr erinnern, aber an seine Lippen schon.

Auch viele Langzeitpaare sind der Ansicht, mal wieder einen kleinen Schubs vertragen zu können. Niemand will ja mit Absicht, dass der Alltag die Intimität stört, aber es kommt vor. Wesentliche Elemente wie Spontaneität, Romantik, spielerische Sexualität – sogar Küssen – lassen mit der Zeit nach, weil Paare einfach vergessen, sie zu praktizieren. Leidenschaft kann abkühlen. Sex kann vorhersagbar werden, vielleicht sogar ein bisschen ... *langweilig.*

Aber es ist möglich, das Steuer noch herumzureißen. *Dangerous Book for Lovers – 101 sexy Ideen für Sie und Ihn* erinnert Sie daran, was für ein scharfes Paar Sie doch sind. Sie werden ein paar wilde neue Techniken lernen und Mut fassen, diese gleich auf der Stelle auszuprobieren. Das Buch wird Sie und Ihren Partner an Ihre Grenzen führen ... und Sie zur Grenzüberschreitung herausfordern.

Und es wird ungeheuer viel Spaß machen! Das liegt vor allem daran, dass Sie dieses Buch nicht einfach nur lesen, sondern diese heißen Abenteuer auch lebendig werden lassen. Alles, was Sie brauchen, steckt hinter jeder versiegelten Seite:

- Die Zutaten und wie sie verwendet werden müssen
- Coole Tricks und Überraschungen, um Ihren Partner zu necken
- Wie Ihr Partner sich sexy fühlt
- Wie Sie den heißen Sex initiieren
- Spezifische erotische Techniken
- Großartige Beziehungslektionen

Jede Herausforderung ist eine komplette Verführung, die von einem Flirt am Anfang zu einem glücklichen Ende führt. Sie brauchen den Text nur zu lesen und umzusetzen.

Sex auf dem roten Teppich

Zum ersten Mal habe ich eins meiner Bücher für Gastautoren geöffnet. Ich habe fünfzehn Prominente – Ärzte, Journalisten und Ratgeberkolumnisten – um Beiträge gebeten. Sie werden die Fantasie einer berühmten Schriftstellerin durchleben; sie werden neue Dimensionen der Lust entdecken im Beitrag einer preisgekrönten

Erotikautorin. Sie werden eine bessere Beziehung führen können dank einem der besten Ratgeberautoren Amerikas.

Alle diese Beiträge werden Ihnen helfen, ein neues Kapitel in Ihrem Leben aufzuschlagen.

Ein Versprechen

Als Erstes wird Ihnen auffallen, dass die Seiten in diesem Buch wie ein Umschlag geschlossen sind. Nicht nur Sie können nicht einfach Seite für Seite umblättern und lesen, *auch Ihr Partner kann es nicht!* Das bedeutet, dass jede Herausforderung eine Überraschung ist. Und *Überraschung!* ist die beste Methode, um zu verhindern, dass sich Langeweile in eine Beziehung einschleicht.

Aber die verschlossenen Seiten haben noch einen tieferen Zweck. Jedes Mal, wenn Sie eine neue Herausforderung aufreißen, geben Sie Ihrem Partner ein Versprechen. Sie signalisieren die Bereitschaft, dem anderen auf aufregende Weise Lust zu bereiten. Sie können nicht mehr zurück, weil Ihr Partner ja gesehen hat, dass Sie diese Seite herausgerissen haben. Und wie die Mutproben unserer Kindheit motiviert Sie allein schon dieses Versprechen.

Lernen durch Tun

Das ist kein Lehrbuch. Die Schlafzimmertechniken – und es gibt eine Menge davon! – sind in jede Geschichte integriert. Das ist die älteste Lehrmethode überhaupt: Lernen Sie, indem Sie Schritt für Schritt verfolgen.

Und sexy Herausforderungen sind mehr als Sextricks. Die meisten Herausforderungen beginnen mit netten kleinen Aufmerksamkeiten, lange bevor Sie beide nackt sind. Wenn Sie auf einen solchen Vorschlag stoßen, *überspringen Sie ihn nicht.* Diese Momente sollen ein Gefühl der Vorfreude schaffen – und das ist das stärkste Aphrodisiakum auf der Welt.

Jede der verschlossenen Herausforderungen ist mit *Nur für seine Augen* oder *Nur für ihre Augen* markiert. Warum? Weil es Dinge gibt, die Männer über Frauen wissen müssen, Dinge, die Frauen über Männer lernen müssen. Diese Lektionen sind auf subtile Weise in die Herausforderungen eingearbeitet. Sie werden selbst sehen, wie diese Ihren Partner glücklich machen, und unmerklich werden sie Ihnen zur zweiten Natur.

Aber Laura, ich habe Kinder

Ach ja, Kinder. Sie sind entzückend (und anstrengend). Aber sie sind kein Grund, Intimität in einer Partnerschaft aufzugeben. Je gestresster Sie als Eltern sind, desto mehr brauchen Sie zärtliche, intime Momente. Für die Kinder ist es auch besser. Wenn Sie ihnen vorleben, dass in einer Beziehung Liebe, Leidenschaft und fröhliche Zuneigung vorherrschen, werden sie als Erwachsene auch danach streben.

Technologie und die Zukunft des Sex

Niemand weiß, wann das erste Mal Telefonsex stattgefunden hat, aber ich nehme an, es war zwanzig Minuten nachdem das erste Telefon installiert wurde. Erotische Fotos gibt es, seitdem es Fotografie gibt. Und Videokameras? Nun, ich glaube nicht, dass die meisten Leute nur ihre Kinder beim Baseball filmen wollen. Technologie erzeugt Erregung.

Mittlerweile gibt es überall Handys mit Kameras, Video- und Textübertragungen. In einigen Herausforderungen wird empfohlen, dass Sie Ihrem Süßen eine SMS schicken. Für andere brauchen Sie ein Handy mit Kamerafunktion. Wenn Sie über solche Geräte nicht verfügen, werden Sie kreativ. Sie können sich auch mit E-Mails, Websites und normalen Kameras behelfen. Sie können direkt von Ihrem Computer Textnachrichten auf ein Handy schicken, was viel einfacher ist, weil sie dann die Wörter nicht auf der winzigen Handytastatur eintippen müssen (außerdem brauchen Sie kein eigenes Handy). Oder lassen Sie Ihre Fantasie spielen und improvisieren Sie Ihre eigene clevere Lösung.

Aber vor allem: *Geben Sie nicht auf.* Halten Sie das Versprechen, das Sie Ihrem Partner gegeben haben.

Präsentation ist alles

Sie könnten versucht sein, kleinere Details in den Herausforderungen einfach wegzulassen. Muss man ein Geschenk wirklich einpacken? Sind Kerzen notwendig? Müssen Sie sich schick anziehen?

Ja! Ja, ja, ja. Gerade die kleinen Dinge bauen die großen auf, und die zusätzliche Arbeit, die Sie in die Herausforderungen stecken, sagt etwas aus. Sie sagt: »Ich glaube, du bist die Mühe wert.« Sie sagt: »Ich glaube, du bist etwas Besonderes.«

Unterschätzen Sie nicht die Macht der Präsentation, sondern lassen Sie sich von der Herausforderung zu einer größeren romantischen Kreativität inspirieren.

Sie dürfen

Nehmen Sie also dieses Buch mit nach Hause. Legen Sie es auf Ihren Nachttisch. Und dann kuscheln Sie sich an einem Abend in dieser Woche mit Ihrem Liebsten ins Bett und beginnen, es durchzublättern.

Die Symbole auf den Außenseiten helfen Ihnen bei der Wahl. Suchen Sie sich zwei Herausforderungen aus, eine für den Mann und eine für die Frau. Und dann reißen Sie sie auf. *Zeigen Sie nicht, was drinsteht* – es soll doch eine Überraschung sein. Lesen Sie Ihre Herausforderung allein.

Möglicherweise sollen Sie etwas Süßes und Romantisches für Ihren Gefährten tun. *Trauen Sie sich, es zu tun.*

Vielleicht müssen Sie sich kühn und ein wenig verrückt verhalten. *Trauen Sie sich, und haben Sie keine Angst.*

Ganz bestimmt wird es mit Sex enden und vielleicht auch mit einer Spielart von Sex, die Sie noch nie ausprobiert haben. *Trauen Sie sich einfach!*

Seien Sie nicht schüchtern. Denken Sie daran, dass auch Ihr Liebster dieses Buch liest und von Ihnen erwartet, dass Sie mutig, lustig und überraschend sind. Und sexy. Und vielleicht ein bisschen albern. (Und gelegentlich einfach ein kleines bisschen gefährlich.)

Haben Sie keine Angst. Alles ist erlaubt. Darum geht es doch bei einer Herausforderung. Sie ermutigt Sie, Ihre Grenzen zu überschreiten.

Nehmen Sie also meine Herausforderung an. Zeigen Sie Ihrem Liebsten, wie Sie in der Liebe sein können. *Küssen Sie diesen Jungen.* Trauen Sie sich!

Schnellstart

Für ihn, für sie

Lesen Sie nicht die Herausforderungen, die für Ihren Partner bestimmt sind. (Sie verderben sich nur die Überraschung. Und Ihre Strafe wird langweiliger Sex sein.) Wenn Sie mit den individuellen Herausforderungen fertig sind, können Sie Nummer 101 lesen – die einzige Herausforderung für Sie beide.

Symbole

Dies sind die Symbole auf jeder Außenseite der Herausforderungen, die Ihnen bei der Entscheidungsfindung helfen sollen.

 Sie gehen nach draußen. Für warmes Wetter aufsparen.

 Sie brauchen ein Auto. (Rücksitz saubermachen!)

 Könnte bedeuten, Sie bereiten eine Mahlzeit zu, eine Leckerei oder Sie gehen auswärts essen.

 Herausforderung von einem prominenten Gastautor

 Das ist ein Quickie! Seien Sie jederzeit auf alles gefasst. (Mit anderen Worten: Rasieren Sie sich am besten jetzt gleich. Sie wissen schon.)

€ Euro-Zeichen weisen auf die Kosten einer Herausforderung hin, das Geld, das Sie für Essen, Wäsche oder Geschenke brauchen. Darin sind keine Dinge enthalten, die Sie bereits besitzen, wie Telefon, Auto, E-Mail-Adresse oder Schlafzimmerspielzeuge. (Sie haben doch welche, oder? Oh, das sollten Sie auf jeden Fall! Für einige Herausforderungen braucht man einen Vibrator.)

Die meisten Herausforderungen sind recht preiswert. Nur wenige kosten mehr als 100 €, und die können Sie sich ja für spezielle Gelegenheiten wie Geburtstage oder Jubiläen aufbewahren.

Kein €-Zeichen bedeutet, es kostet unter 10 € oder gar nichts.
€ bedeutet 10–25 €.
€€ bedeutet 30–60 €.
€€€ bedeutet 65–100 €.
€€€€ bedeutet mehr als 100 €.

Besondere Herausforderungen:
eine für Weihnachten,
eine für den Valentinstag.

Wählen Sie einen Zeitpunkt

Das macht am meisten Spaß (wenn man mal vom Sex absieht). Wählen Sie einen festen Zeitpunkt, an dem Sie mit Ihrem Partner das Buch anschauen. Die meisten Leser sagen, Sonntagabend sei die beste Zeit. Sprechen Sie über die Titel und die Symbole.

Dann reißt jeder von Ihnen eine Seite heraus. Weil sie gefaltet und verschlossen sind, weiß keiner, was der andere plant. Aber jeder von Ihnen hat jetzt das Versprechen gegeben, den anderen zu verführen. Öffnen Sie Ihre Herausforderung alleine, lesen Sie sie, und beginnen Sie mit der Planung Ihrer sexy Überraschungen.

Vorfreude

Möglicherweise werden Sie angewiesen, Stunden oder sogar Tage bevor Sie die Herausforderung zu Ende bringen, die Aufmerksamkeit Ihres Partners auf sich zu ziehen. Lassen Sie das nicht weg. Dadurch soll ein Gefühl der Vorfreude geschaffen werden, und Ihr Liebster konzentriert sich stärker auf Sie. Eigentlich ist es eine Art Vorspiel.

Quickies

Bei einigen Herausforderungen gibt es diese Vorfreude nicht. Bei ihnen fehlt das Vorspiel völlig. Es sind Quickies! Seien Sie auf alles vorbereitet.

Hilfsmittel

Verwandeln Sie eine ganz gewöhnliche Einleitung in ein unwiderstehliches Vorspiel. Spezielle Kleidung, Licht, Musik, Essen usw. können auf Ihr spezielles Budget und Ihre Fantasie zugeschnitten werden. Verzichten Sie aber nicht darauf. Jetzt machen sie Spaß – und in der Zukunft wecken sie spektakuläre Erinnerungen.

Good Vibrations

Nicht alle Paare benutzen Spielzeuge im Schlafzimmer, aber wer es tut, findet meist, dass sie eine zusätzliche Dimension ins Vorspiel bringen. Bei einigen Herausforderungen gehört der gegenseitige Gebrauch von Spielzeugen dazu, und wenn Sie noch keine besitzen, so ist jetzt die Gelegenheit gekommen, sie einmal auszuprobieren. Am Ende des Buches finden Sie Versandadressen und Websites.

Lass dich überraschen!

Ihr Liebster wird Sie überraschen. Manches mag Ihnen zuerst albern erscheinen oder vielleicht sogar unpassend, aber machen Sie mit. Es wird Ihnen gefallen. (Und wenn Sie an der Reihe sind, wollen Sie ja auch, dass Ihr Partner mitmacht.)

Auf gar keinen Fall!

Sie sagen, das können Sie nicht? Ich sage, doch, das können Sie. Ich fordere Sie sogar dazu heraus. Es tut nicht weh, ich verspreche es Ihnen, und es ist auch nichts Falsches daran. Denken Sie daran, Ihr Partner erwartet Überraschungen, und exzessives Verhalten können Sie gerne jederzeit mir und dem Buch in die Schuhe schieben.

Nein, ich meine wirklich, auf gar keinen Fall!

Oh, Sie haben also kein Auto, keinen Garten oder eine wichtige Zutat für die Herausforderung? Nun, okay. Lassen Sie sie weg. Suchen Sie sich eine andere aus. Es gibt ja genug.

Hygiene

Ihr Partner wird auf Sie zukommen, und manchmal gibt es keine Vorwarnung. Aber eine sexy Herausforderung (und sogar eine komplette Beziehung) kann durch mangelnde Hygiene zunichtegemacht werden. Frisch gewaschene Haare, reine Haut, saubere Zähne, frischer Atem – das ist die Uniform für das Liebesspiel.

Die magische Zahl

Es gibt 50 Herausforderungen für Männer, gekennzeichnet mit »Nur für seine Augen«, und 50 für Frauen, gekennzeichnet mit »Nur für ihre Augen«. Am Schluss finden Sie noch eine, die Sie gemeinsam lesen können – aber erst, wenn Sie die anderen hinter sich gebracht haben. Das ist wie eine Art Abschlussball.

Es wird jedoch eine Weile dauern, bis Sie am Ende angekommen sind. Ich rechne so: Wenn Sie einmal in der Woche eine verschlossene Herausforderung öffnen, dann hält dieses Buch fast ein ganzes Jahr (und Sie haben kaum Urlaub vom Sex, obwohl Sie ihn dringend brauchen werden …). Das ist ein ehrgeiziger Plan, ganz zu schweigen vom anstrengenden Trainingsprogramm. Also vielleicht doch lieber abwechselnd? Die eine Woche Sie und die andere Ihr Partner? In diesem Fall haben Sie genug Herausforderungen für zwei volle Jahre Abenteuer im Schlafzimmer! Zwei Jahre voller neuer erotischer Tricks, belebender Herausforderungen, intimer Augenblicke und atemberaubender Orgasmen. Nennen Sie mir ein anderes Produkt, das einem für das Geld so viel bietet. Im Ernst – wir sollten die Preise erhöhen.

Alles beginnt in dem Augenblick, in dem Sie anfangen, die Seiten herauszureißen. Na los – zerstören Sie das Buch. Trauen Sie sich!

Die prominenten Autoren der Herausforderungen

Dr. Sadie Allison
»Reit ihn, Cowgirl!«

Dr. Sadie Allison hat einen Doktortitel in Humansexualität vom *Institute for Advanced Study of Human Sexuality*. Sie ist Mitglied der *American Association of Sex Educators, Counselors and Therapists* (AASECT) und Gründerin und Vorstandsvorsitzende von Tickle Kitty, Inc. Mit ihren Sexratgebern hilft sie vielen Menschen, größere sexuelle Erfüllung in ihrem Leben zu finden. Sie ist häufiger, gern gesehener Gast in Talkshows und schreibt für die amerikanischen Ausgaben von Magazinen wie *Cosmopolitan*, *Redbook* und *Men's Health*.
www.TickleKitty.com.

Steve Almond
»Smooth Operators«

Steve Almond hat zwei Erzählungsbände, *My Life in Heavy Metal* und *The Evil B. B. Chow*, einen Roman, *Which brings me to you* (mit Julianna Baggott), und das Sachbuch *Candyfreak* geschrieben. Sein neues Buch ist eine Sammlung von Essays, *Not that you asked*. Er lebt in der Nähe von Boston mit seiner Frau und seiner Tochter Josephine, die mittlerweile schon sieben verschiedene Bauernhoftiere nachmachen kann.
www.stevenalmond.com.

Maya Banks
»Nass und wild«

Maya Banks schreibt sexy Liebesromane und erotische Romane für verschiedene Verlage. Sie lebt in Texas mit ihrem Mann, ihren drei Kindern und mehreren Katzen. Wenn sie gerade nicht schreibt, geht sie jagen, angeln oder spielt Poker. Sie ist im Süden geboren und aufgewachsen, und dort spielen auch ihre Romane.
www.mayabanks.com.

Shayla Black
»Liebling, machst du das bitte?«

Shayla Black, die Autorin von mehr als 20 prickelnden Liebesromanen, lebt mit ihrer Familie und einer sehr verwöhnten Katze zusammen und versucht, ihre verschiedenen Rollen als Autorin, Mutter, Ehefrau und Mädchen für alles unter einen Hut zu bringen. In ihrer »Freizeit« guckt sie für ihr Leben gern Fernsehen und vermeidet es nach Möglichkeit zu kochen. Sie liest gerne, reist gerne und hört gerne Musik. Mit ihren Büchern hat sie bereits zahlreiche Preise gewonnen und auf Bestsellerlisten gestanden. Um mehr über Shayla zu erfahren, besuchen Sie sie auf ihrer Website, *www.shaylablack.com*, freunden Sie sich mit ihr auf MySpace an unter *www.myspace.com/shelleybradley* oder machen Sie mit bei ihrer Yahoo!-Gruppe unter *groups.yahoo.com/group/wickedwriters*.

Violet Blue
»Heißer Abwasch«

Violet Blue stammt aus San Francisco. Sie ist Autorin und Herausgeberin von über zwei Dutzend Büchern über sexuelle Gesundheit und Erotikanthologien. Außerdem schreibt sie die Sexkolumne für den *San Francisco Chronicle*. Sie hat ihre Artikel in zahlreichen Magazinen veröffentlicht, von *Forbes.com* bis hin zu *O, The Oprah Magazine*, und in zahlreichen Institutionen Vorträge über Sexualität gehalten. Violet ist auch Fetischmodel, Autorin bei Metblogs San Francisco, schreibt Beiträge für Fleshbot.com und ist ein Forbes Web-Promi. Ihre Techno-Site ist *www.Techyum.com*, ihre Audio- und E-Books sind bei *www.DigitaPub.com* zu finden. Weitere Informationen finden Sie unter *www.tinynibbles.com*.

Susie Bright
»Geheimer Weihnachtsmann«

Susie Bright gibt die Serie *The Best American Erotica* seit 1993 heraus. Sie schreibt Kolumnen für *Playboy*, *Salon* und *Libida*, und die *New York Times* hat sie als »Offenbarung amerikanischer Erotik« bezeichnet. Sie lebt in Nordkalifornien. Sie finden sie unter *www.susiebright.com*.

Rachel Kramer Bussel
»Oberhand«

Rachel Kramer Bussel (*www.rachelkramerbussel.com*) ist Autorin, Herausgeberin und Blogger.

Ihre Erzählungen wurden in über 100 Anthologien veröffentlicht. Sie hat für *AVN*, *Bust*, *Cosmopolitan*, *Huffington Post*, *New York Post*, *Penthouse*, *Playgirl* und *Time Out New York* geschrieben. Sie ist Redakteurin bei *Penthouse Variations*. Ihr erster Roman, *Everything But ...* wird bei Bantam erscheinen.

Tracey Cox
»Riskieren Sie eine dicke Lippe«

Tracey Cox ist eine international anerkannte Expertin für Sex, Körpersprache und Beziehungen sowie Fernsehmoderatorin. Sie ist Psychologin und hält Vorträge über ihr Spezialthema auf der ganzen Welt. Ihr erstes Buch, *Hot Sex*, war ein weltweiter Erfolg, und mittlerweile hat sie mehr als zehn internationale Bestseller veröffentlicht und mehr als zwei Millionen Bücher verkauft.

Shanna Germain
»Knack & Back«

Shanna Germain schreibt gerne über Dinge, die in der Nacht passieren. Deshalb sind Horror und Erotika ihre Lieblingsgenres. Ihre preisgekrönten Gedichte, Essays, Artikel und Erzählungen sind in zahlreichen Publikationen erschienen. Besuchen Sie sie online unter *www.shannagermain.com*.

Megan Hart
»Ein X markiert die Stelle«

Megan Hart hat zahlreiche romantische und vor allem erotische Romane geschrieben. Sie möchte weiter packende Liebesgeschichten mit erotischen Anklängen schreiben und träumt davon, dass einer ihrer Romane verfilmt wird, mit ihr in der weiblichen Hauptrolle und Keanu Reeves in der männlichen. Megan lebt im tiefen, dunklen Wald mit Superman und zwei Monstern ... äh ... Kindern. Besuchen Sie sie unter *www.meganhart.com*.

Paul Joannides
»Privatbereich«

Paul Joannides, Psy.D., ist Psychoanalytiker in der Forschung, was bedeutet, dass er viel zu lange studiert hat. Er gehört zu den Herausgebern des *American Journal of Sexuality Education* und hat einen preisgekrönten Sexratgeber geschrieben, *Guide to Getting It On!* Die neuesten Forschungsergebnisse finden Sie unter *www.ThePleasureReport.com*.

Olivia Knight
»Verführung, neu gemischt«

Olivia Knight schreibt erotische Romane für *Black Lace* und hält Geschichten, in denen Sex vorkommt, für erotisch. Sie hat an der *Oxford University* studiert und lebt immer noch in dieser Stadt – die sie in ihrem ersten Roman *The Ten Visions* magisch neu erschaffen hat. Sie schreibt regelmäßig Erzählungen, mit einer einzigartigen Mischung aus Fantasie und Realität, Geheimnis und Magie. Erst kürzlich hat sie zwei erotische Novellen veröffentlicht, eine Fantasy und ein Märchen.

Alison Tyler
»Fünf Münzen«

Der *East Bay Express* hat sie als »Schlampe mit Laptop« bezeichnet, und für *Good Vibrations* ist sie eine »literarische Sirene«. Alison Tyler ist ein böses Mädchen, und das weiß sie auch. Ihre erotischen Erzählungen sind in mehr als 75 Anthologien erschienen. Sie hat mehr als 25 erotische Romane geschrieben und mehr als 45 sehr explizite Anthologien herausgegeben. Besuchen Sie sie unter *www.alisontyler.com*.

Chip Rowe
»Lieber Ratgeber« und *»Die Neuner-Regel«*

Rowe beantwortet seit 1994 die Fragen von Lesern des *Playboy* über Sex, Beziehungen, Etikette und viele andere Themen. Jeden Monat beantwortet er mehr als 500 E-Mails und Briefe und wählt die provokativsten zur Veröffentlichung im Magazin aus. Er ist der Autor von *Dear Playboy Advisor*, einer Sammlung der 800 besten Fragen und Antworten der letzten zehn Jahre.

Josey Vogels
»Verdrehtes Vorspiel«

Josey Vogels wird oft als »Kanadas Carrie Bradshaw« bezeichnet. Sie hat zahlreiche Kolumnen und fünf Bücher über Sex und Beziehungen geschrieben. Sie ist Moderatorin der preisgekrönten Fernsehserie *My Messy Bedroom* und hat eine Radiosendung auf *CBS*. Ihre frische Art, über Liebe und Sex zu sprechen, kommt in Kanada wie in den USA gleichermaßen gut an. Ihre Website, *www.joseyvogels.com*, wird jeden Monat von Tausenden von Gästen besucht.

Danksagungen

Ich habe das Glück, viele wundervolle Freunde, Mentoren und Partner zu besitzen. Danke an alle, die dazu beigetragen haben, dass dieses Buch Wirklichkeit wurde. An erster Stelle möchte ich meinem Verlag Simon & Schuster für die wunderbare Chance danken.

Jeff P.: Danke, Süßer, dass ich all diese fantastischen, sexy Ideen an dir ausprobieren durfte und du alles mit einem Lächeln im Gesicht ertragen hast. Du bist die Liebe meines Lebens!

Marty Bishop: Nach sieben gemeinsamen Büchern und fünfhundert Verführungen über einen Zeitraum von dreizehn Jahren sind wir ein unschlagbares Team. Deine Leidenschaft und Kreativität sind unglaublich, und du inspirierst mich auf großartige Weise, meine eigene Beziehung auf einen ganz neuen Level zu bringen. Ich bin so froh, jemanden gefunden zu haben, der genauso gerne über Sex schreibt wie ich. Auf die nächsten fünfhundert Verführungen!

Marcy Bishop: Auf eine sexy Tigerin, die Marty jeden Tag aufs Neue inspiriert.

Stacie Harb: Meine wundervolle Assistentin und gute Freundin. Deine Lebensfreude, deine Energie, dein Stil, deine Sexiness und Klugheit durchdringen dieses Buch. Wie oft haben wir zusammen gekichert!

Tauna Scroggins: Dieses Buch wäre ohne dich nicht möglich gewesen. Du kannst so gut mit Worten umgehen. Du und Larry, ihr seid immer in meinem Herzen.

Cara Bedick: Du bist eine großartige Lektorin, die mich hervorragend im Griff hat und weiß, was funktioniert und was nicht. Dein geschultes Auge und dein sexy Aussehen haben dieses Buch wesentlich verbessert.

Jennifer Bergstrom: Wegen dir habe ich bei Simon & Schuster unterschrieben, und ich finde dich hinreißend. Es gibt einen Grund, warum du alle Schönheitswettbewerbe gewinnst. Das Mädchen, das sowohl Schönheit als auch Verstand besitzt, gewinnt immer.

Frank Weiman: Du bist ein fabelhafter Agent. Ganz besonderen Dank an dich.

Joe Ullrich: Du bist einer der großartigsten Presseagenten auf dem Planeten. Danke!

Edward, der mich immer Baby Doll nennt und mich zum Kichern bringt. Wenn ich ein Buch schreibe, habe ich dich immer im Hinterkopf. Du bist einer der coolsten Männer auf diesem Planeten!

Shanna Germain: Vielen, vielen Dank! Deine Fähigkeiten zum Schreiben und Redigieren sind makellos. Ohne dich hätte ich es nie geschafft.

Alison Tyler: Dank an eine wundervolle Autorin. Es ist eine Freude, mit dir zusammenzuarbeiten.

Colleen: Danke für deinen fantastischen Beitrag zu diesem Buch.

Tina McIntosh: An einen aufgehenden Stern, der so viel zu diesem Projekt beigetragen hat – danke.

Josey Miller und alle in iVillage.com: Besonderen Dank an meine zweite Familie. Danke, dass ihr mir eine so großartige Plattform gebt, um Männern und Frauen zu helfen, ihr Liebesleben aufzupeppen. Josey, auf deinem Schreibtisch könnte ich jederzeit Sex haben! Du bist einzigartig!

An das Design-Team: Marilyn, Michael, Stacie – danke! Ihr habt großartige Arbeit geleistet!

An die prominenten Autoren, die Beiträge geliefert haben – Sadie Allison, Steve Almond, Maya Banks, Shayla Black, Violet Blue, Susie Bright, Rachel Kramer Bussel, Tracey Cox, Shanna Germain, Megan Hart, Paul Joannides, Olivia Knight, Chip Rowe, Alison Tyler, Josey Vogels: Danke für eure Beiträge. Es haut mich um, wie professionell, begabt und talentiert ihr alle seid.

Und last but not least – herzlichen Dank an Jaci Burton, Dr. Jane, Sue Katz, Marcy Sheiner, Ted Spiker, Eve Vaughn und Dr. Z.

I

Was der Nachbar nicht weiß...

Nur für seine Augen

Für die nächste Phase dieser Mondscheinbegegnung brauchen Sie ein wenig mehr Privatsphäre. Sie können aber trotzdem draußen bleiben – vielleicht an der Seite des Gartens oder auf einem Balkon. Führen Sie Ihre Liebste zu einem Stuhl, den Sie dort aufgestellt haben. Setzen Sie sich, und ziehen Sie sie auf Ihren Schoß. Weil die langen Bademäntel Sie beide wie ein Zelt umhüllen, kann niemand sehen, was vor sich geht. Darunter spüren Sie Haut an Haut, den nackten Hintern Ihrer Liebsten an Ihren nackten Schenkeln. Liebe im Mondschein ... genau so, wie sie es in ihren Liebesromanen liest. Und ich verspreche Ihnen, die Geschichte hat ein Happy End.

Trauen Sie sich ... sich unter dem Himmel zu entblößen.

Trauen Sie sich ... draußen in sie einzudringen.

Trauen Sie sich ... der Mann im Mond zu sein.

1 Was der Nachbar nicht weiß ...

Zutaten:
1 Stuhl
1 Vollmond
2 lange Bademäntel
(oder lange Mäntel)

»Liebe mich im Mondschein ...«

Das klingt nach einem dieser schnulzigen, klischeebeladenen Liebesromane, nicht wahr? Aber es ist tatsächlich großartig und sexy wie die Sünde, es draußen unter dem Vollmond zu machen. Allerdings funktioniert es nicht ganz so, wie es in diesen Liebesschnulzen beschrieben wird. Denn im richtigen Leben ist es 1. nachts draußen ein wenig kühl, und 2. haben die meisten von uns Nachbarn!

Die Lösung für diese beiden Probleme liegt auf der Hand ... Bademäntel. Lange, flauschige Bademäntel, wie sie in Wellness-Hotels zur Verfügung stehen. Warten Sie auf eine warme Vollmondnacht, und schlüpfen Sie dann in Ihren Bademantel. Reichen Sie auch Ihrer Süßen einen, und sagen Sie ihr, Sie hätten eine Überraschung für sie, aber zuerst müsste sie sich ausziehen und den Bademantel anziehen. Gut wären auch Flip-Flops oder Pantoffeln.

Jetzt gehen Sie mit ihr nach draußen, um den Mond zu bewundern. *Und um sie und sich im besten Licht zu sehen.* Öffnen Sie Ihren Bademantel und zeigen Sie sich in Ihrer nackten Pracht. Bitten Sie sie, es Ihnen nachzumachen. Nachbarn? Das macht es nur noch aufregender. Vergewissern Sie sich jedoch, dass Sie mit dem Rücken zu den Nachbarhäusern stehen, wenn Sie den Bademantel öffnen. Oder stellen Sie sich in den Schatten, bevor Sie sich entblößen. Zeigen Sie mehr! Zeigen Sie beide mehr! Trauen Sie sich!

Mit langen Bademänteln (oder langen Mänteln) kann man sich nackt umarmen, ohne dass jemand bloße Haut sieht. Im Ernst. Versuchen Sie es mal. Öffnen Sie Ihren Bademantel gerade so weit, dass Ihre Partnerin sich an Ihre Brust schmiegen kann, dann umschlingen Sie sie mit den Armen und ziehen zugleich die Seiten des Bademantels um sie. Es ist ein herrliches Gefühl. Sie sind nackt, spüren ihre Brüste, ihre Schenkel und ihren Busch – aber niemand sieht etwas. Das können Sie sogar auf der Straße direkt neben Ihrem Briefkasten tun, ohne dass jemand etwas merkt.

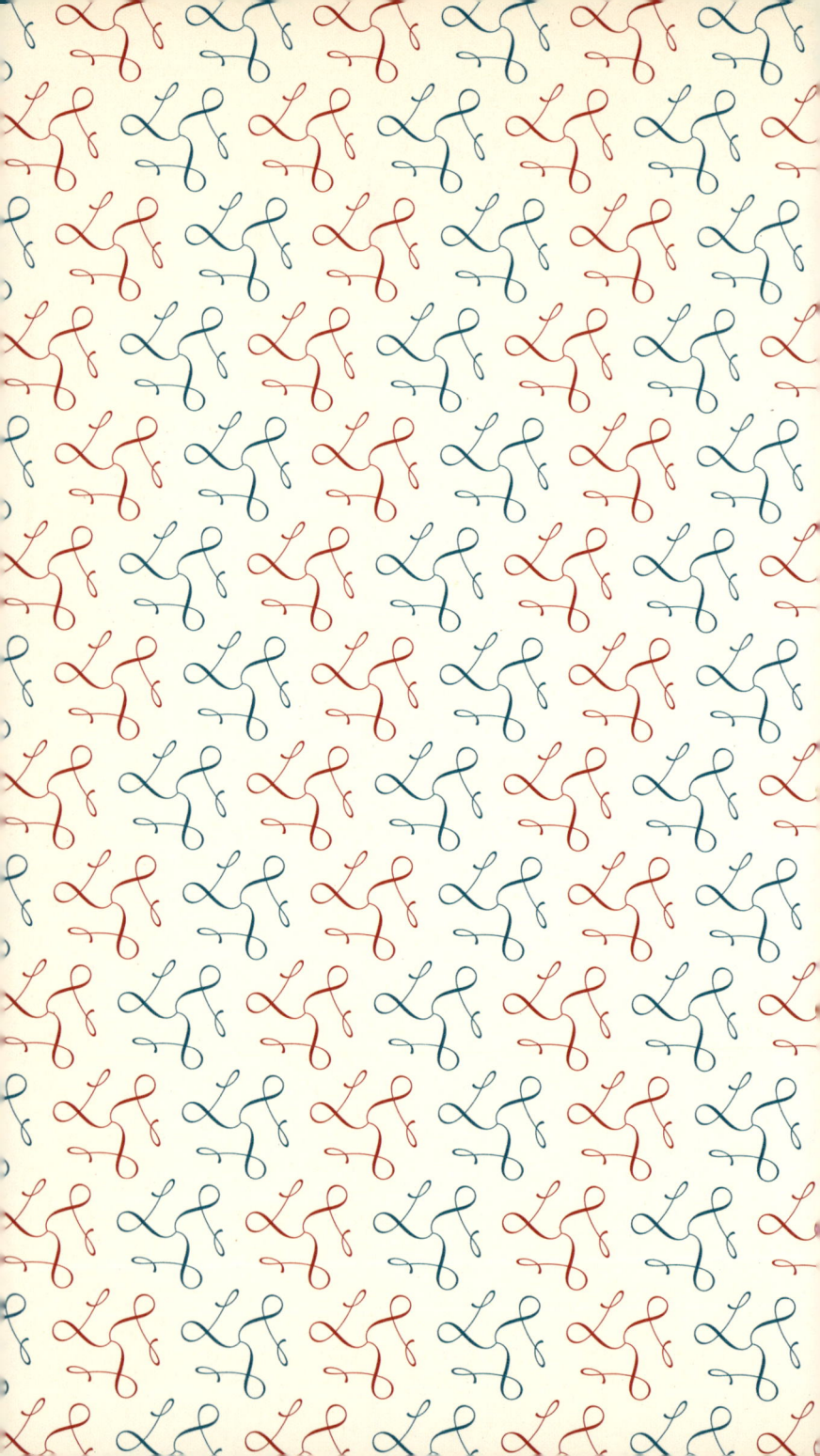

2
Knack & Back

Nur für **ihre** Augen

€ ☆

ruhig anfassen, aber nur ein bisschen. Erinnern Sie ihn daran, dass er sich den Appetit verdirbt, wenn er vorher zu viel nascht.

Necken Sie ihn, indem Sie fragen: »Ist das gut gewürzt?«, und ihm dann einen Finger (oder einen anderen Körperteil) zum Probieren hinhalten. Es kann nie schaden, ein oder zwei Tropfen zu verschütten. Vielleicht fallen sie auf die Innenseite Ihres Arms. Oder auf Ihren Bauch. Oder zwischen Ihre Brüste. Er darf sie dort ablecken. Wenn etwas auf Ihre Schürze tropft, machen Sie sich keine Gedanken. Ziehen Sie sie einfach aus, und zeigen Sie ihm die anderen Stellen, wo etwas hingetropft sein könnte. Über Ihre Nippel. Zwischen Ihre Schenkel – *wie ist das da wohl hingekommen?*

Das Knabbern und Probieren wird ihn so hungrig machen, dass er nicht mehr warten kann. Also: Erlauben Sie ihm, Sie aufzuessen. Das Leben ist zu kurz, um nicht das Dessert zuerst zu genießen.

Trauen Sie sich ... es scharf zu machen.

Trauen Sie sich ... die Hitze noch höher zu stellen.

Trauen Sie sich ... das Dessert zuerst zu essen.

2 Knack & Back von Shanna Germain

> **Zutaten:**
> 1 Rezept, das leicht vorzubereiten ist
>
> Alle Zutaten für das Rezept
> 1 sexy Schürze
> High Heels

Es heißt, der Weg zu einem Mann führt durch seinen Magen. Aber der Weg zur Libido eines Mannes führt durch seine Augen. Ganz gleich, was Sie als Frau von Ihrem Körper halten, er findet Sie unglaublich scharf. Vor allem wenn Sie eine hausfrauliche Pflicht ausführen. Und dann noch nackt – oder fast nackt.

Sie werden eine seiner liebsten Fantasien erfüllen, indem Sie sowohl seinem Herzen als auch seiner Libido Nahrung geben.

Wichtigste Zutat für diese Herausforderung ist die *Schürze*. Sie kann durchsichtig sein, mit Rüschen besetzt, um die Taille gebunden, um Ihre schönen Brüste zu zeigen, oder Sie so bedecken, dass er nur ab und zu ein wenig von Ihren Hüften und Ihrem Hintern sieht, wenn Sie sich umdrehen. Hohe Absätze sind sozusagen die Dekoration, weil sie Ihre Beine verlängern und Ihre Waden betonen.

Außerdem machen sie dieses Klick-Klack-Geräusch auf dem Küchenfußboden, bei dem Männer sofort eine Erektion bekommen.

Nun, sagen Sie ihm, Sie wollten für ihn kochen, lassen Sie sich aber nichts anmerken. Wenn Sie dann nur mit Schürze und Pumps bekleidet in die Küche kommen, tun Sie so, als wäre das nichts Besonderes. Sie kochen immer so, oder?

Beobachtet er Sie? Darauf können Sie wetten. So aufmerksam ist er noch nicht einmal, wenn er Sportschau guckt. Also spielen Sie Ihre Rolle aus. Beugen Sie sich vor, und lassen Sie Ihre Brüste wackeln, während Sie Gemüse schneiden. Fahren Sie sich mit einem Eiswürfel über den Nacken und sagen Sie: »Du liebe Güte, mir wird immer so heiß, wenn ich koche.« Wenn Sie den Backofen öffnen (was Sie möglichst oft tun sollten, auch wenn gar nichts darin ist), strecken Sie Ihren Hintern in die Luft. Probieren Sie alles ganz langsam, mit den richtigen Lauten. *Hmm. Lecker! Das ist sooo gut.*

Bald schon wird er bei Ihnen in der Küche sein. Er hält es nicht aus, Ihnen nur zuzuschauen, ohne Sie berühren zu wollen. Er darf Sie auch

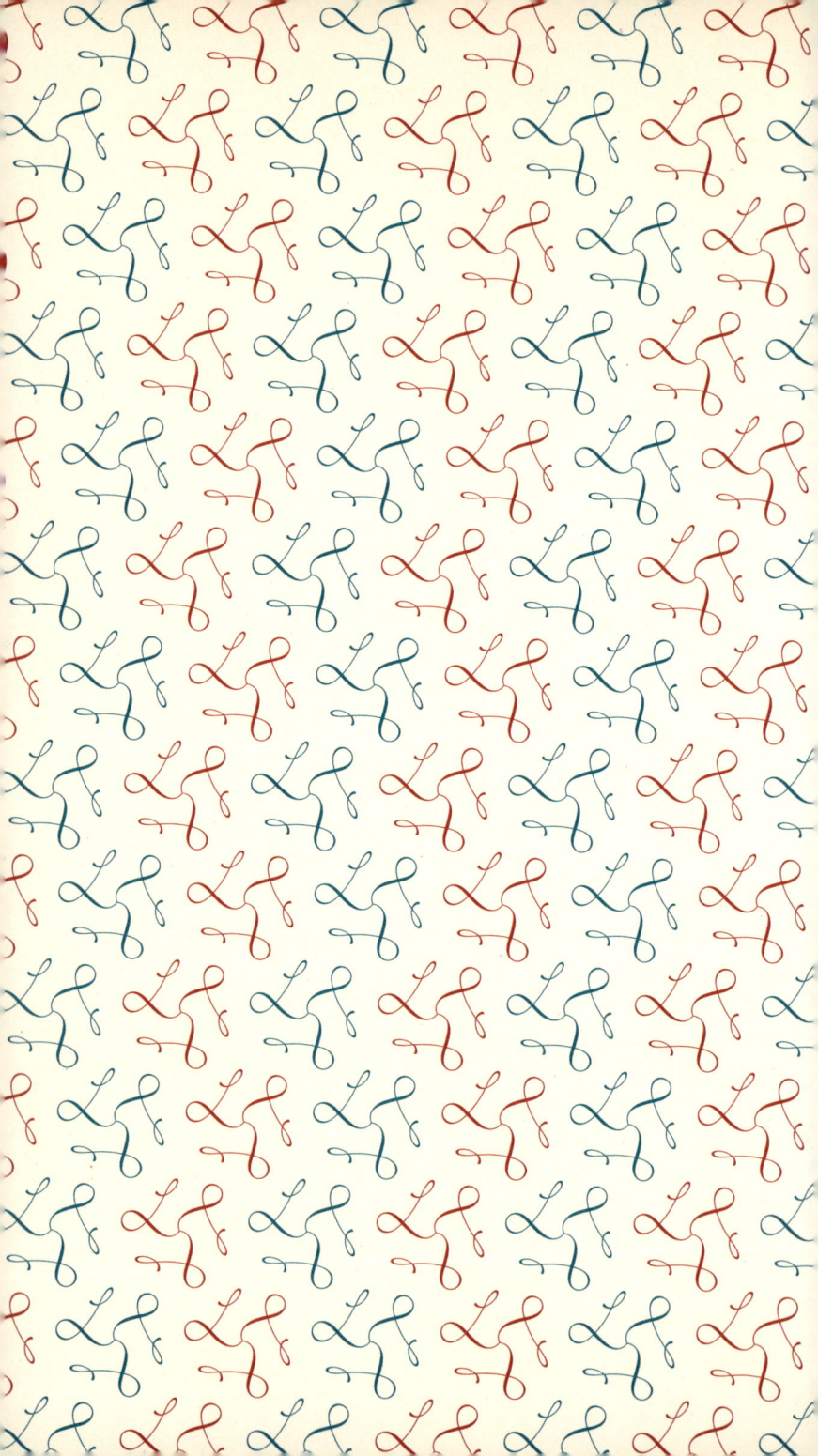

3
Kein Entkommen

Nur für ihre Augen

nen Penis. Spüren Sie, wie er zittert, wenn Sie Ihre Zunge um die Eichel gleiten lassen.

»*Das gefällt dir, oder?*« O ja, aber sicher. Nehmen Sie seinen Penis in den Mund und lutschen Sie daran wie an einem Eis am Stiel.

»*Du willst in meinen Mund abspritzen, nicht wahr?*« O ja, ja – *bitte hör nicht auf.*

»*Du willst, dass ich ein bisschen fester sauge, nicht wahr?*« Ja, ja, ja, o ja, bitte.

Sie bestimmen die Regeln. Achten Sie darauf, dass Sie den ganzen Abend dabei bleiben. Sie haben die Kontrolle. Und wenn Sie ihm schließlich erlaubt haben zu kommen, erzählen Sie ihm, was *Sie* jetzt wollen und wie er es tun soll. Vielleicht sogar mehr als einmal.

Ihr letzter Befehl? Sagen Sie ihm, er soll für das Seil einen Haken im Schrank anbringen. So sieht er es jeden Tag – und wird immer daran erinnert, wer der Boss ist.

Trauen Sie sich… Kontrolle zu übernehmen.

Trauen Sie sich… ihn abhängig zu machen.

3 Kein Entkommen

> **Zutaten:**
> 1 Kopfkissen
> 1 glattes Nylonseil
>   von 2,5 Meter Länge
> High Heels
> Lingerie
> Verführerisches Lächeln
> Keine Angst

Ich *liebe* es, bei einer Verführung Utensilien zu benutzen. Das schafft Atmosphäre. Wie jede Frau weiß, können ein paar gut gewählte Accessoires etwas in Ihnen zum Vorschein bringen, von dessen Vorhandensein noch nicht einmal Sie selbst etwas gewusst haben. Sie und Ihr Mann sind möglicherweise ziemlich überrascht, wenn Sie merken, wie sehr Sie Ihre innere Domina in dieser Woche genießen.

Geben Sie ihm einen langen, feuchten Kuss, und flüstern Sie ihm zu: »*Sei um Punkt halb neun im Schlafzimmer. Sei auf alles gefasst. Und bring ein Kopfkissen mit.*«

Wenn er auftaucht, darf er Sie zunächst ausgiebig betrachten. Sie sehen scharf aus: geschminkt wie im Nightclub, Lingerie, Absätze so hoch, dass Sie gerade noch darauf laufen können. Und um Ihre Schultern haben Sie eine kleine zusätzliche Überraschung drapiert. Es ist ein seidiges, glattes Nylonseil, zweieinhalb Meter lang. Hören Sie die Nervosität in seiner Stimme? Wurden seine Augen ein wenig weiter, als Sie die Enden des Seiles herumgewirbelt haben?

Gut. Er soll ruhig wissen, dass heute Abend Sie das Kommando haben. Sagen Sie ihm, er soll das Kissen fallen lassen und seine Hände ausstrecken. Fesseln Sie seine Handgelenke, und befehlen Sie ihm, die Arme zu heben. Ziehen Sie das andere Ende des Seils über die Tür und binden es an der Türklinke auf der anderen Seite fest. Jetzt können Sie ihn ausziehen.

Sie können alles tun, was Sie möchten. Er *will*, dass Sie die Führung übernehmen. Natürlich wird er ein wenig zusammenzucken, wenn Sie ihm in den Nippel kneifen oder einen Eiswürfel über seine nackten Hinterbacken gleiten lassen, aber er kann Sie nicht daran hindern. Und er will es auch gar nicht.

Ist er brav und devot? Dann bekommt er auch seine Belohnung. Knien Sie sich auf das Kissen vor ihn. Reiben Sie Ihre Lippen über sei-

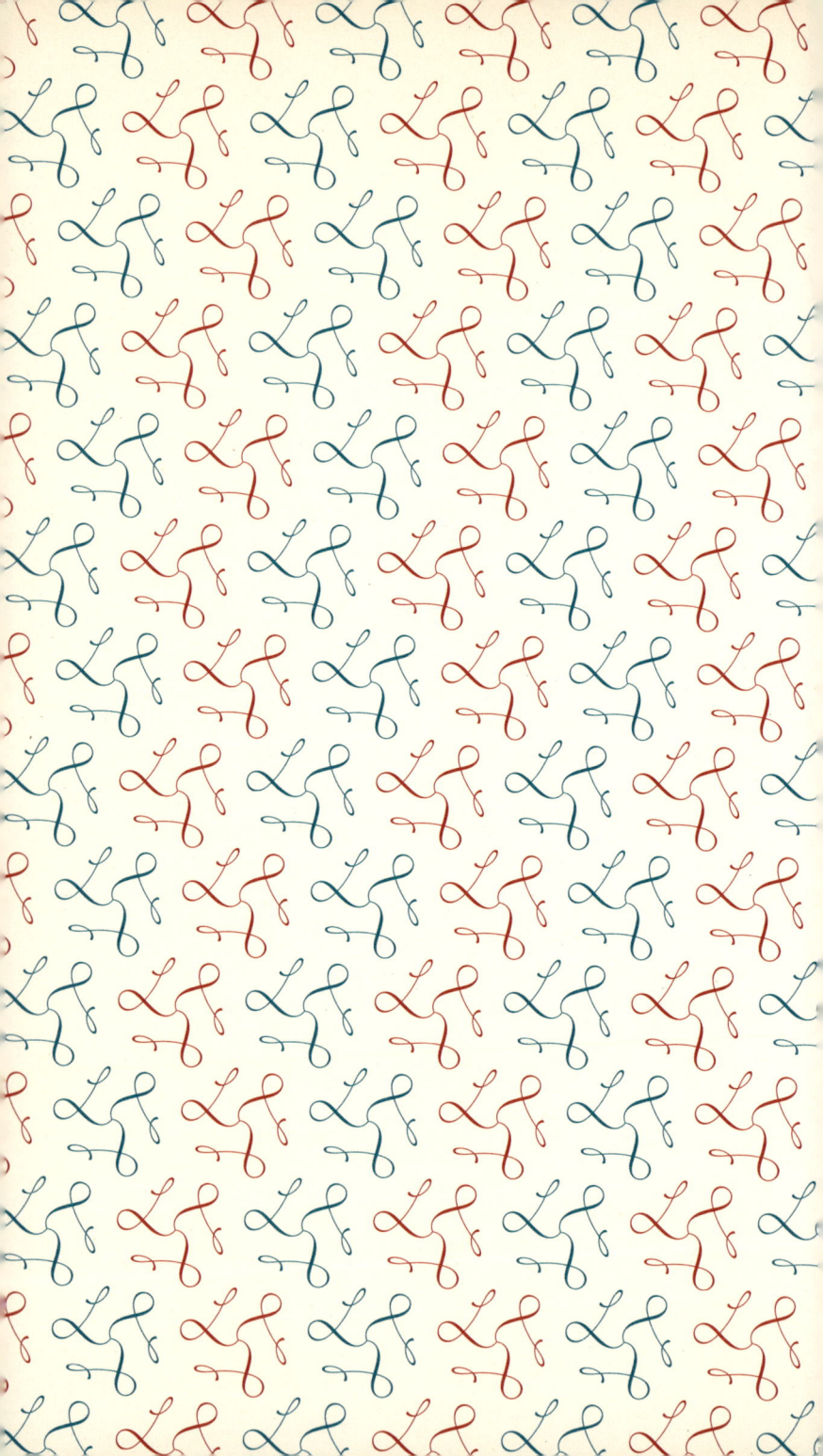

4
Blindflug

Nur für seine Augen

ihr in den Mund. *Hmm!* Kann sie sagen, was es ist? Schieben Sie ihr ein weiteres Häppchen in den Mund. Was ist das? Nehmen Sie selbst eins in den Mund und überreichen es ihr mit einem Kuss. Essen Sie, küssen Sie und essen Sie.

Jetzt wird es ein bisschen komplizierter. Sie müssen Sie im Dunkeln ausziehen. Das ist nicht so leicht, wie Sie denken mögen! Machen Sie langsam, damit Sie nicht unabsichtlich einen Schwinger verpasst kriegen, schließlich wollen Sie ja diese Herausforderung heil überstehen.

Begeben Sie sich mit Ihren Küssen auf unerforschtes Gebiet. Knabbern und lecken Sie, ohne etwas sehen zu können. Ertasten Sie den Weg zu ihren Brüsten. Führen Sie ihre Hand zu Ihrem Penis. Erkunden Sie ihren Körper, indem Sie ihn schmecken und riechen. Entdecken Sie aufs Neue die Schönheit ihrer Hüften und ihres Bauchs. Konzentrieren Sie sich auf den Duft und den würzigen Geschmack ihrer Muschi. Oh, und dieses schlürfende Geräusch, wenn sie Ihren Schwanz tief in den Mund nimmt – gibt es etwas Erregenderes? Ihre Haare kitzeln Sie mit jeder Neigung ihres Kopfes. Heute Abend befinden sich Ihre Fantasien im Blindflug.

Sie haben sich schon früher im Dunkeln geliebt, aber diese absolute Schwärze ist etwas anderes. Es ist *lustiger*. Es ist heißer. Und alles – auch *Sie* – ist ein bisschen härter.

Trauen Sie sich... es im Dunkeln zu machen.

Trauen Sie sich... Ihre Sinne zu schärfen.

4 Blindflug

> **Zutaten:**
> 2 Augenbinden (Schals, Halstücher, Schlafmasken)

Frage: Warum haben so viele Paare, die schon lange zusammen sind, immer weniger Sex?
Antwort: Weil Sex für sie viel zu einfach ist.

Natürlich gibt es auch noch andere Gründe. Aber wenn ein Liebespaar jede Nacht dasselbe Bett teilt, dann ist Sex keine logistische Herausforderung mehr. Es besteht das Risiko, eine wesentliche Komponente meiner berühmten Erotikgleichung zu verlieren:

Vorfreude + Hindernisse = *großartiger* Sex

Kehrt man diese Gleichung um, stellt man fest, dass man auch durchschnittlichen Sex in *großartigen* Sex verwandeln kann, indem man einfach Hindernisse hinzufügt!

Das Hindernis in dieser Woche sind zwei Augenbinden. Binden Sie eine Augenbinde an eine Stelle, wo sie sie nicht übersehen kann – ans Lenkrad ihres Autos oder an den Wasserhahn der Badewanne. Befestigen Sie einen Notizzettel daran: *Bring sie Freitagabend um neun mit ins Schlafzimmer.* Machen Sie das möglichst früh in der Woche, damit sie genügend Vorfreude entwickeln kann.

Kurz vor Ihrer Verabredung müssen Sie das Schlafzimmer vorbereiten. Räumen Sie auf. Achten Sie darauf, dass alles genau dort ist, wo es sein sollte. Stellen Sie ein Tablett mit mundgerechten Häppchen an eine Stelle, wo Sie es vom Bett aus leicht erreichen können.

Zum vereinbarten Zeitpunkt bringen auch Sie Ihre Augenbinde mit. Bitten Sie Ihre Partnerin, Ihnen dabei zu helfen, sie anzulegen, und dann helfen Sie ihr ebenfalls. Und dann … schalten Sie das Licht aus.

Jetzt stehen Sie beide völlig im Dunkeln. Vorsichtig, ganz vorsichtig führen Sie sie zum Bett. Setzen Sie sich. Ertasten Sie ihr Gesicht, und küssen Sie sie. Sagen Sie ihr, Sie hätten etwas Leckeres für sie, sie solle den Mund aufmachen und Ihnen vertrauen. Vorsichtig, ganz vorsichtig tasten Sie nach dem Tablett, ergreifen ein Häppchen und schieben es

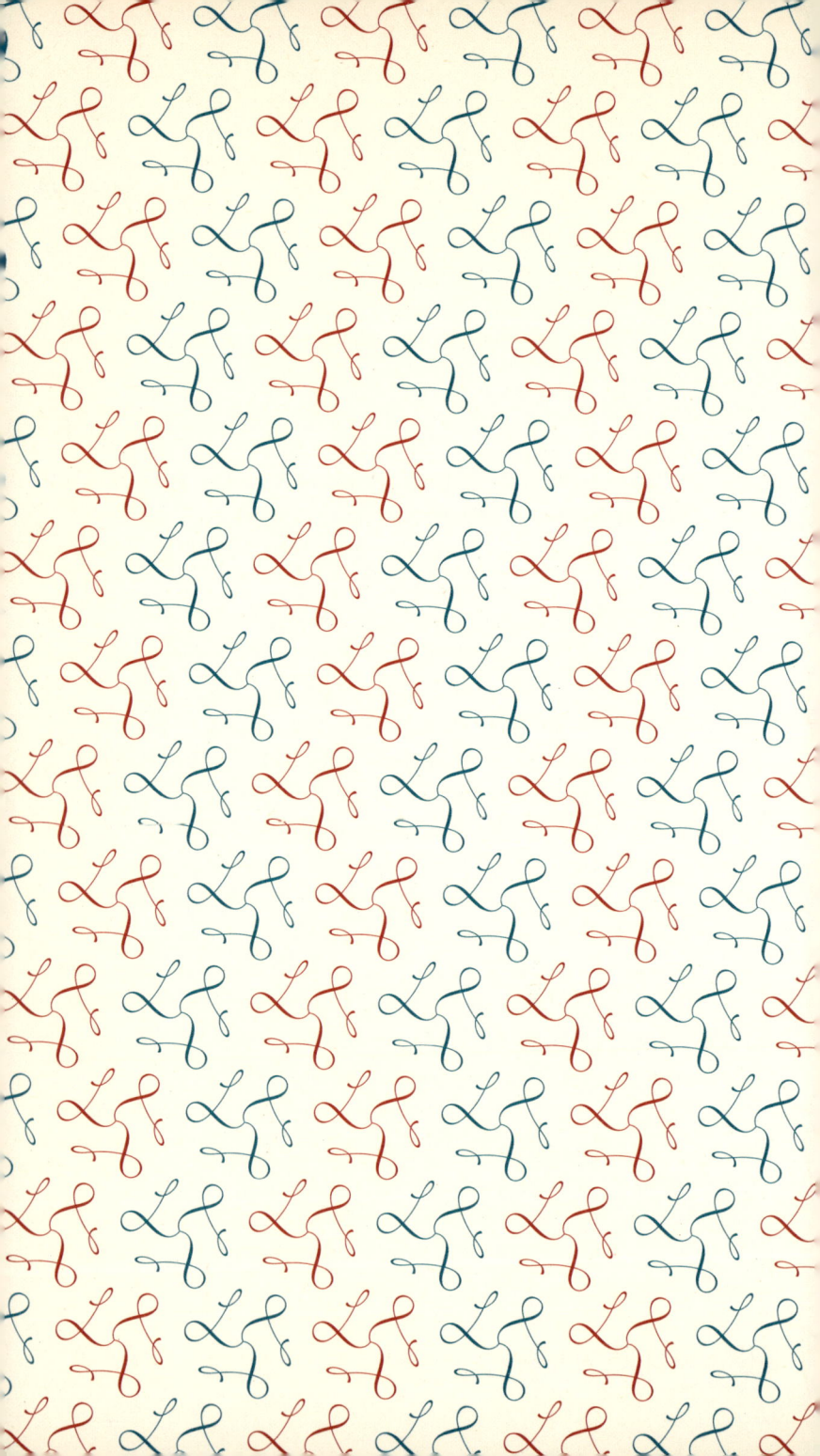

5
Ganz schön heiß

Nur für seine Augen

Sagen Sie ihr, dass im Handschuhfach noch eine Überraschung auf sie wartet, und bitten Sie sie, sie Ihnen zu reichen. *Es ist ihr Vibrator.* Allein der Anblick wird sie noch mehr erregen. Und das Beste an diesem Wunderwerk der Technik ist, dass Sie ihn benutzen können, ohne den Blick von der Straße zu wenden. Mit seinem wundervollen Summen findet er ganz alleine den Weg zu ihrer Klitoris. Sie schenken ihr eine großartige Fantasie. Sie ist in der Öffentlichkeit entblößt, obwohl sie niemand sehen kann. Unten ist ihr warm, oben kühl, und sie hört und sieht vorbeifahrende Autos und die Sterne am Himmel. Sie wird einen heftigen Orgasmus haben.

Haben Sie vor dem Besuch bei Ihren Freunden noch Zeit für einen Boxenstopp? Dann suchen Sie sich eine dunkle, ruhige Stelle und – trauen Sie sich! – fahren Sie rechts heran. Ziehen Sie die Hose herunter und bringen Sie die Sache zu Ende.

Trauen Sie sich… sie in die Irre zu führen.

Trauen Sie sich… sie auf den heißen Stuhl zu setzen.

5 Ganz schön heiß

> **Zutaten:**
> 1 Auto
> 1 kühler Abend
> 1 Verabredung (ein bisschen später, als sie denkt)
> 1 ruhige, dunkle Straße

Wie kühl muss es sein, dass Sie die Heizung im Auto anstellen?

Für meinen Mann ist es *nie* kalt genug. Ich schwöre, bei ihm muss erst die Windschutzscheibe einfrieren, bevor er die Heizung anstellt. Aber ich liebe meine Autoheizung – wie die meisten Frauen. Sie ist gemütlich warm, und das Beste daran ist, dass sie zuerst meine eiskalten Zehen wärmt und dann Wellen der Wärme über meine Beine jagt, als ob ich über einem großen Gebläse stünde. Wenn ich an einem kühlen Abend einen kurzen Rock trage, fühlt sich die Wärme, die von unten her aufsteigt, großartig an. Es ist mehr als entspannend; es ist erregend. Und diese Woche sollen Sie sich trauen, Ihrer Partnerin zu zeigen, wie heiß eine abendliche Spritztour sein kann.

Es gibt ein kleines Problem: Sie müssen etwa eine halbe Stunde mehr einplanen, um zu Ihrer abendlichen Verabredung zu gelangen. Aber das wird Ihnen nicht schwerfallen – rufen Sie einfach Ihre Freunde an, und verschieben Sie das Treffen um dreißig Minuten, ohne es Ihrer Süßen zu sagen. Oder wählen Sie heimlich eine andere Zeit, um ins Kino zu gehen. Wenn Sie im Auto sitzen, nehmen Sie die längere, landschaftlich schönere Strecke. Sobald Sie sich auf einer einsamen Straße befinden, fordern Sie sie heraus. »*Trau dich, dein Höschen auszuziehen.*«

Sie wird zwar kichern, aber sicher bereitwillig gehorchen, schließlich weiß sie ja, dass Sie das Buch ebenfalls lesen. »*Trau dich, dein Höschen auszuziehen. Warte, ich mache es dir leichter.*« Dann drehen Sie die Heizung im Auto an. Sie können ja das Fenster einen Spalt öffnen, damit die heiße Luft entweichen kann. Wenn Sie dann mit nacktem Hintern auf dem Beifahrersitz sitzt (das ist doch ein schöner Gedanke bei der nächsten Fahrt alleine), berühren Sie sie. Spielen Sie mit ihr. Fordern Sie sie auf, sich mit gespreizten Beinen am Armaturenbrett abzustützen, so dass ihre Muschi freiliegt. *Und, ohhh, diese warme Luft, die über ihr Kätzchen streichelt und ihren Hintern wärmt* – es ist einfach ein wundervolles Gefühl.

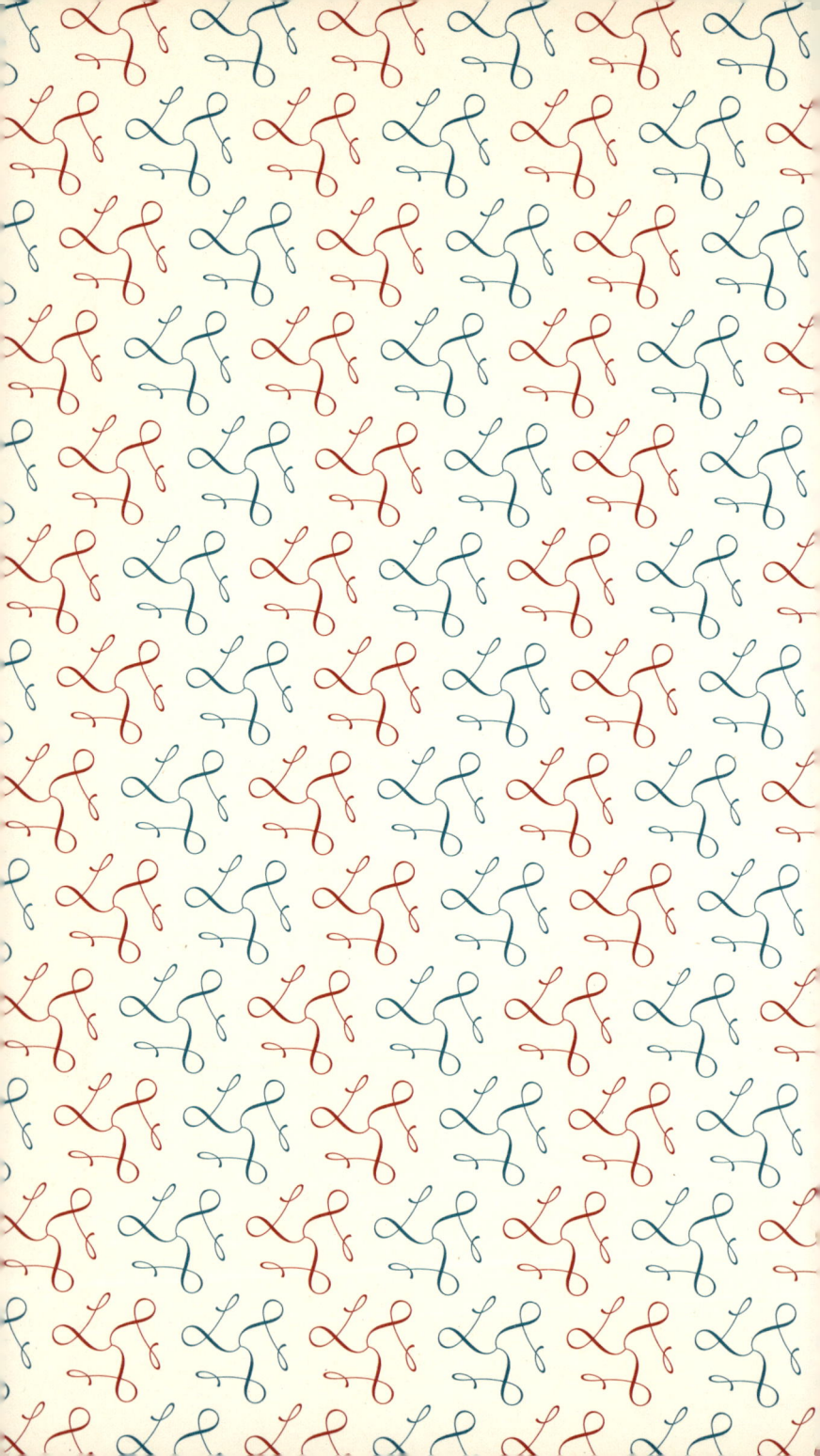

6
Fernbedienung im Supermarkt

Nur für ihre Augen

sehen, wenn er das erste Mal auf den Knopf drückt. O ja, diesen Ausdruck kennt er. Einschalten: Ekstase. Abschalten: glückliches, benommenes Lächeln.

Ein: *Juhu!* Aus: entspannte Befriedigung.

Er wird schnell merken, was Sie ihm da an die Hand gegeben haben. Es ist mehr als nur ein cooles Spielzeug, mehr als eine erotische Erfahrung. Sie haben ihm Ihr Vertrauen geschenkt und sich getraut, ihm die Kontrolle über Ihre Lust zu überlassen.

Und es wird alles noch viel wagemutiger. Spazieren Sie durch den Supermarkt, und probieren Sie Ihr neues Spielzeug aus. Funktioniert es auch, wenn er im Gang nebenan ist? Können Sie laufen, während ein Vibrator an ihrer Klitoris summt? Wie oft kann er Sie beinahe zum Höhepunkt bringen? Sieht man es Ihnen an? Und er?

Als ich es zum ersten Mal ausprobiert habe, hatte ich vor, es in allen Läden der Stadt zu tun. Aber wissen Sie was? Ich habe es kaum aus dem ersten Laden geschafft, und ich wette, Ihnen geht es nicht anders. Ich sage voraus, dass Sie nach Hause fahren, sich dieses Höschen vom Leib reißen und mit Ihrem Mann ins Bett fallen.

(Wie weit kommen Sie? Nur bis zum Parkplatz? Hmm. Das klingt nach einer doppelten Herausforderung.)

Trauen Sie sich ... die Kontrolle abzugeben.

Trauen Sie sich ... es in der Öffentlichkeit zu tun.

Trauen Sie sich ... sich von ihm erregen zu lassen.

6 Fernbedienung im Supermarkt

> **Zutaten:**
> 1 Vibrator mit Fernbedienung (einfach im Internet mal den Suchbegriff eingeben)
> Öffentliche Orte (Supermarkt, Restaurant, Park, Nachtclub)

Vermutlich war ich meiner Zeit voraus.

1999 stieß ich auf ein wundervolles neues Spielzeug: den *Vibrator mit Fernbedienung*. Ich fand ihn revolutionär, weil er Paaren erlaubte, auf eine Art miteinander zu spielen, die vorher nicht möglich war. Das erste Modell damals war unhandlich und laut. Aber ich wusste gleich, dass es der Beginn von etwas Großartigem war, und ermunterte meine Leser, ihn auszuprobieren.

Schnitt auf letztes Jahr. Clevere, geile Hirne haben das Beste an moderner Technologie in Vibratoren mit Fernbedienung gesteckt. Die neuesten Versionen sind in Höschen eingebaut und so leise, dass man sie im Büro tragen kann. Die Fernbedienung passt an einen Schlüsselanhänger und funktioniert aus sehr viel weiterer Entfernung als früher. Heute gibt es tatsächlich Vibratoren, die mittels Handy oder Internet von *überall auf der Welt* bedient werden können.

Diese florierende Branche hat sogar einen Namen: Teledildonic (na ja, wer Frauen ansprechen will, sollte sich besser etwas anderes überlegen).

Aber abgesehen von dem blöden Namen wird diese Branche Erfolg haben. Also kaufen Sie sich Batterien und zwei Vibratorhöschen mit Fernbedienung und bereiten Sie sich darauf vor, Ihrem Liebsten ein unvergessliches Geschenk zu machen. Er darf Sie erregen. In der Öffentlichkeit. *Trauen Sie sich!*

Ich kann Ihnen nur empfehlen, dass Sie es ein paarmal ausprobieren, bevor Sie damit nach draußen gehen. Dann schlüpfen Sie an einem Samstag in ihre elektrische Unterwäsche, ziehen sich an und bitten Ihren Mann, mit Ihnen einkaufen zu gehen.

Während der Fahrt zum Supermarkt reichen Sie ihm die Fernbedienung. Sie brauchen sie ihm nicht zu erklären, er wird es schon selbst herausfinden. Er braucht ja nur den Ausdruck auf Ihrem Gesicht zu

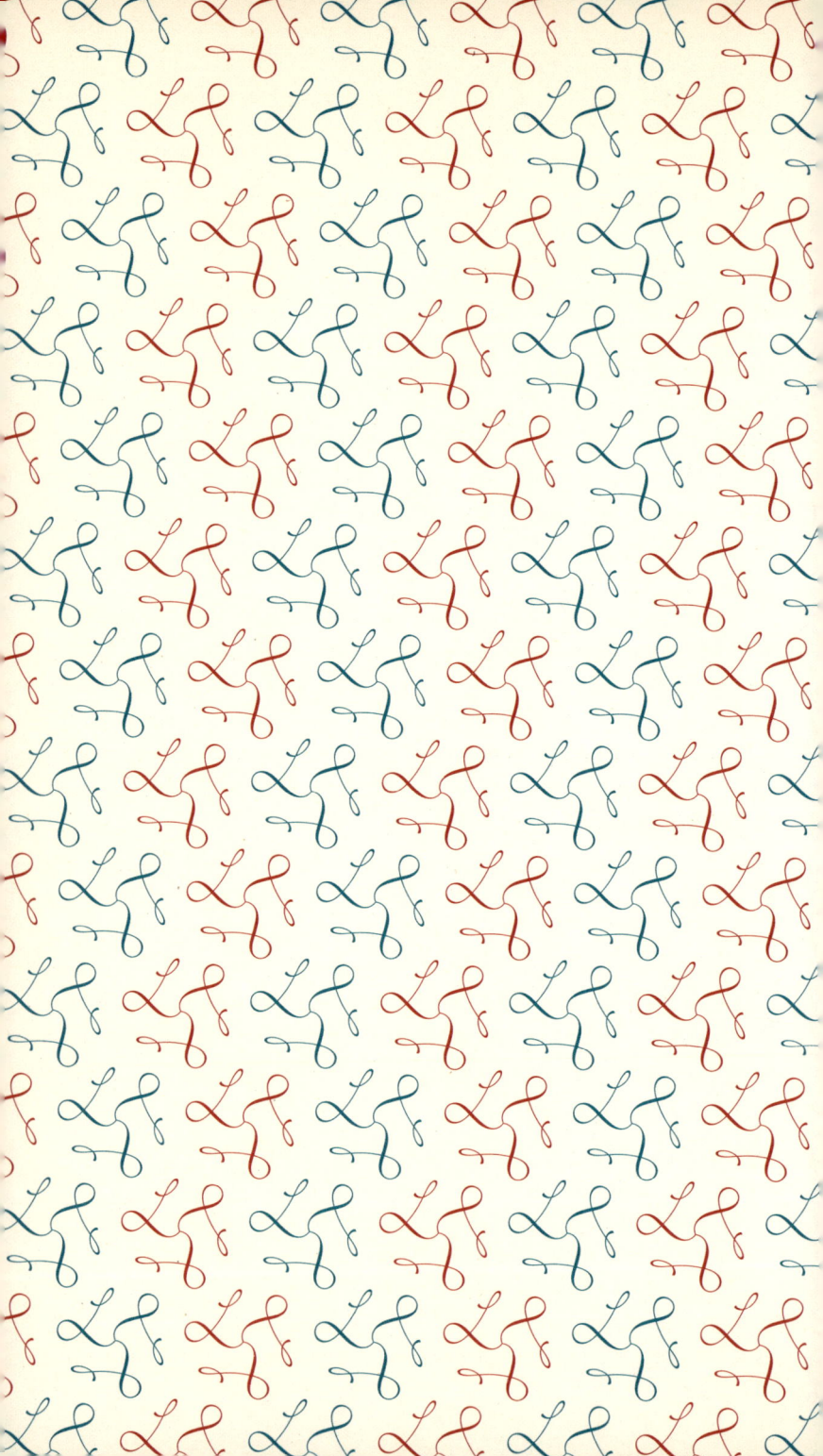

7
Stärker, als es aussieht

Nur für seine Augen

in die Hand. Das Gleiche machen Sie mit dem anderen Arm. Flüstern Sie ihr ins Ohr, dass sie nicht loslassen darf, bis Sie es ihr sagen. Schließlich verbinden Sie ihr die Augen. Nehmen Sie ein langes Stück weichen Stoff – einen Schal, einen Strumpf, ein Halstuch –, und binden Sie ihn ihr locker um den Kopf.

Jetzt spielen Sie mit ihr. Sie *könnte* entkommen, indem sie einfach die Bänder loslässt. Aber solange Sie Ihre Sache gut machen, wird sie bleiben. Streicheln Sie sie zärtlich, knabbern Sie an ihrem Bauch, beißen Sie leicht in ihre Nippel. Ziehen Sie ihr das Höschen herunter, und kneifen Sie ihr in den Po; drücken Sie Ihr Gesicht in ihr warmes Kätzchen. Wenn Sie ein paar Minuten mit ihr gespielt haben, holen Sie eine ernsthafte Waffe hervor: *einen Vibrator*. Sie wird das Geräusch erkennen und grinsen.

Ziehen Sie ihr das Höschen ganz herunter, und sagen Sie ihr, sie soll die Beine spreizen. Gehen Sie nicht direkt an die Klitoris, sondern legen Sie den Vibrator ein wenig nach links, an eine ihrer Schamlippen, und bewegen Sie ihn langsam auf die andere Seite. Schieben Sie ihn vor und zurück. Reden Sie dabei leise mit ihr. *»Gefällt es dir so besser? Oder so?«* Lassen Sie sie beschreiben, was sie fühlt.

Gehen Sie um sie herum, während Sie mit ihr spielen. Streicheln Sie sie. Ziehen Sie sie an sich, während Sie ihr den Vibrator zwischen ihre Pobacken gleiten lassen. Schieben Sie ihn bis kurz vor ihre Klitoris, dann wieder zurück. *»Ist es hier besser? Oder da?«* Bringen Sie sie bis kurz vor den Orgasmus, dann ziehen Sie sich ein wenig zurück und lassen den Vibrator über ihren Nacken oder ihre Kniekehlen summen. Bringen Sie ihn erneut an ihre Klitoris, und ziehen Sie ihn wieder weg. Wiederholen Sie das Spiel so lange, bis Klimax und Erschöpfung sich die Waage halten.

Am Ende lassen Sie sie natürlich doch zum Höhepunkt kommen. Er wird explosiv sein. Und wenn sie danach aufgehört hat zu zittern, wieder zu Atem gekommen und der Schweiß auf ihrem Körper getrocknet ist, dann wird sie gerne wieder die Kontrolle über ihren Körper übernehmen.

Und damit *Ihren* Körper kontrollieren.

Trauen Sie sich… sie hängen zu lassen.

Trauen Sie sich… sie warten zu lassen.

7 Stärker, als es aussieht

> **Zutaten:**
> 2 Bilderhaken
> 1 lange Rolle Band
> 1 Vibrator

In der Unterwürfigkeit liegt Macht.

Wenn Sie freiwillig die Kontrolle über Ihre sexuelle Lust abgeben, geben Sie auch Ihre sexuellen Grenzen auf. Es ist nicht mehr Ihre Entscheidung, wann Sie auf die Bremse treten. Wenn Sie nicht wissen, was kommt ... äh ... kommen Sie vielleicht leichter.

Trauen Sie sich, in dieser Woche die komplette Verantwortung für die Lust Ihrer Partnerin zu übernehmen. Keine Sorge, Sie jagen ihr keine Angst ein mit irgendwelchen Peitschen oder Lederhalsbändern. Nein, Ihr Instrument ist weich und hübsch. Sie werden ihren Körper mit *zwei langen Bändern* kontrollieren.

Sie sollten sie die ganze Woche über mit Bändern necken. Binden Sie heimlich ein kurzes Stück Band um ihren Rückspiegel. Wecken Sie ihre Neugier, indem Sie ein Band um die Türklinke der Badezimmertür wickeln. Schreiben Sie eine Einladung – *Freitagabend um neun im Schlafzimmer* –, die Sie zusammenrollen, mit einem Band umwickeln und auf den Fahrersitz ihres Autos legen.

Die eigentliche Umgebung für Ihre Herausforderung erfordert ein wenig Nachdenken. Sie müssen zwei Bänder aufhängen, und ich habe herausgefunden, dass sich dafür zwei kräftige Bilderhaken am besten eignen. (Warum? Weil Sie die winzigen Löcher, die sie hinterlassen, leicht ausbessern können, wenn Sie fertig sind.) Ideal ist eine Stelle, an der die Bänder herunterhängen. So dass Sie darum herumgehen können. Wände sind okay, aber besser sind Erker oder breite Türöffnungen. Sorgen Sie auf jeden Fall dafür, dass zum Zeitpunkt Ihrer Verabredung alles vorbereitet ist.

Die Szene wirkt schlicht. Zwei lange Bänder hängen von der Decke. Daran ist nichts Bedrohliches, oder? Fast wie Geschenkband. Küssen Sie sie, und sagen Sie ihr, dass Sie eine Überraschung für sie haben. Ziehen Sie ihr die Bluse aus, und führen Sie sie zu den Bändern. Heben Sie einen ihrer Arme etwas höher als Schulterhöhe. Wickeln Sie ein Band zweimal um eins ihrer Handgelenke, und geben Sie ihr das freie Ende

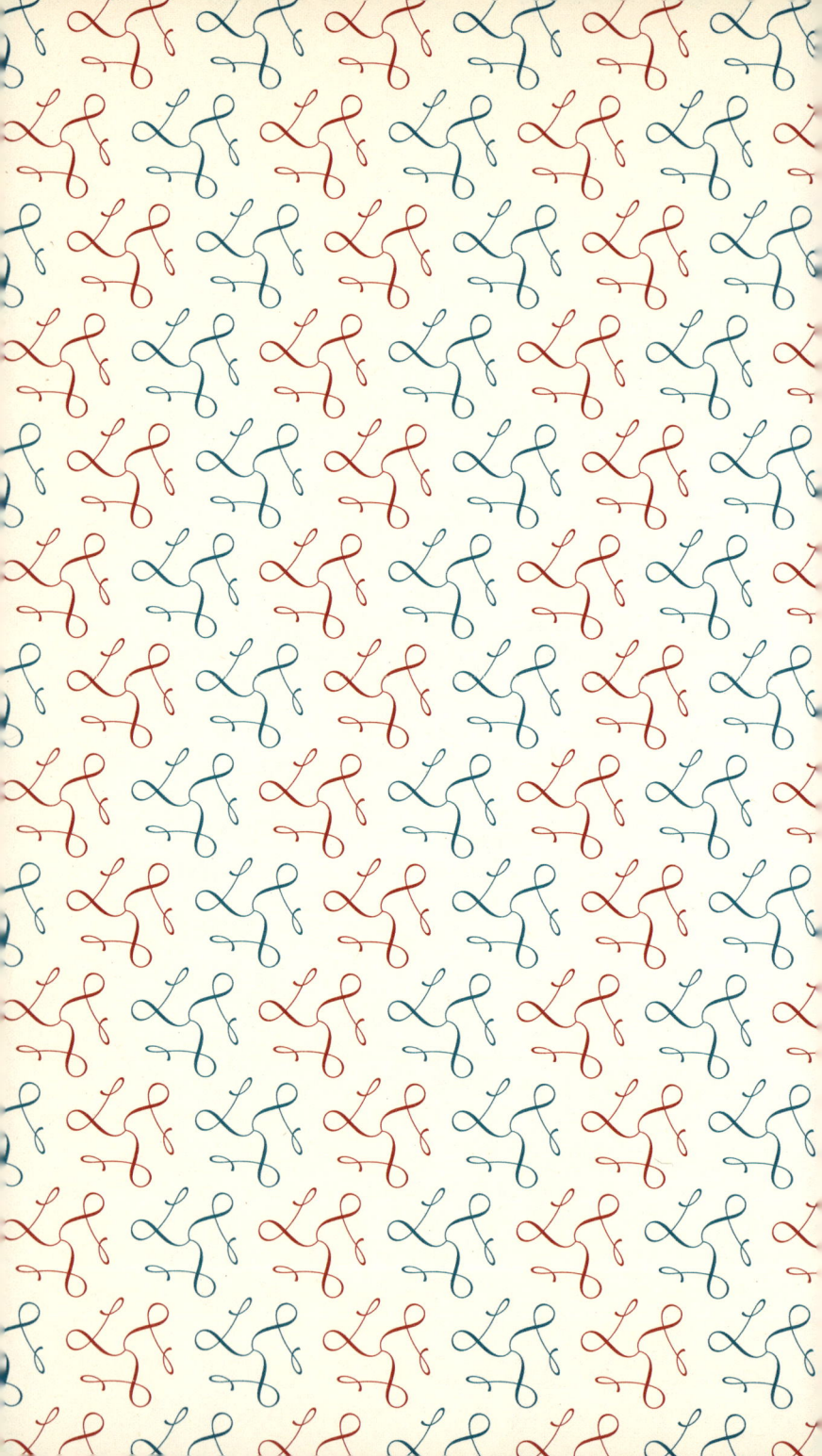

8

In die Dunkelheit

Nur für seine Augen

blasen Sie eine Kerze aus und verschwinden für ein oder zwei Minuten. Bleiben Sie jedes Mal, wenn Sie sich ihr nähern, hinter ihr, so dass Ihre Stimme immer mysteriös und unvorhersehbarer wirkt. Verblüffen Sie sie mit einer Süßigkeit, vielleicht einem Stück Schokolade, an dem Sie sie lecken lassen. Bitten Sie sie, ein weiteres Kleidungsstück auszuziehen, dann pusten Sie die dritte Kerze aus.

Jetzt beginnen Sie, sie zu berühren, aber nur am Rücken und am Nacken. Sanftes Streicheln, leichte Küsse. Sie lenken die Aufmerksamkeit von den üblichen erogenen Zonen vorne an ihrem Körper *weg*, so dass diese sich nach einer Berührung sehnen. Nachdem sie das vierte Kleidungsstück abgelegt hat, blasen Sie wieder eine Kerze aus und verlassen den Raum. Wenn Sie zurückkommen, belohnen Sie sie erneut mit einer köstlichen Süßigkeit. Bleiben Sie hinter ihr stehen, aber erforschen Sie mehr von ihrem Körper. Lassen Sie Ihre Fingerspitzen über ihre Arme und zu ihren Brüsten gleiten. Ziehen Sie Ihre Fingernägel über die Haut an ihren Oberschenkeln. Knien Sie sich zwischen ihre Beine, und geben Sie ihr einen langen, sinnlichen Kuss auf ihre Schamlippen. Sie ist jetzt tief in der Fantasie, hypnotisiert vom langsamen Rhythmus Ihres Kommens und Gehens, den erotischen Berührungen, dem dunkler werdenden Zimmer. Sie muss sich noch ein letztes Kleidungsstück ausziehen, und Sie haben nur noch eine Kerze zu löschen. Noch eine Minute muss sie warten. Sie kann es kaum noch aushalten. Ihre Nerven summen und betteln um mehr.

Wenn Sie beim letzten Mal zurückkommen, flüstern Sie einen letzten sexy Befehl. »*Ich werde dich jetzt lieben. Geh auf alle viere.*« Mehr braucht sie nicht zu hören. Sie ist mittlerweile an einem Ort, wo sie bereit für alles ist, bereit, alle Unsicherheiten und Zwänge zu vergessen, bereit, alles hinzunehmen, was Sie ihr geben können.

Trauen Sie sich ... zu flüstern.

Trauen Sie sich ... ihre Fantasien zu entzünden.

Trauen Sie sich ... ihre Sinne zu schärfen.

8 In die Dunkelheit

Zutaten:
1 Hocker oder 1 kleiner Stuhl
5 Kerzen
1 Blatt Papier
1 oder 2 süße Belohnungen (Bonbons, Obst oder Schokolade)

Es gibt ein Geheimnis, das alle Magier kennen. *Das menschliche Gehirn kann gesteuert werden.* Mit einer leichten Berührung, einem winzigen Hinweis und einer minimalen Lichtveränderung kann ein guter Magier Ihre Gedanken lenken. Sie können die Sinneswahrnehmungen verstärken oder blockieren; so können Sie sogar Dinge sehen und spüren lassen, die gar nicht da sind. Sie können eine Fantasie auslösen, die Sie durchleben.

Trauen Sie sich, in die Trickkiste zu greifen, damit Ihre Liebste ganz neue Höhen erfährt. Alles, was Sie dazu brauchen, sind ein Hocker, fünf Kerzen und ein Blatt Papier. Sie findet das Blatt Papier am Spiegel ihres Autos, mit dieser kryptischen Botschaft: *Schlafzimmer, sieben Uhr heute Abend. Nur fünf Kleidungsstücke.*

Sie hängt schon an der Angel, und das ist der erste Schritt bei jedem Zaubertrick. Wenn sie an diesem Abend um sieben Uhr ins Schlafzimmer kommt, brennen die fünf Kerzen, und der Hocker steht mitten im Zimmer. Sagen Sie ihr, sie soll sich mit dem Rücken zur Tür hinsetzen und die Augen schließen. Jetzt lassen Sie sie warten. Etwa ein oder zwei Minuten lang, damit sich ihre Erwartungshaltung aufbaut. Dann schleichen Sie hinter sie und flüstern ihr ganz leise ins Ohr, sie soll ein Kleidungsstück ablegen.

Und hier beginnt der Zaubertrick. Nicht dass sie sich ausziehen soll, bewirkt die Spannung, sondern *das Flüstern.* Ihr heißer Atem, das leichte Prickeln der Stimme, die Überraschung, dass Sie so dicht bei ihr stehen. Ihr läuft ein Schauer über den Rücken. Wenn sie das erste Kleidungsstück abgelegt hat, blasen Sie eine Kerze aus und verlassen das Zimmer. Nach einer Minute schleichen Sie erneut hinein und wispern ihr den gleichen Befehl ins Ohr. Es sieht gar nicht nach etwas Besonderem aus, oder? Aber mit jedem Schritt werden ihre Sinne geschärft, und sie tritt immer mehr aus der Normalität heraus. Auch dieses Mal

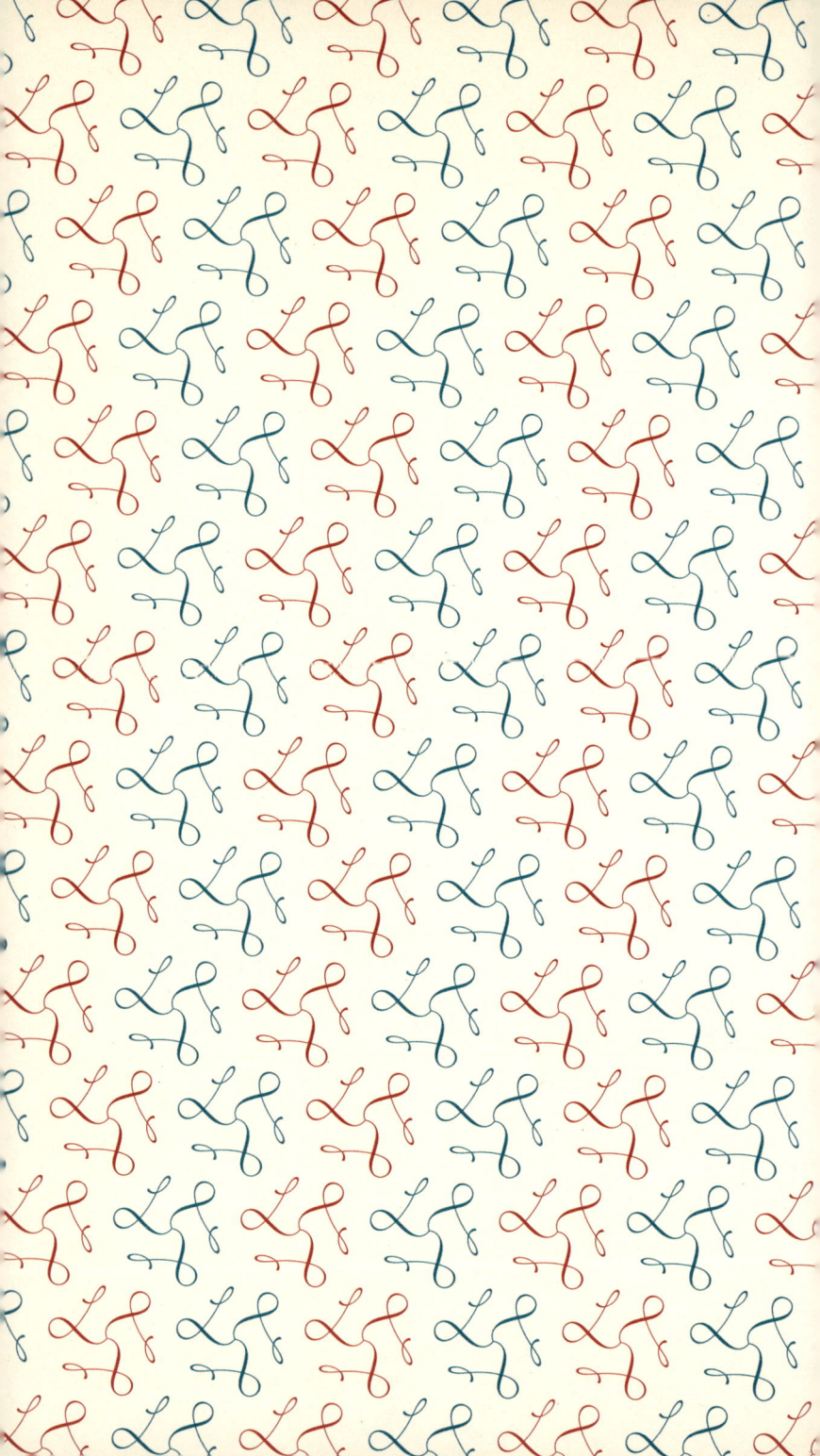

9
Schattenspiel

Nur für ihre Augen

gen Sie den Dildo auf den Stuhl – auf der Leinwand wird er riesig aussehen –, und dann winden Sie sich darüber, bis er verschwindet. Nur wohin er verschwunden ist, das wird Ihr Liebster nie erfahren, das weiß nur der Schatten.

Bringen Sie sich zum Höhepunkt, und lassen Sie Ihren Liebsten zuschauen. Dann treten Sie langsam an das Laken und rufen ihn zu sich. Je näher Sie kommen, desto kleiner und schärfer wird Ihr Schatten; er sieht immer weniger aus wie eine Fantasie und immer mehr wie Sie. Wenn er vor der Leinwand steht, küssen Sie ihn durch den Stoff hindurch. Berühren Sie seine Härte. Genießen Sie einen Moment lang die lustvolle Berührung zweier Körper, die nur durch eine dünne Barriere voneinander getrennt sind. Und dann ziehen Sie schließlich das Laken beiseite. Schicken Sie Ihren Schatten in das Schattenreich zurück und lassen Sie die reale Frau den erregten Mann auf der anderen Seite spüren.

Trauen Sie sich… überlebensgroß zu sein.

Trauen Sie sich… ihn zu erregen, ohne ihn zu berühren.

Trauen Sie sich… Liebe auf der Leinwand zu machen.

9 Schattenspiel

> **Zutaten:**
> - 1 weißes Laken, das über dem Türrahmen befestigt wird
> - 2 Stühle
> - 1 helle Lampe (ohne Lampenschirm, so dass das Licht einen harten Schatten wirft. Ich empfehle vorher einen Testdurchlauf, damit Sie feststellen können, ob der Schatten auch an die richtige Stelle fällt.)
> - 1 oder mehr Sex-Spielzeuge (Dildo, Vibrator, G-Punkt-Stimulator etc.)
> - Musik, die bei Ihnen schmutzige Gedanken auslöst

Trauen Sie sich, Ihre eigenen Regeln zu brechen. Trauen Sie sich, Ihre Grenzen zu überschreiten. Trauen Sie sich, all das zu tun, was Sie zum Erröten bringt, Dinge, die Sie noch nie getan haben – tun Sie sie diese Woche ...

... in der Fantasie Ihres Liebsten.

Wie bringen Sie also Ihr wildes inneres Kind in seinen Kopf? Indem Sie sich – *Ihren Schatten* – auf eine Leinwand projizieren. Stellen Sie ein paar Meter hinter Ihrem Stuhl eine Lampe mit einer einzelnen hellen Glühbirne auf. Lassen Sie sie zuerst noch ausgeschaltet.

Trinken Sie etwas mit Ihrem Partner. Dann sagen Sie ihm, er soll Platz nehmen, und schlüpfen hinter den Vorhang. Sie schalten die Lampe ein. Wow! Was für ein Auftritt! Jetzt kann er nur noch Ihren Schatten sehen, der überlebensgroß auf der Leinwand erscheint. Stellen Sie heiße Musik an, und tanzen Sie für ihn. Strippen Sie für ihn. Und dann ... werden Sie wild. *Oder lassen Sie es zumindest so aussehen, als hätten Sie alle Kontrolle verloren.*

Das ist das Schöne am Schattenspiel. Sie können es so aussehen lassen, als täten Sie Dinge, die Sie noch nie getan haben – aber Sie können sie auch wirklich tun. Trauen Sie sich!

Nehmen Sie einen Dildo und demonstrieren Sie, wie tief Sie ihn mit dem Mund aufnehmen können. Gießen Sie Gleitmittel über das Spielzeug, reiben Sie es zwischen Ihren Schattenbeinen, lassen es in Ihr Schattenloch gleiten, und bewegen Sie es im Rhythmus der Musik hin und her, während Schattenfinger über Ihre Schattenklitoris fliegen. Le-

10
Fliegender Teppich
Nur für ihre Augen

Schließlich legen Sie ihn in die Küche. Mittlerweile amüsiert sich Ihr Liebster schon über Ihre Dekorationsbemühungen. Wahrscheinlich denkt er, Sie versuchten, das perfekte Feng Shui zu erreichen oder sonst eine künstlerische Frauensache. Aber es steckt natürlich eine tiefere Absicht dahinter. Er braucht ja nicht zu wissen, dass dies alles Teil eines Plans ist. Er weiß nur, was als Nächstes passiert.

Warten Sie, bis er in die Küche kommt und auf dem Teppich steht. Zuerst lacht er wahrscheinlich. Aber Sie werden ihm eine Überraschung bereiten. Sinken Sie vor ihm auf die Knie, ziehen Sie den Reißverschluss an seiner Hose auf, und greifen Sie hinein. Blicken Sie zu ihm hoch, wenn Sie seinen Penis reiben, bis er erigiert ist. Dann nehmen Sie ihn so tief in den Mund, wie Sie können, stöhnen und schließen die Augen, während sein Schaft zwischen Ihren Lippen verschwindet. Spüren Sie, wie er zittert? Sind ihm die Knie ein wenig weich geworden?

Sagen Sie nichts, sondern lassen Sie seinen Penis aus Ihrem Mund heraus- und wieder hineingleiten. Wenn er möchte, kann er sich hinlegen, der Badezimmerteppich sollte groß genug sein für seinen nackten Hintern und Ihre Knie. Und dann blasen Sie ihm einen nach allen Regeln der Kunst, bis er zum Höhepunkt kommt.

Erinnern Sie sich noch an die Botschaft, die ein Quickie Ihrem Partner vermittelt? Hier ist Teil zwei. Heißer, spontaner Sex sagt auch: *Du gehörst mir, und ich kann mit dir tun, was ich will.* Also ... was haben Sie heute noch mit ihm vor? Haushaltspflichten? Einkaufen? Was auch immer, ich kann Ihnen versprechen, dass er es mit einem zufriedenen Lächeln tun wird.

Trauen Sie sich ... den roten Teppich auszurollen.

Trauen Sie sich ... ihn auf dem Fliegenden Teppich mitzunehmen.

Fliegender Teppich

> **Zutaten:**
> 1 großer, frisch gewaschener Badezimmerteppich

Es begann alles damit, dass ich kalte Füße hatte.

Ich wollte keine Schuhe anziehen, und auf dem Fliesenboden bekam ich kalte Zehen. Ich hatte gerade die Badezimmerteppiche gewaschen, und der größte war noch im Trockner. Ooh! Er würde sich jetzt bestimmt toll unter meinen kalten Füßen anfühlen, dachte ich. Ich zog ihn aus dem Trockner und nahm ihn mit in die Speisekammer, dann in mein Arbeitszimmer und schließlich in die Küche. *Perfekt.* Wohlbehagen. Genau, was ich brauchte!

Und dann kam mein Mann herein. Und bevor ich wusste, wie mir geschah, gab ich ihm, was *er* gerade brauchte.

Und das bringt mich auf das Thema *Quickies*. Ich liebe sie! Sie sind sicher kein Ersatz für lange, sinnliche Verführungen und erotische Marathons, aber jedes Paar sollte sich von Zeit zu Zeit einen Quickie gönnen. Sie machen Spaß. Sie sind einfach, und vor allem vermitteln sie Ihrem Partner eine wichtige Botschaft: *Ich finde dich so unwiderstehlich, dass ich dich jetzt einfach vögeln muss.* Von einer solchen Botschaft bekommt man doch nie genug, oder?

Aber hier ist Laura Corns Geheimnis für großartigen, spontanen Sex: *Er sollte geplant sein.* Ein bisschen jedenfalls. Schließlich gibt es immer ein paar Dinge, die einen guten Orgasmus verhindern können, und deshalb sollten Sie dafür sorgen, dass die Kinder aus dem Haus sind und dass kein wichtiges Spiel stattfindet. Damit sind die Voraussetzungen geschaffen, Ihren größten Badezimmerteppich zu waschen und zu trocknen.

Legen Sie ihn auf den Boden im Wohnzimmer. Lassen Sie ihn so lange dort liegen, bis Ihr Mann ihn sieht. Dann legen Sie ihn in den Flur. *»Liebling, was macht dieses Ding hier?«* Erklären Sie nicht viel. Sagen Sie einfach, Sie wollten ausprobieren, ob er dahin passt, seien sich aber nicht sicher. Später legen Sie den Teppich ins Schlafzimmer und warten ab, was Ihr Mann sagt. Hmm, das sieht auch nicht richtig aus, also probieren Sie eine andere Stelle. Und dann vielleicht noch eine.

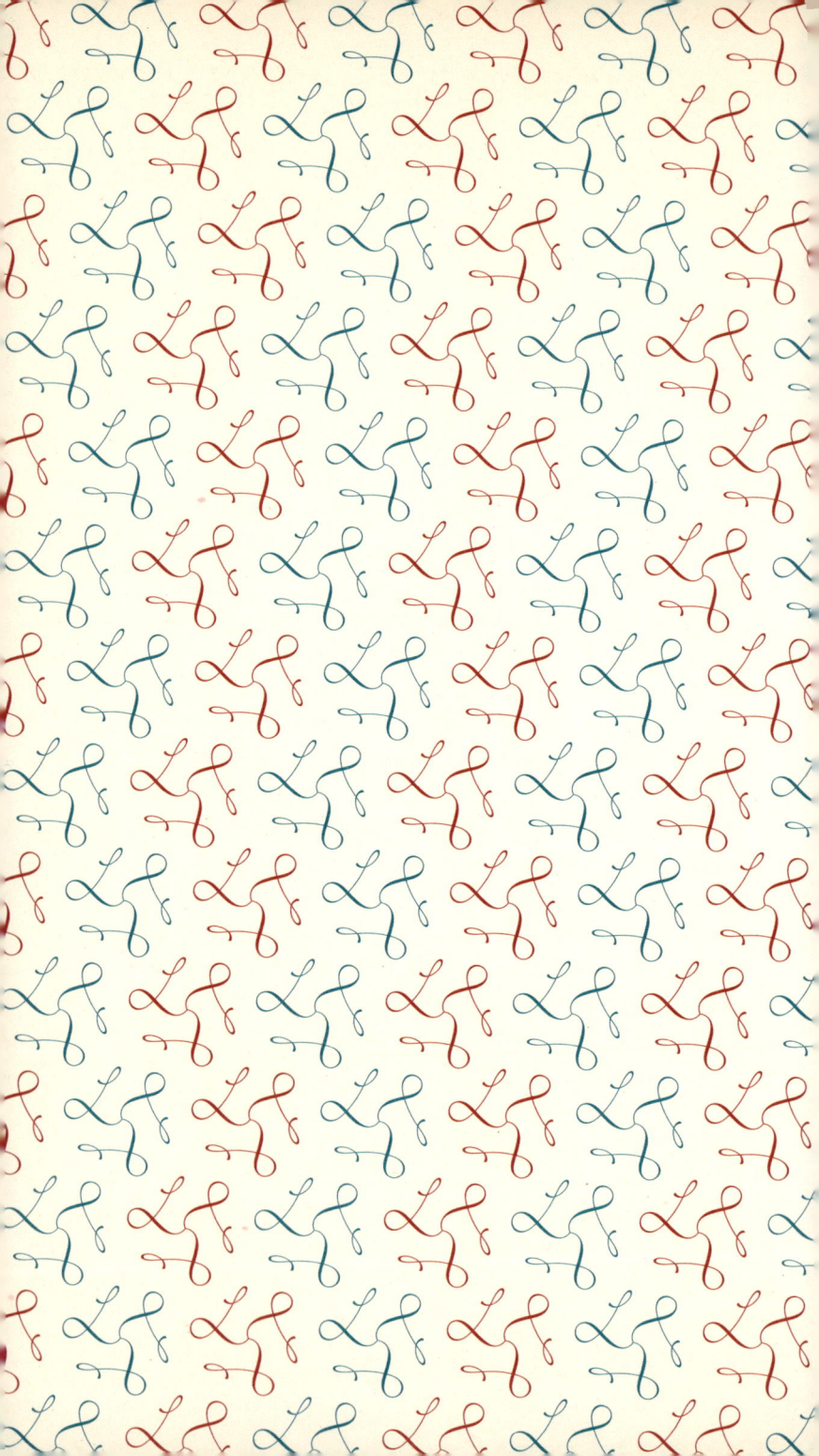

II
Zehn Minuten

Nur für ihre Augen

len Sie es ihm. Sagen Sie ihm, wie scharf Sie sind. Sagen Sie ihm, Sie stehen kurz davor, aber Sie warten natürlich, bis er nach Hause kommt. Sagen Sie ihm, er soll sich beeilen. Lassen Sie ihn noch ein paar Sekunden zuhören, dann legen Sie auf und warten.

Sie brauchen nicht lange zu warten. Er wird nach Hause *fliegen*. Und wenn er ins Schlafzimmer gerannt kommt, sieht er Sie mit gerötetem Gesicht, fast nackt und mit gespreizten Beinen auf dem Bett liegen, einen Vibrator an Ihrer Möse. Dieses erotische Bild wird ihn für den Rest seines Lebens verändern. Noch als alter Mann wird er sich daran erinnern, und immer wenn er daran denkt, wird es ihn zum Lächeln bringen.

Rufen Sie ihn zu sich. Reichen Sie ihm das Spielzeug, damit er es bedient, öffnen Sie seine Hose, und ziehen Sie seinen erigierten Penis heraus. Sie brauchen etwas Hartes, woran Sie sich festhalten können. Nachdem Sie zehn Minuten gegen den Orgasmus angekämpft haben, stehen Sie jetzt kurz vor dem Abheben.

Trauen Sie sich… eine Show abzuziehen.

Trauen Sie sich… schon mal ohne ihn anzufangen.

Zehn Minuten

> **Zutaten:**
> 2 Handys
> 1 Vibrator

Autobahnen. Busse. Züge und U-Bahnen. All das dient dazu, das Leben leichter und schneller zu machen, aber irgendwie hat es auch zum Fluch des modernen Lebens geführt: *langweilige, lange Fahrten zum Arbeitsplatz*. Man könnte sich die Haare raufen, während man darauf wartet, dass die Ampel grün wird.

Aber Ihr Mann nicht; nicht diese Woche. Dank einiger anderer moderner Erfindungen werden Sie seine Fahrt von der Arbeit nach Hause äußerst erregend gestalten. Morgens geben Sie ihm eine geheimnisvolle Anweisung: *Wenn er noch zehn Minuten von zu Hause entfernt ist, muss er Sie vom Handy aus anrufen.* Warum? Oh, Sie haben eine Überraschung für ihn. Eine große Überraschung – mehr braucht er nicht zu wissen. Erinnern Sie ihn während des Tages noch einmal daran – *ruf an, wenn du noch zehn Minuten entfernt bist.*

Wenn er dann zu Hause anruft, wird sich Ihr Gespräch etwa so anhören:

Er: »Hallo, Liebling, du hast mich gebeten anzurufen.«

Sie: »*Genau. Ich habe hier etwas, wobei ich deine Hilfe brauche. Etwas, das Spaß macht.*«

»*Na, für Spaß bin ich immer zu haben. Was ist es denn?*«

»*Hier ist ein kleiner Hinweis*«, sagen Sie und halten das Handy kurz unterhalb Ihrer Taille, so dass er ein summendes Geräusch hören kann. »*Kommt dir das bekannt vor?*«

»*Äh... ich weiß nicht genau. Klingt ein bisschen wie...*«

»*Ich rufe dich gleich zurück!*«, unterbrechen Sie ihn und legen auf.

Zwei Minuten später rufen Sie an. »*Oh, das macht soo viel Spaß! Ich wünschte, du wärst hier! Möchtest du es noch einmal hören?*« Halten Sie das Telefon zwischen Ihre Oberschenkel, und lassen Sie ihn eine Weile zuhören. »*Und, hast du es herausbekommen?*«, fragen Sie dann.

»*Hey*«, sagt er, »*ist das dein... du weißt schon... dein Vib...?*«

Ja genau. Es ist Ihr Vibrator, der fröhlich vor sich hin summt. Erzäh-

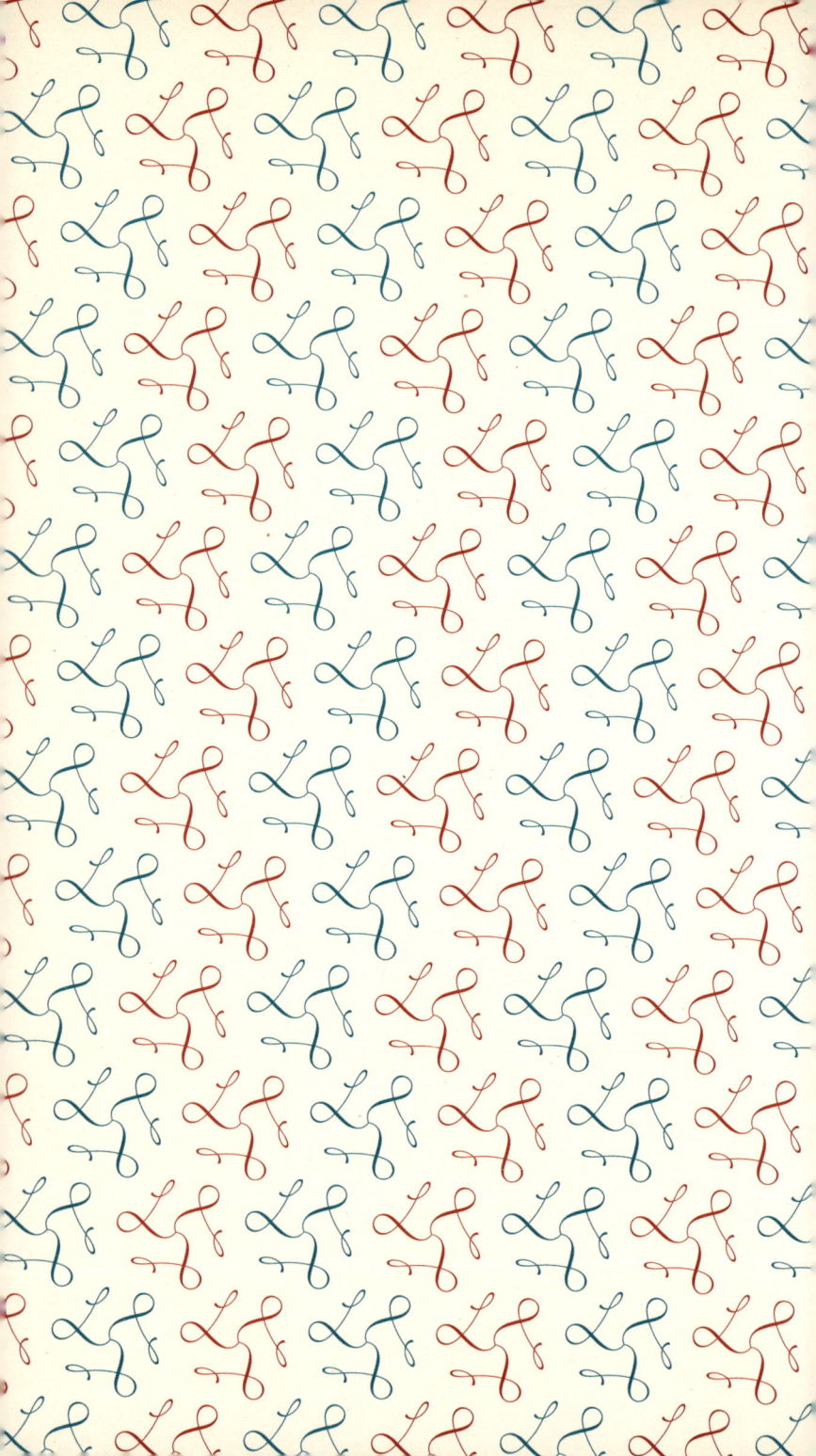

12
Schaufenster-bummel

Nur für ihre Augen

Er ist erregt, wenn Sie Ihr Höschen herunterziehen und über Ihre Schamlippen streicheln, so dass sie anschwellen und feucht schimmern. Die Augen treten ihm aus dem Kopf, als er die kreisenden Bewegungen Ihrer Fingerspitzen um Ihre Klitoris beobachtet. Ab und zu gleitet ein Finger in Ihr Loch, um noch mehr Feuchtigkeit an die Oberfläche zu holen, während Sie sich dem überwältigenden Orgasmus entgegenstreicheln. Und kurz bevor Sie den Höhepunkt erreichen...

Bedeuten Sie ihm mit einem Ihrer nassen Finger, zu Ihnen zu kommen. Jetzt darf er endlich herein.

Trauen Sie sich... ein Risiko einzugehen.

Trauen Sie sich... sich zur Schau zu stellen.

Trauen Sie sich... sich zu entblößen.

Trauen Sie sich... sich darzubieten.

Schaufensterbummel

> **Zutaten:**
> 2 Stühle, einen für draußen, einen für drinnen
> 1 Outfit, das viel Haut zeigt
> Kissen, so viele wie nötig

Im berüchtigten *Hoerenbuurt*-Viertel von Amsterdam stehen die Prostituierten nicht an der Straße. Sie sitzen im Fenster, wie lebende Schaufensterpuppen, in ihren Korsagen und Strumpfgürteln, und verheißen den Touristen, die vorbeibummeln, verbotene Lüste.

Es ist extrem erotisch. Dieses warme nackte Fleisch, unberührbar hinter dem kalten, harten Glas – das kann einen Mann schon verrückt machen. Und es wird auch *Ihren* Mann diese Woche wahnsinnig machen, wenn Sie ihn zu einer ganz besonderen Show einladen, bei der er gucken, aber nichts anfassen darf.

Am Tag Ihrer Show stecken Sie ihm eine Notiz zu: *Nimm Punkt 18.30 Uhr deinen Platz auf der hinteren Veranda ein.* Lächeln Sie, aber erklären Sie nichts. Wenn er nach draußen kommt, findet er einen Stuhl direkt vor dem Fenster oder der Verandatür vor. Und um die vereinbarte Zeit werden die Vorhänge zurückgezogen.

Dahinter stehen Sie, in gedämpftem Licht, mit nichts bekleidet als mit einem Hauch von Wäsche. Er braucht ja nicht zu wissen, dass Sie vorher die Vorhänge so gerichtet haben, dass außer ihm niemand sonst etwas sehen kann. Er sieht nur, dass Sie hinter der Scheibe auf einen Stuhl sinken, die Hüften vorgeschoben, die Beine gespreizt. Er sieht, wie Sie an Ihren Nippeln zupfen. Er schaut fasziniert zu, wie sie hart werden.

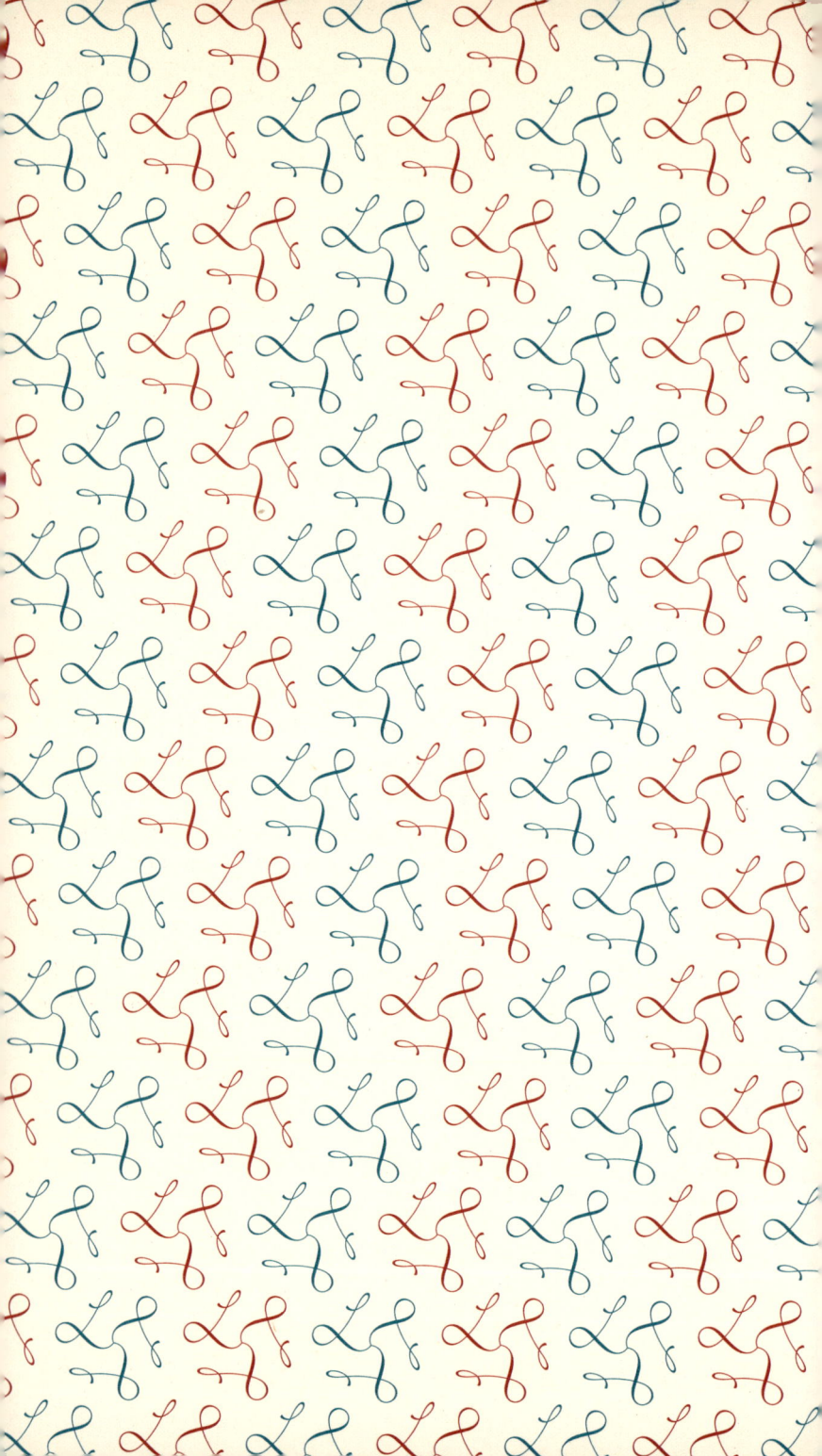

13
Diamond Girl

Nur für ihre Augen

Güte, sie tragen erstaunliche Mengen von Schmuck, und ich persönlich finde vor allem die Unmengen von Arm- und Knöchelreifen wundervoll. Auch Bauchtänzerinnen tragen manchmal so viel Schmuck. Wenn Sie das Gefühl haben, nicht genug zu besitzen, leihen Sie sich welchen. Und außerdem sollten Sie auf jeden Fall Pumps mit echt hohen Absätzen tragen.

Stellen Sie überall in Ihrem Schlafzimmer Kerzen auf. Legen Sie zusätzliche Kissen auf Ihr Bett, und knien Sie sich dazwischen. Dann rufen Sie Ihren Liebsten ins Zimmer. Er wird Mund und Augen aufreißen.

Wow. In seinen Augen sehen Sie wundervoll aus. Elegant. Prächtig. Schockierend sexy. Ein Mittelding zwischen einem Showgirl und einer Prinzessin. (Ooh! Können Sie sich von irgendwoher eine Tiara besorgen?) Heute Abend geben Sie Ihrem Liebsten das Gefühl, im wahrsten Wortsinn ein reicher Mann zu sein.

Lassen Sie ihn zu sich ins Bett kommen. Er muss das kühle Metall an seiner nackten Haut spüren. Lassen Sie ihn sehen, wie Ihre Juwelen und Ihre Lippen im Kerzenlicht schimmern. Lassen Sie ihn das fröhliche Klimpern hören, das ertönt, wenn Sie sich auf ihn setzen oder seinen Penis in den Mund nehmen. Bringen Sie ihn zum Orgasmus. Und dann noch einmal, nur um ihm zu zeigen, was Schmuck bei einer Frau bewirken kann.

Ich wette, er geht mit Ihnen zum Frühstück zu Tiffany's.

Trauen Sie sich ... Ihre nackte Haut zu schmücken.

Trauen Sie sich ... sich zu verwandeln.

13 Diamond Girl

> **Zutaten:**
> Schmuck, so viel Sie auftreiben können
> High Heels
> Kerzen

»Eine weitere Zutat für eine glückliche Ehe: Planen Sie zuerst die Luxusartikel ein!«
— Robert A. Heinlein, Erfinder des Wasserbetts

Sie denken wahrscheinlich, dass Ihrem Mann Ihr Schmuck gar nicht auffällt. Aber das stimmt nicht.

Wissen Sie, woher ich das weiß? Für mein erstes Buch, *237 intime Fragen, die jede Frau einem Mann stellen sollte,* habe ich über eintausend Männer interviewt und ihnen diese Frage gestellt:

»*Wenn eine Frau nach einem langen, sinnlichen Striptease nur zwei Dinge anbehalten sollte… was sollte das sein?*« Die häufigste Antwort lautete: Schuhe und Ohrringe!

Sehen Sie, Männern gefällt es also, wenn wir Glitzerkram tragen. (Und es gefällt ihnen sogar noch besser, wenn wir sonst nichts tragen.)

Weitere Beweise liefert ein kurzer Blick in ein Kunstbuch – vor allem ein Buch mit geschmackvoller erotischer Kunst – oder ein Ausflug in ein Museum in Ihrer Nähe. Auf zahlreichen klassischen Gemälden sind Frauen zu sehen, die *nicht ganz nackt* sind. Ihre Nacktheit wird noch hervorgehoben mit Schmuck, Ohrringen, Armbändern oder Perlenketten. Schmuck hat es schon immer gegeben, und er wird nie aus der Mode kommen, weil Frauen instinktiv wissen, dass er sexy aussieht. Schmuck auf nackter Haut ist wahrscheinlich der Grund, warum Männer überhaupt Schmuck kaufen. Wenn Ihr Mann Ihren Schmuck gar nicht zu bemerken scheint, dann liegt das wahrscheinlich daran, dass Ihre Kleider im Weg sind.

Trauen Sie sich, für Ihren Liebsten eine Szene von faszinierender Schönheit und Sinnlichkeit zu erschaffen. Ziehen Sie sich aus, und legen Sie all Ihren Schmuck an. Haarspangen, Ringe, Armbänder, Ketten. Ohrringe – je größer, desto besser. Haben Sie schon einmal die indischen Schauspielerinnen in diesen Bollywood-Filmen gesehen? Du liebe

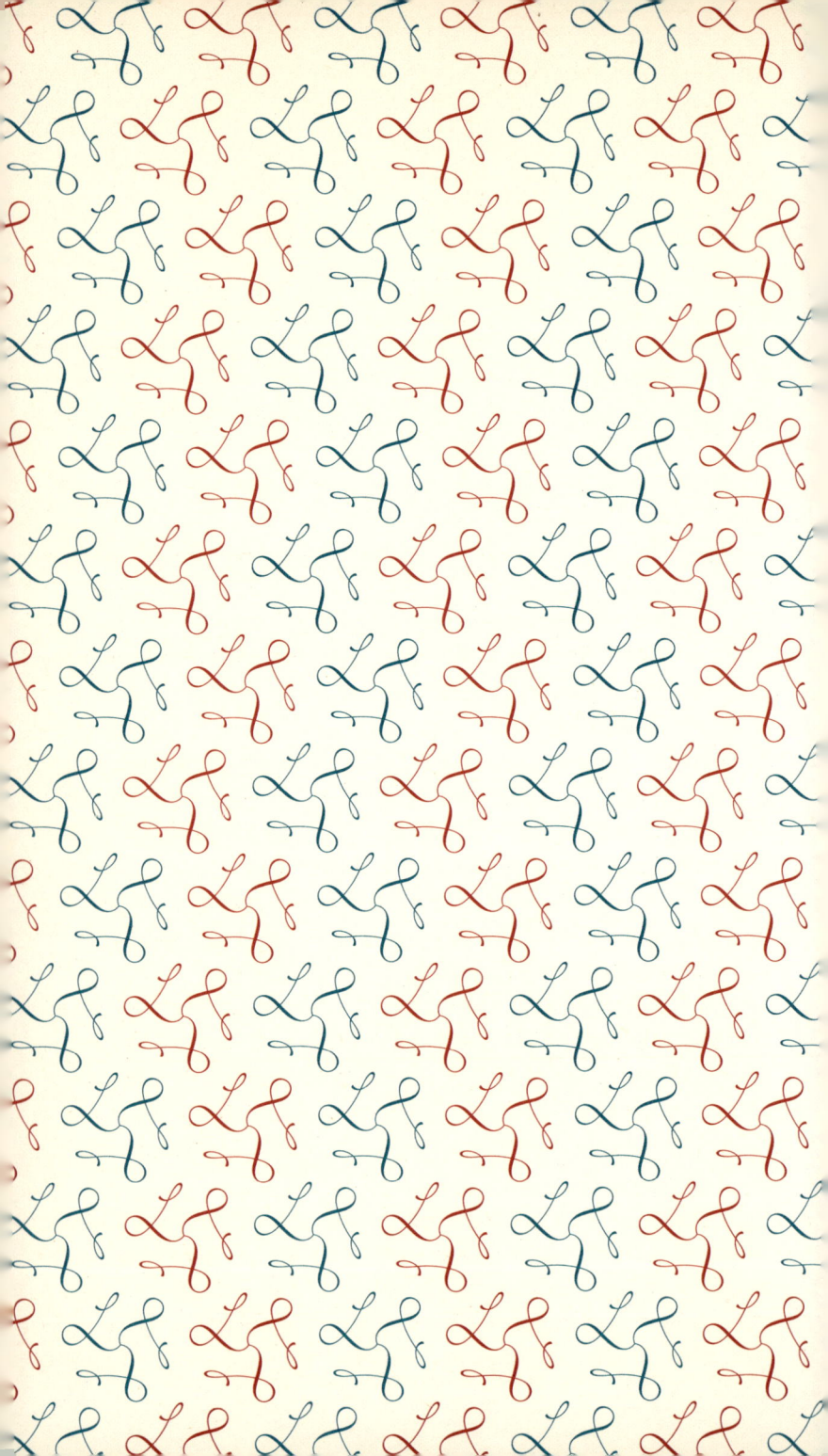

14

Können wir sie behalten?

Nur für ihre Augen

sich ausziehen, aber die Augenbinde aufbehalten. Auch Sie entledigen sich Ihrer Kleidung (sofern Sie noch welche anhaben).

Sagen Sie ihm, wie viel Spaß Sie gerade mit Ihrer neuen Freundin hatten. Fragen Sie ihn, ob sie nicht mitmachen kann. Laden Sie Ihre imaginäre Gefährtin kichernd in Ihr Bett ein. Setzen Sie eine Perücke auf oder besprühen Sie sich mit einem anderen Parfüm, bevor Sie zu Ihrem Partner aufs Bett gehen. Und dann benehmen Sie sich völlig anders als sonst. Wenn Sie ihn normalerweise nur sanft streicheln, packen Sie jetzt fester zu. Sie küssen ihn gerne auf die Innenseiten der Oberschenkel? Heute nicht. Heute knabbern Sie und beißen Sie zu. Sie sind einfach nicht Sie selbst. Nehmen Sie ihn in den Mund, und blasen Sie ihm einen wie noch nie zuvor. Und wenn er kurz vor dem Orgasmus steht, gehen Sie vom Bett und öffnen und schließen die Tür, als ob Ihre neue Freundin das Zimmer verlassen würde.

Zeit, dass Sie wieder Sie selbst werden. Werfen Sie die Perücke unter das Bett, und setzen Sie sich wieder auf Ihren Liebsten. Nehmen Sie ihm die Augenbinde ab, und lassen Sie ihn sehen, dass Sie, *nur* Sie Liebe mit ihm machen. Wenn er nach der anderen Frau fragt, antworten Sie ihm lächelnd, er solle nicht so viele Fragen stellen. Verschließen Sie ihm den Mund mit einem Kuss. Genießen Sie die Zeit mit ihm alleine. Schließlich ist es zu zweit am schönsten, und zu dritt ... nun ja, zu dritt war es auch sehr schön!

Trauen Sie sich ... seine Lust zu verdoppeln.

Trauen Sie sich ... seine geheimsten Fantasien zu erfüllen.

Trauen Sie sich ... den Kreis der Lust weiter zu ziehen.

Trauen Sie sich ... ihm doppeltes Vergnügen zu bereiten.

Können wir sie behalten?

> **Zutaten:**
> 1 Augenbinde
> 1 Perücke
> 1 imaginäre (und etwas wagemutigere) Freundin

Ein Dreier? Niemals! (Na ja, vielleicht nur dieses eine Mal – oh, vergessen Sie, was ich gesagt habe!) Ein Dreier ist etwas, worüber zumindest jeder schon einmal fantasiert hat. Geben Sie es zu. Und diese Herausforderung ist Ihre Chance, es einmal mit Ihrem Mann auszuprobieren. Nur sie und er und ... na ja, eigentlich nur sie und er. Aber, *schscht* ... das muss er ja nicht wissen.

Nehmen Sie Ihren Partner an der Hand, und führen Sie ihn ins Schlafzimmer. Bleiben Sie kurz vor der geschlossenen Tür stehen, und ziehen Sie ihm das Hemd aus. Sagen Sie leise zu ihm, dass Sie jetzt seine Träume wahr machen werden. Verbinden Sie ihm die Augen, und führen ihn dann langsam durch die Tür zum Bett. Lassen Sie ihn auf der Bettkante Platz nehmen, und drücken Sie ihn sanft nach hinten, bis er auf dem Rücken liegt. Setzen Sie sich auf ihn, und stellen Sie ihm unter Küssen diese verwirrende Frage: »*Was würdest du tun, wenn ich eine andere Frau zu uns eingeladen hätte?*« Geben Sie ihm gar nicht erst die Chance zu antworten. Stehen Sie einfach auf und gehen Sie zur Tür. Öffnen Sie sie, als wollten Sie jemanden hereinlassen, und schließen Sie sie dann mit einem Knall.

Setzen Sie sich neben ihn, und beginnen Sie, Fragen zu stellen. »*Was soll sie denn mit dir tun?*« Während er antwortet, lassen Sie Ihre Finger über seinen Körper gleiten, wobei Sie an Stellen verweilen, die andere Frauen nicht kennen dürften. »*Was soll sie denn mit mir machen?*« Befehlen Sie ihm, sich nicht vom Fleck zu rühren. Und er darf auf keinen Fall die Augenbinde abnehmen. Unter gar keinen Umständen darf er einen Blick riskieren.

Setzen Sie sich auf einen Stuhl im Zimmer. »*Sag mir noch einmal: Was soll sie mit mir tun?*« Und obwohl er nichts sehen kann, ziehen Sie eine kleine Show für ihn ab. Geben Sie seiner Fantasie Nahrung. Stöhnen Sie leise, schreien Sie leise auf. Kichern Sie vor Entzücken. Schauen Sie ihn sich an: Oh, was er wohl gerade denkt! Sagen Sie ihm, er soll

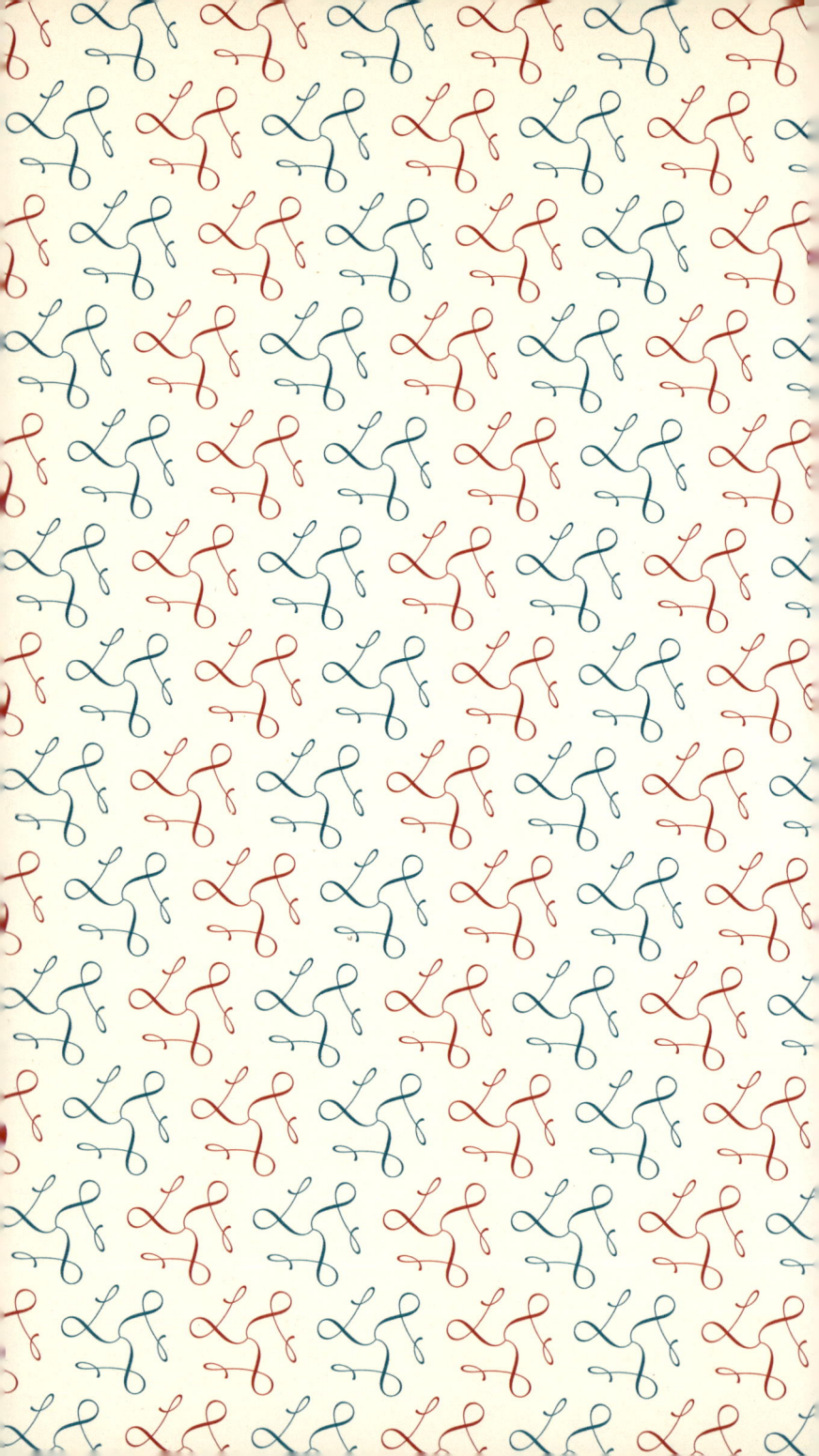

15

Ein heißer Tropfen

Nur für seine Augen

€

Führen Sie sie ins Schlafzimmer, das der Schein von mindestens zwölf Kerzen beleuchtet. Auch die neue Massagekerze haben Sie angezündet. »*Eine dieser Kerzen ist besonders*«, sagen Sie zu ihr. »*Wenn du herausfindest welche, wirst du belohnt.*«

Es ist natürlich okay, ihr ein paar Hinweise zu geben, weil das eigentliche Geheimnis ja nicht das Finden der Kerze ist. Breiten Sie ein paar große Badetücher auf dem Bett aus, und bitten Sie sie, sich zu setzen und den Arm auszustrecken. Umfassen Sie sanft ihr Handgelenk mit einer Hand, und nehmen Sie die Massagekerze in die andere. Halten Sie sie über ihren Unterarm, und lassen Sie – langsam und dramatisch – ein paar Tropfen auf ihre Haut fallen.

Reißt sie die Augen auf? Ich bin mir fast sicher. Man braucht viel Vertrauen, weil sie natürlich instinktiv vor der Flamme und dem Schmerz zurückschreckt. Aber die Tropfen tun nicht weh. Sie fühlen sich sogar gut an, vor allem wenn Sie anschließend die wächserne Lotion in ihre Haut einmassieren. Dabei holen Sie gleichzeitig die Spannung aus ihrer Hand und ihren Fingern.

Wenn sie die Angst vor der Kerze verloren hat, bitten Sie sie, sich auszuziehen und sich auf den Bauch zu legen. Jetzt kommt das Beste. Tropfen Sie ein paar Tropfen auf ihren Rücken, und massieren Sie sie ein.

Kneten Sie die Spannung aus ihrem Nacken und ihren Schultern. Nehmen Sie noch mehr heißes Wachs, damit Sie die Wärme auch in ihren Hintern und ihre Oberschenkel einmassieren können. Lassen Sie sich Zeit; die Massagekerze brennt lange. Und am Ende ist sie nicht wirklich aufgebraucht, denn Sie haben ihre Hitze auf Ihre Partnerin übertragen. Und was wird sie mit all dem Feuer wohl machen?

Ich glaube, sie wird Ihren Docht entzünden.

Trauen Sie sich ... sie heiß zu machen.

Trauen Sie sich ... sie dahinschmelzen zu lassen.

Trauen Sie sich ... die Hitze zu verbreiten.

15 Ein heißer Tropfen

> **Zutaten:**
> 1 Massagekerze
> 12 oder mehr reguläre Kerzen
> Große Badetücher

Es klang ein bisschen pervers. Aber es sah in den Filmen immer so sinnlich aus. Ich konnte es kaum erwarten, es selbst einmal auszuprobieren. Und als ich es dann tat – Aua! Au, au, au! Verdammt, das tat weh. Und das sollte sexy sein?

Ich hatte es jedoch beim ersten Mal einfach nicht richtig gemacht. *Sie* werden es richtig machen. Und Ihre Partnerin wird feststellen, dass es außerordentliche Lust bereitet, mit heißem Wachs zu spielen.

In vielen erotischen Büchern und Filmen finden wir Szenen, in denen ein Mann langsam Wachs von einer brennenden Kerze auf die Haut seiner Partnerin tropfen lässt. Heißes, flüssiges Wachs; ein Hauch von S&M? Wow. Ja. Das macht mich an. Und anscheinend bin ich nicht die einzige Frau, der es so geht, denn als ich in meiner iVillage.com-Kolumne darüber geschrieben habe, bekam ich begeisterte Zuschriften von Hunderten von Frauen, die das für eine großartige Fantasie hielten. In der Realität jedoch gestaltete sich die Anwendung schwieriger, als ich es mir vorgestellt hatte. Normales Kerzenwachs schmilzt nämlich bei einer viel zu hohen Temperatur. Diese Tropfen brennen, Baby! Und wenn sie abkühlen, kleben sie wie Kaugummi an Ihren Körperhaaren. Mein erster Versuch ging jedenfalls gründlich daneben. Und es hat echt wehgetan.

Aber es gibt speziell gefertigte Kerzen, die bei niedrigen Temperaturen verbrennen. Das geschmolzene Wachs ist köstlich warm, aber nicht zu heiß. Ich habe am liebsten Afterglow Kerzen von Jimmyjane, die speziell für das Liebesspiel entworfen wurden. Das Wachs ist nicht nur körperfreundlich, sondern zieht ein wie ein natürliches Massageöl.

Wie immer sollten Sie mit etwas beginnen, das die Aufmerksamkeit Ihrer Partnerin erregt. Stecken Sie zu Anfang der Woche eine normale Kerze in einen Briefumschlag und legen Sie ihn auf den Fahrersitz ihres Autos. Sie können ihn auch im Badezimmer am Waschbecken oder in ihrer Handtasche deponieren – sie soll nur neugierig werden. Am ̲ ̲de ist dann der richtige Zeitpunkt für Ihre Überraschung.

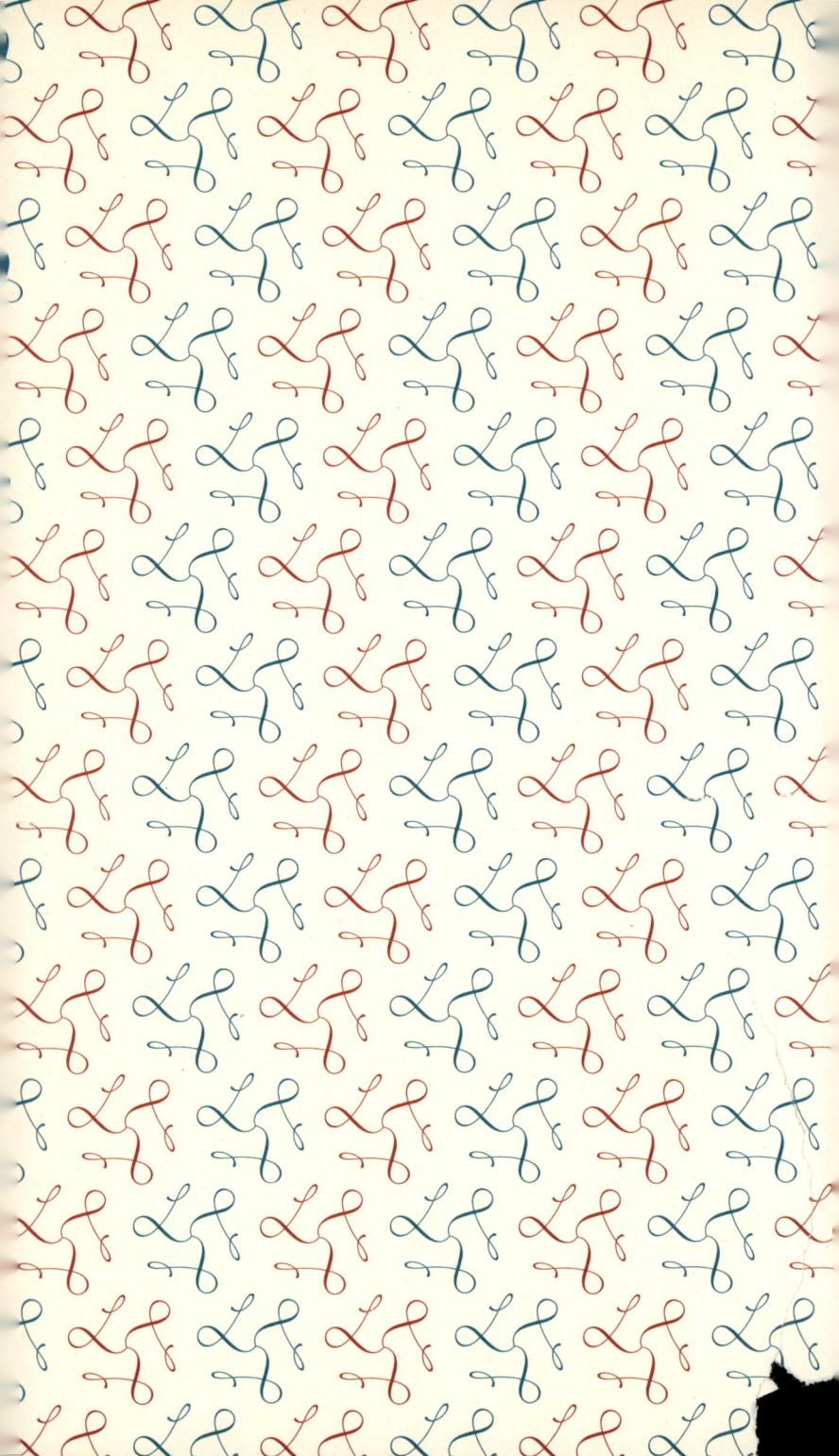

16
Privatbereich
Nur für seine Augen

☆

len. Halten Sie den Blog auf dem neuesten Stand, und pflegen Sie den sexuellen Dialog.

Ob Sie Links, Fotos oder Ihre eigenen privaten Botschaften posten, Sie können alles machen, was wir auf www.IDareYouLauraCorn.com gemacht haben, und noch mehr. (Bedenken Sie jedoch, dass Sie Material von fremden Websites ohne Erlaubnis nicht auf Ihre eigene transferieren können. Aber die meisten Sites gestatten gerne einen Link.)

Wenn Sie noch nie einen Blog auf Blogger.com eingerichtet haben, nehmen Sie sich ein wenig Zeit für die »Quick Tour« am Anfang. Es ist wirklich leicht, auf Ihren privaten Blog etwas Neues zu posten; das kann jeder. Außerdem können Sie auch alles, was Sie posten, bearbeiten oder entfernen.

Wenn Sie sichergehen wollen, dass dieser Blog nur für Ihre Partnerin sichtbar ist, gehen Sie zu der Spalte »Funktionen« auf der Startseite. Eine der Optionen lautet »Bloggen in der Gruppe«. Dort können Sie unter »Only readers I choose« nur ihre E-Mail-Adresse eingeben. Dann wird Ihre Partnerin als Einzige lesen können, was Sie posten.

Seien Sie sich jedoch darüber im Klaren, dass im Internet nichts völlig privat ist. Ob Sie eine E-Mail verschicken oder sonstige Online-Dienste in Anspruch nehmen, in dem Moment, wo Sie etwas abschicken, wird es öffentlich. Diese besondere Herausforderung zeigt Ihrer Partnerin nicht nur, dass Sie an sie denken, sondern erlaubt ihr auch, Ihnen mitzuteilen, was sie anmacht. Mit der Zeit werden Sie ein besseres Gefühl dafür bekommen, was bei ihr funktioniert und was nicht.

Diese Herausforderung wird Ihrem Liebesspiel eine ganz neue Dimension hinzufügen.

Trauen Sie sich... Ihr größtes sexuelles Organ (Ihren Verstand) zu benutzen, um sie zu erregen.

Trauen Sie sich... es im Sitzen zu tun.

16 Privatbereich von Paul Joannides

> **Zutaten:**
> 1 Computer
> 2 getrennte E-Mail-Adressen (Ihre und die Ihrer Partnerin)
>
> Etwa eine Stunde am ersten Tag, an den folgenden Tagen so viel Zeit, wie Sie wollen

Trauen Sie sich, einen geheimen Blog auf Blogger.com einzurichten, der nur für Ihre Partnerin bestimmt ist. Ich spreche hier nicht von einer versteckten Webcam oder einem verbotenen Chat-Room, sondern von Ihrem eigenen, privaten Blog, den Sie nur für ihre Augen einrichten und pflegen. Als Anschauungsmaterial können Sie sich einen Blog anschauen, den ich geschaffen habe: www.IDareYouLauraCorn.com.

Was findet Ihre Partnerin sexy? Worüber fantasiert sie gerne? Sie müssen nur ein wenig im Internet stöbern und werden bestimmt auf einige Fotos oder Bilder stoßen, die sie erregend oder interessant findet. Dann können Sie auf ihrem speziellen privaten Blog Links dazu deponieren. Denken Sie daran, dass suggestive Bilder oft erregender sind als expliziter Porno. Unter www.michelle7-erotica.com finden Sie zum Beispiel erotische Bilder, die eine künstlerische Komponente besitzen, was ihnen noch einen zusätzlichen Reiz verleiht.

Liest sie gerne erotische Geschichten? Auch da gibt es eine große Auswahl. Sie können selbst etwas schreiben oder aber Links zu Sites setzen, die ihr gefallen könnten. Oder was halten Sie von einem schönen Foto von sich, das Sie mit der Kamera an Ihrem Laptop aufnehmen? Immer, wenn Sie etwas Neues posten, wird sie daran erinnert werden, was sie an Ihnen früher so anziehend gefunden hat.

Wenn sie feine Wäsche liebt und selbstbewusst ist, schicken Sie sie zu www.victoriassecret.com, und bitten Sie sie, Ihnen die Links zu Wäschestücken zu schicken, in denen sie sich gerne sähe. Wenn sie künstlerisch veranlagt ist, schicken Sie ihr doch etwas von www.britishmuseum oferoticart.com.

Einer der Vorteile eines privaten Blogs ist, dass sie Ihnen gegenüber mehr von sich preisgeben kann. Sie geht kein großes Risiko ein, wenn sie Ihnen den Link zu einer erotischen Story schickt, die Sie lesen sol-

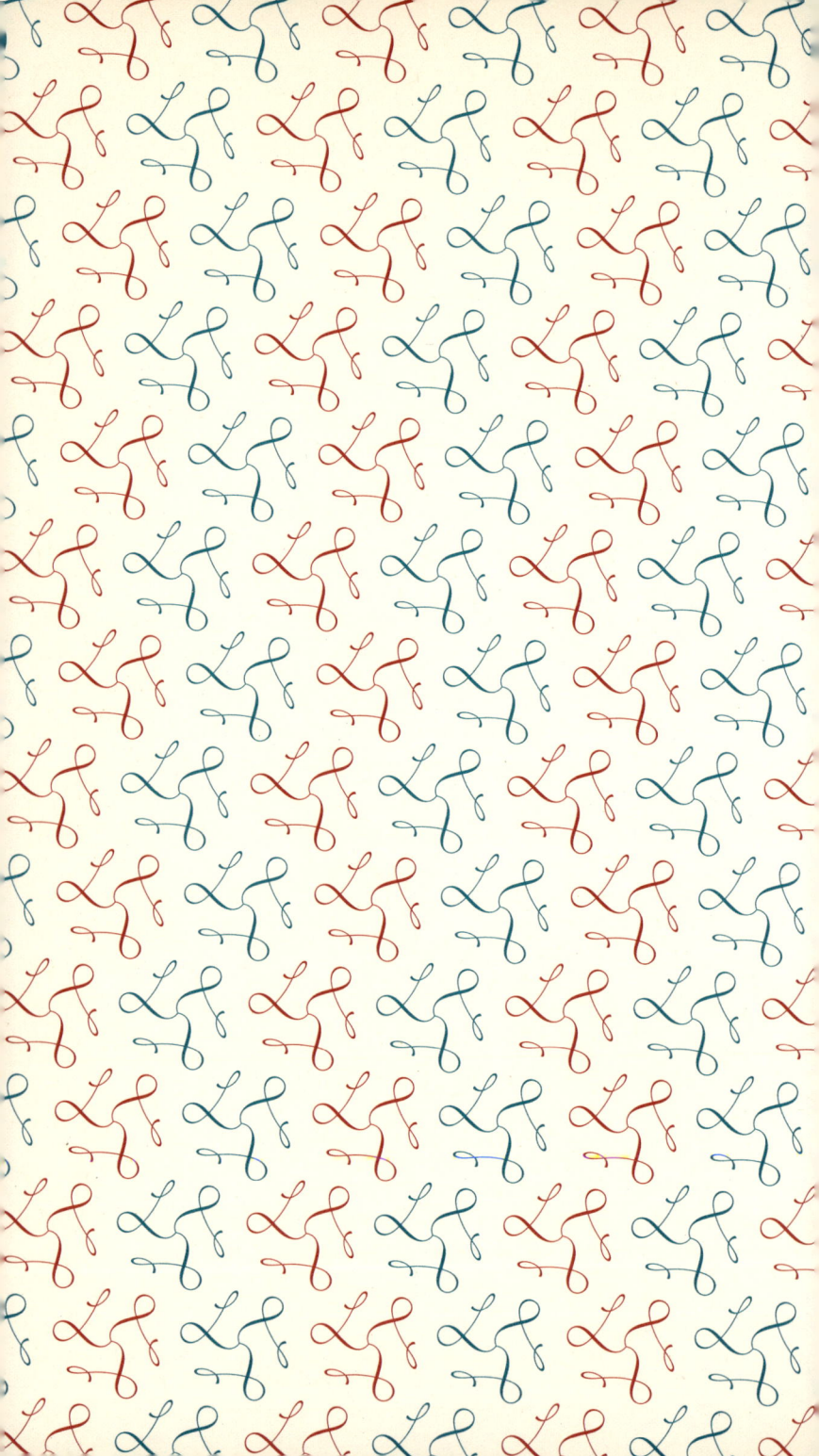

17
Laura Corns Herausforderung

Nur für *ihre* Augen

Für ihn sieht es aus wie zwei Frauen, die sich in einem erotischen Tanz gegenseitig verführen. Erforschen Sie Ihre Vulva – *hmm, was für ein schönes Wort, es klingt so tief und geheimnisvoll.* Ihr Partner wird Sie wie hypnotisiert anstarren, wenn Sie Ihre Schamlippen auseinanderziehen. Ein paar Tropfen Gleitmittel auf Ihren Fingern lässt Ihre Schamlippen im Licht schimmern, und es fällt auch viel leichter, die Klitoris zu umkreisen und zu drücken. Oh, Ihre kleine Knospe liebt das Rampenlicht, nicht wahr? Sie will, dass Ihr Mann sie anschaut und bewundert.

Senken Sie die Hüften, so dass Ihre äußeren Schamlippen den Spiegel küssen, und betrachten Sie den Abdruck auf dem Glas. *Scharf!* Das ist wirklich eine doppelte Fantasie für Ihren Mann, und er will sicher beide Frauen besitzen, Sie, die Frau, die er liebt, und das Mädchen im Spiegel.

Bringt es wirklich sieben Jahre Pech, wenn Sie einen Spiegel zerbrechen? Ich weiß es nicht. Aber ich weiß eins: Es über einem Spiegel zu treiben bringt Ihnen bestimmt sieben weitere Jahre tollen Sex.

Trauen Sie sich... seine Lust zu verdoppeln.

Trauen Sie sich... ihn zuschauen zu lassen.

Trauen Sie sich... sich selbst zu lieben.

17 Laura Corns Herausforderung

Zutaten:
- 1 Wandspiegel, so schmal, dass Sie sich darauf setzen können
- 1 kleine Schreibtischlampe
- Heiße Musik mit hypnotischem Beat
- 1 Flasche Gleitmittel
- Einige Kopfkissen oder Kissen

Es überrascht mich nicht, wenn Frauen mir schreiben oder mich im Radio anrufen, um mir zu gestehen, dass sie eigentlich von dem ganzen Zeug *da unten*, Vagina und so, nicht viel wissen. Es überrascht mich deshalb nicht, weil es mir früher einmal genauso gegangen ist. Ich war eine erwachsene Frau, die nicht wirklich wusste, wie sie aussah, und es war mir zu peinlich nachzuschauen. Aber damals wurden Frauen in zahlreichen Büchern ermutigt, mit einem Spiegel die Wunder ihrer Vulva zu erforschen. Nur wenn Sie wissen, wie Sie aussehen, können Sie auch Spaß daran haben, war die Botschaft, und ich muss sagen, ich kann das nur unterschreiben. Seitdem habe ich Hunderte von Frauen dazu ermuntert, dasselbe zu tun.

Aber diese Woche fordere ich Sie heraus, weit, *weit* darüber hinauszugehen. Trauen Sie sich, *Ihren Liebsten auf Ihre Entdeckungsreise mitzunehmen.*

Sie brauchen einen Spiegel. Ein großer Handspiegel reicht schon, aber besser ist ein langer, schmaler Wandspiegel, den Sie auf den Fußboden in Ihrem Schlafzimmer legen können, um sich darauf zu setzen. Eine kleine, helle Lichtquelle schafft einen dramatischen Effekt; am besten eignet sich eine kleine Schreibtischlampe mit einem Schirm. Alle anderen Lampen sollten ausgeschaltet sein. Unbedingt Musik, am besten etwas Tranceähnliches, mit einem hypnotischen Beat. Kein Stuhl für Ihren Mann, nur Kissen, so dass er auf dem Boden liegt und die erregende Show, die Sie abziehen, genau beobachten kann.

Ziehen Sie sich aus, und knien Sie sich über den Spiegel. Die Schatten verbergen alles, außer Ihren Schenkeln, Ihrem Hinterteil, Ihrer süßen kleinen Muschi, die sich in dem Glas spiegeln. Greifen Sie zwischen Ihre Beine und spielen Sie damit. Wiegen Sie langsam Ihre Hüften im Rhythmus der Musik. Für Ihren Mann ist es ein Bild aus einer Fantasie:

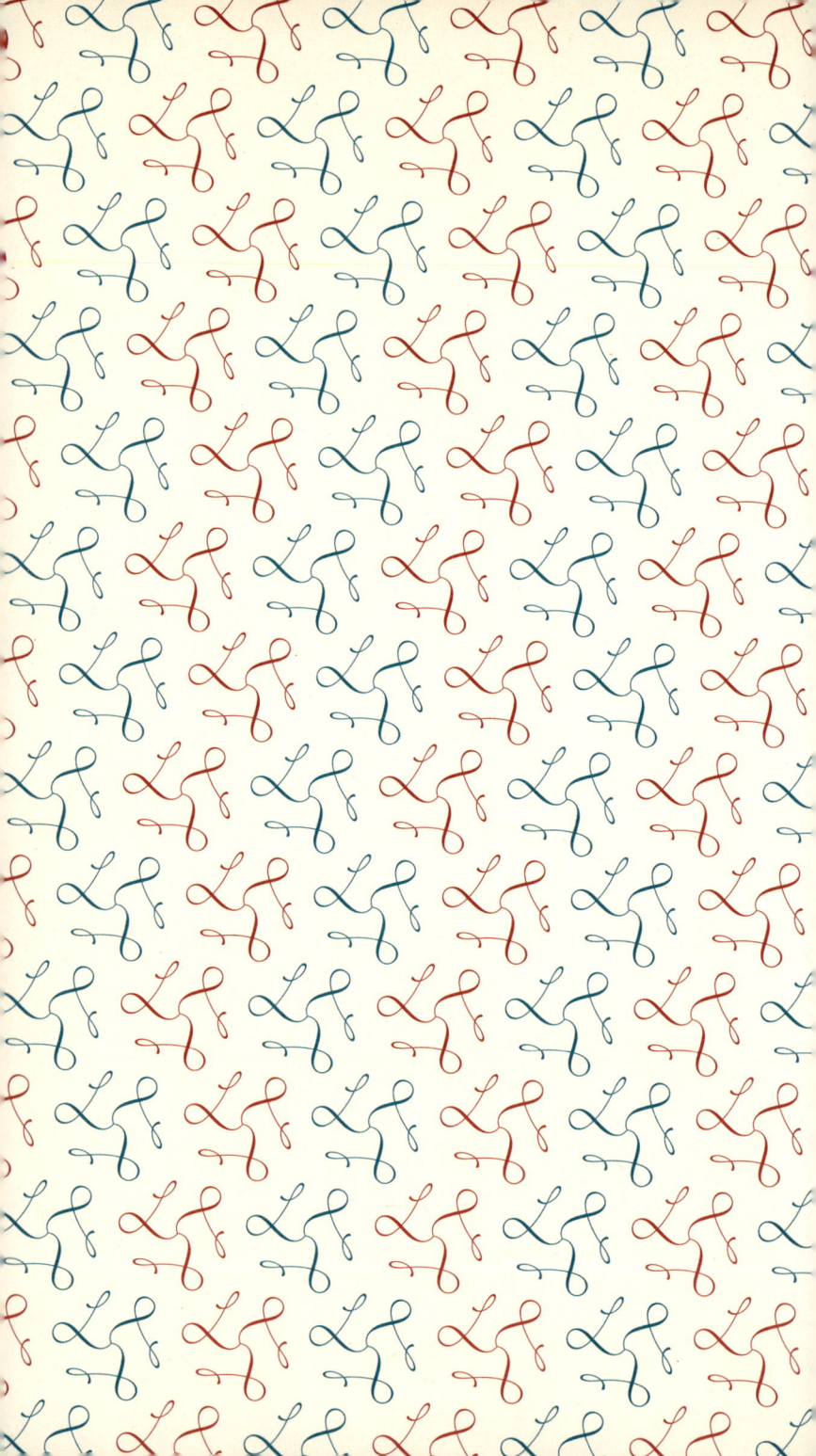

18
Prinzessin Wuschelkopf

Nur für ihre Augen

Denken Sie daran, die Prinzessin darf ihre Macht nur für Gutes benutzen. Für guten Sex, meine ich. Setzen Sie sich auf Ihren Mann, und wecken Sie ihn, wie er noch nie geweckt worden ist. Genießen Sie jeden Augenblick – das Räkeln Ihrer verschlafenen Muschi, die überraschende Nässe am Morgen, das Klirren Ihres Schmucks, während Sie sich auf und ab bewegen. Ah, es ist gut, eine Prinzessin zu sein.

Leider kann die Prinzessin Wuschelkopf nie sehr lange bleiben. Bevor Sie aus dem Haus gehen, muss sie verschwinden. Aber für den Rest des Tages wird Ihr Mann ein Lächeln auf den Lippen haben, wenn er daran denkt: *Prinzessin Wuschelkopf hat das Zepter geschwungen.*

Trauen Sie sich... ihn wachzuküssen.

Trauen Sie sich... es unordentlich zu lassen.

Trauen Sie sich... Ihre Macht nur für Gutes zu benutzen (guten Sex!).

Prinzessin Wuschelkopf

> **Zutaten:**
> 1 früher Morgen
> 1 verschlafener Mann
> 1 winziges Tanktop oder Hemdchen
> Kreolen oder anderer Schmuck
> Optional: Machen Sie sich ein *Prinzessinnen*-Kostüm, eine Schärpe oder ein Medaillon.
> Heller Lippenstift
> Keine Haarbürste!

Haben Sie jemals die echt süße Reality-TV-Show *Das Model und der Freak* gesehen? In einer Episode mussten wunderschöne Frauen mit wirklich furchtbar aussehenden Kollegen neue Comic-Superhelden kreieren – komplett mit sexy Kostümen, die diese heißen Mädels vorführen mussten. (Die Jungs waren im siebten Freak-Himmel, wie Sie sich denken können!)

Ein wunderhübsches Mädchen kam als *Prinzessin Wuschelkopf* auf die Bühne – sie bekämpfte das Verbrechen, indem sie böse Jungs schlafen schickte –, und natürlich hatte sie wild zerzauste Haare. Ich musste laut lachen, weil schließlich jede Frau das Problem am Morgen kennt. Aber ich war doch überrascht: Trotz der Frisur sah sie unglaublich scharf aus. Die Männer waren derselben Meinung...

Diese Woche können Sie aus einem Nachteil einen Vorzug machen. Verstecken Sie Ihr zerzaustes Aussehen beim Aufstehen nicht. Trauen Sie sich, es zur Verführung zu nutzen. Stehen Sie früh auf und huschen Sie ins Badezimmer, um sich für Ihren Super-Auftritt vorzubereiten. Nehmen Sie ein bisschen Lippenstift (und ein bisschen Zahnpasta). Ziehen Sie ein sexy Tank Top an. Bringen Sie Ihre Haare noch mehr durcheinander. Wenn Sie gut nähen können, können Sie sich ja eine Schärpe mit dem Namen ihres Superhelden darauf machen. Tanzen Sie zurück ins Schlafzimmer und präsentieren Sie sich ihrem verschlafenen Partner.

»Ich bin Prinzessin Wuschelkopf! Meine wirren Haare verleihen mir die Macht, Männer hart werden zu lassen und ihnen sexuelle Lust zu bereiten. Möchtest du einer Prinzessin dienen? Dann spül deinen Mund mit meinem Zaubertrank aus« – An diesem Punkt reichen Sie ihm einen Becher mit Mundwasser, den Sie vorbereitet haben, weil – iiih! – *»und bereite dich auf die Macht von Prinzessin Wuschelkopf vor.«*

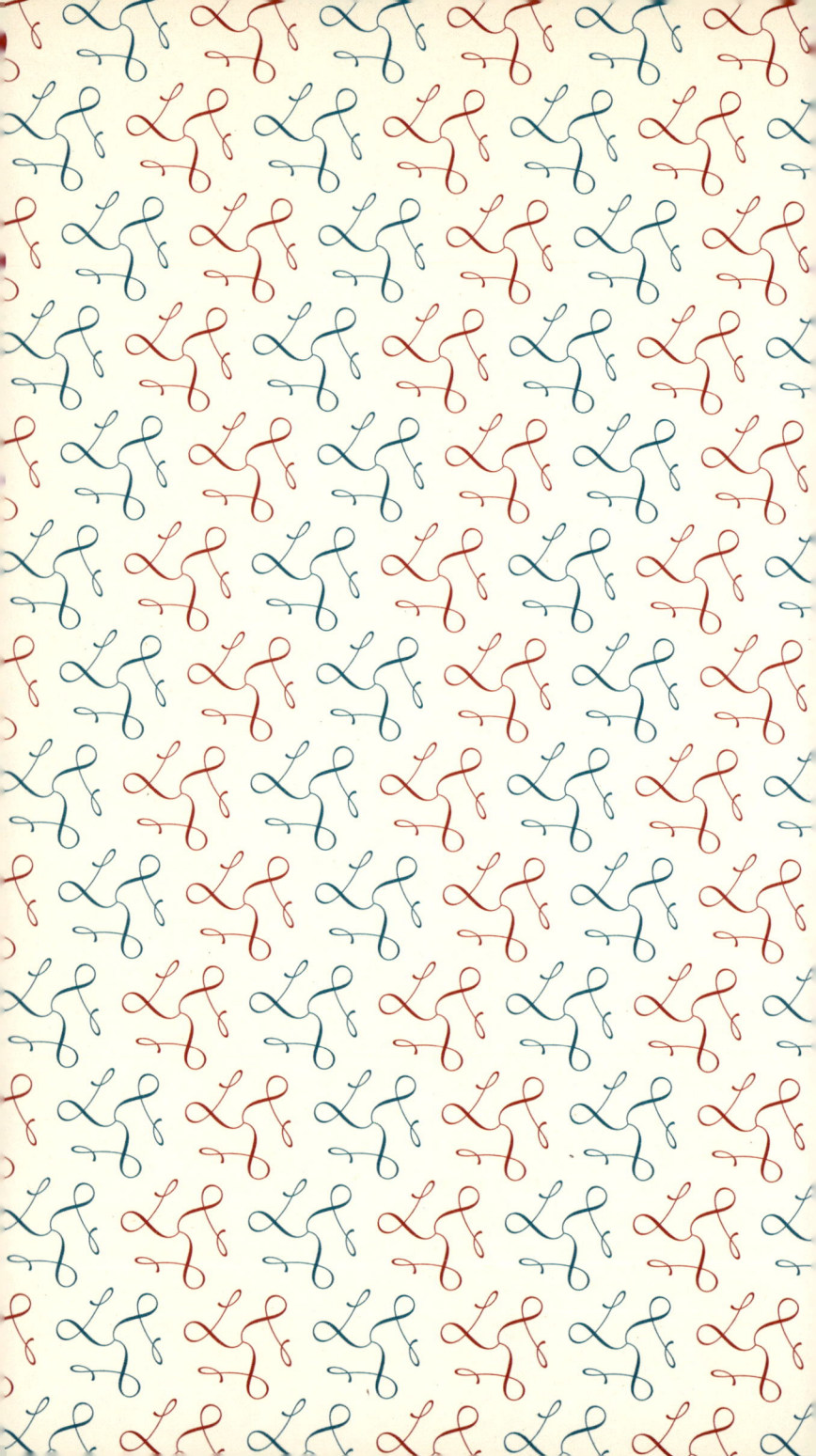

19
Klopf auf Holz
Nur für seine Augen

ihr Ohrläppchen, und lassen Sie die Hand unter ihren Rock gleiten. Lassen Sie ihre Handgelenke nicht los, während Sie langsam ihr Höschen herunterziehen, gerade so weit, dass Sie mit den Fingern zwischen ihre Beine gleiten können.

Jetzt drehen Sie sie um. Lassen Sie ihre Hände los, denn sie wird sie brauchen, um sich am Stamm abzustützen. Heben Sie ihren Rock hoch, und ziehen Sie das Höschen noch ein wenig weiter herunter. Lassen Sie Ihr eigenes wildes Tier aus dem Käfig und reiben es an ihrem nackten Hinterteil. Schieben Sie es zwischen ihre Schenkel. Lassen Sie es so hart werden wie – na ja – wie ein Stück *Holz*, und dringen Sie schließlich in den süßen Honigtopf ein. So werden Fantasien wahr. Es sind die beiden Fantasien, die bei Frauen ganz oben auf der Liste stehen: *Sex an der frischen Luft* und *das Risiko, erwischt zu werden*.

Ah, draußen ist es doch am schönsten! Und es wird immer schöner.

Trauen Sie sich… in die Natur zu gehen.

Trauen Sie sich… etwas Wildes zu machen.

Trauen Sie sich… es draußen zu machen.

19 Klopf auf Holz

> **Zutaten:**
> 1 stabiler Baum an einer abge-   1 Frau mit Rock
> legenen (oder dunklen) Stelle   1 Specht

Kennen Sie die Fernsehserie *Abenteuer Survival?* Der verrückte Typ darin hat sich mitten in der Wildnis abseilen lassen und muss, um zu überleben, solche Dinge wie Käfer und so etwas essen. Er baut sich Unterkünfte aus Lavabrocken und Löwenknochen und hält sich mit Hilfe von Fingernägeln und Testosteron am Leben. Ich käme nie auf die Idee, außerhalb der Zivilisation überleben zu wollen, aber eins weiß ich: Der Typ ist echt heiß. Und meine Freundinnen finden das auch.

Zweifellos haben alle Mädchen solche Fantasien über einsame Waldläufer. Und es spielt keine Rolle, ob sie direkt neben einer Autobahnausfahrt wohnen – in dieser Woche werden Sie sich diese Fantasie zunutze machen, wenn Sie mit Ihrem Mädchen hinausfahren und ihr ein bisschen von der Natur zeigen.

Schritt eins: Machen Sie sich auf die Suche nach dem passenden Ort. Sie müssen einen Baum finden, der a) stämmig ist und b) sehr, sehr privat. Auch darf er nicht voller Käfer oder Harz sein, was Sie später, in den »spontanen« Momenten der Intimität, gut verstehen werden. Allerdings muss dieser Baum nicht unbedingt in Ihrem eigenen Garten stehen. Schritt zwei: Packen Sie sie an den Haaren, und schleppen Sie sie in Ihre Höhle. Nein, warten Sie. *So* primitiv gehen wir natürlich nicht vor. Aber Sie packen sie und geben ihr einen herzhaften Kuss. Sagen Sie ihr, dass Sie in einer Viertelstunde nach draußen kommen soll, weil Sie eine Überraschung für sie haben. Und *sie soll auf jeden Fall einen Rock anziehen.*

Schritt drei findet statt am *arbre de l'amour* oder »Vögel-Baum«, der vor öffentlichen Blicken geschützt sein sollte (es geht hier schließlich nicht um den rauen Waldläufer *und seine Nachbarn*). Drängen Sie sie sanft an den Baum, und ziehen Sie ihr die Handgelenke über den Kopf. Küssen Sie sie nach Herzenslust, damit sie merkt, dass dies die Überraschung ist, die Sie für sie geplant haben. Knabbern Sie an ihrem Hals, während sie mit der freien Hand ihren Körper erforschen. Küssen Sie

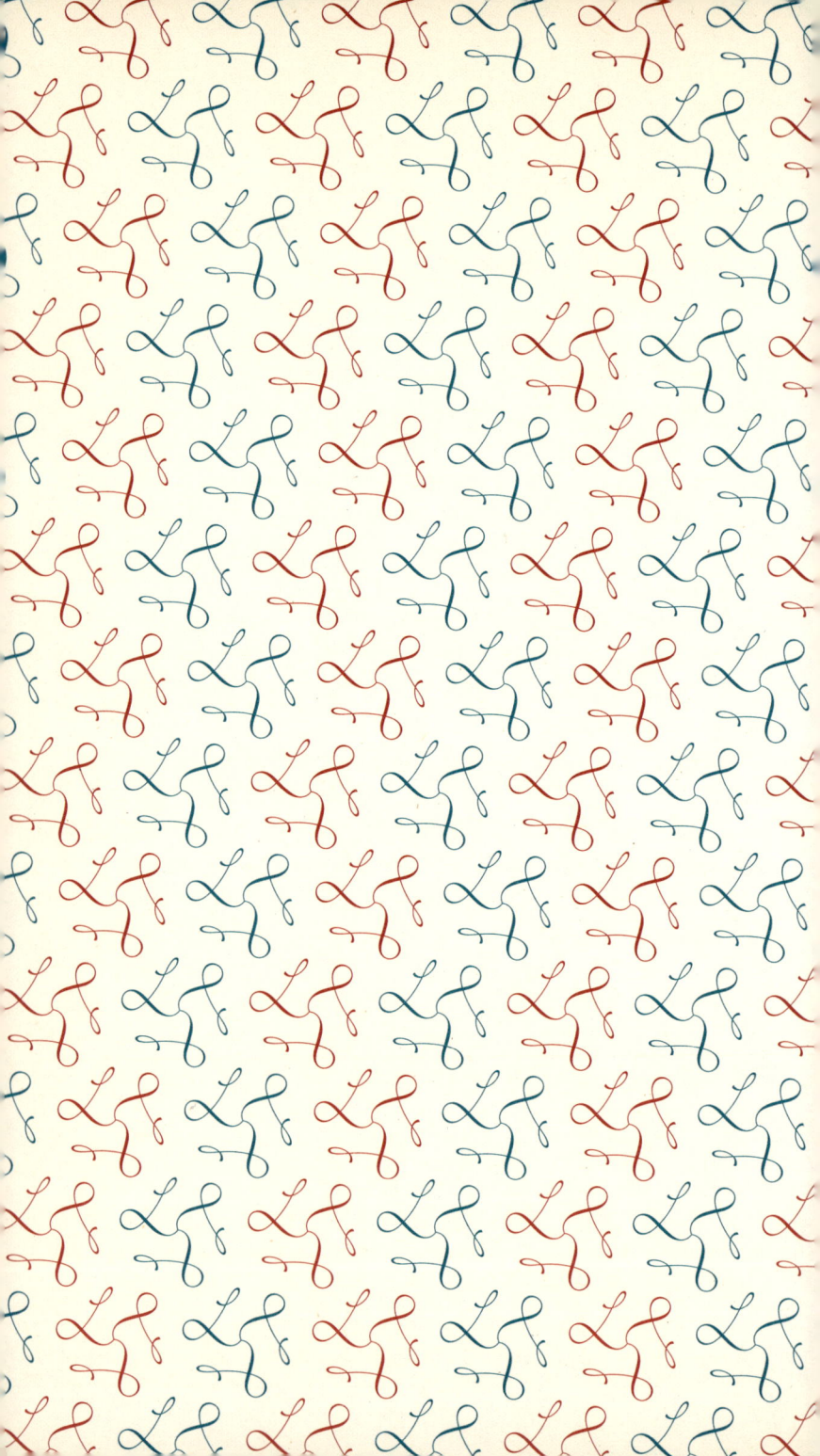

20
Schlüpfrig, schlüpfrig

Nur für *ihre* Augen

Auf geht's, lernbegierige Schülerin. Lernen Sie den Handjob. Und ein paar Stunden bevor Sie später in dieser Woche Ihre neu errungenen Fähigkeiten anwenden wollen, überreichen Sie Ihrem Mann eine große Flasche Gleitmittel für Sex (Sie können es im Internet bestellen oder in Ihrem Drogeriemarkt kaufen). Sagen Sie lächelnd: »Bring das heute Abend mit, wenn du ins Bett kommst. Ich möchte dir nicht wehtun.«
Das ist eine Herausforderung, die kein Mann ablehnen wird.

Trauen Sie sich... es zu lernen.

Trauen Sie sich... ihn zu streicheln.

Trauen Sie sich... etwas Neues auszuprobieren.

Trauen Sie sich... es zu meistern.

Schlüpfrig, schlüpfrig

> **Zutaten:**
> 1 *große* Flasche Gleitmittel
> 2 starke Hände
> 1 Internet-Verbindung
> 1 Besuch bei www.handjobadvice.com

Für Paare, die wirklich lernen wollen, wie sie ihr Bett in Brand setzen, grenzt das Internet an ein Wunder. Nein, ich rede nicht von den Pornos, die man überall finden kann (du liebe Güte, das meiste davon ist so *lahm*! Wer hätte gedacht, dass Sex so billig aussehen kann!).

Nein, was das Internet für Liebespaare so interessant macht, sind die Lehrvideos. Keine aufdringlichen Postboten, keine verwirrende Zurschaustellung von Genitalien. In dieser wundervollen modernen Zeit können Sie sich jederzeit spezifische sexuelle Techniken demonstrieren lassen und sie gleich anschließend am Subjekt Ihrer Begierde ausprobieren.

In dieser Woche werden Sie die Kunst der manuellen Stimulation lernen, den so genannten *Handjob*. Viele Frauen denken, das wäre einfach: hier ein Ziehen, da ein Zupfen, und schon holt man das Kleenex. Aber bedenken Sie – der Mann, den Sie beeindrucken wollen, hat dieses Spiel in der Pubertät buchstäblich täglich gespielt. Er ist Andre Agassi; er ist Tiger Woods. Und wenn Sie gegen einen Meister in diesem Spiel antreten wollen, dann sollten Sie selbst ein paar professionelle Tricks lernen.

Zum Glück gibt es HandJobAdvice, eine entzückende kleine Site mit Videos von einer Frau, die an einem lebensgroßen Plastikmodell demonstriert, wie es geht. Sie zeigt mehr als zwanzig spezielle Techniken, wie man einen Mann mit der Hand erregt, aber eigentlich brauchen Sie nur drei: »Die Waschmaschine«, »Den Bullen melken« und – mein Lieblingstitel – »Slippy Grippy«.

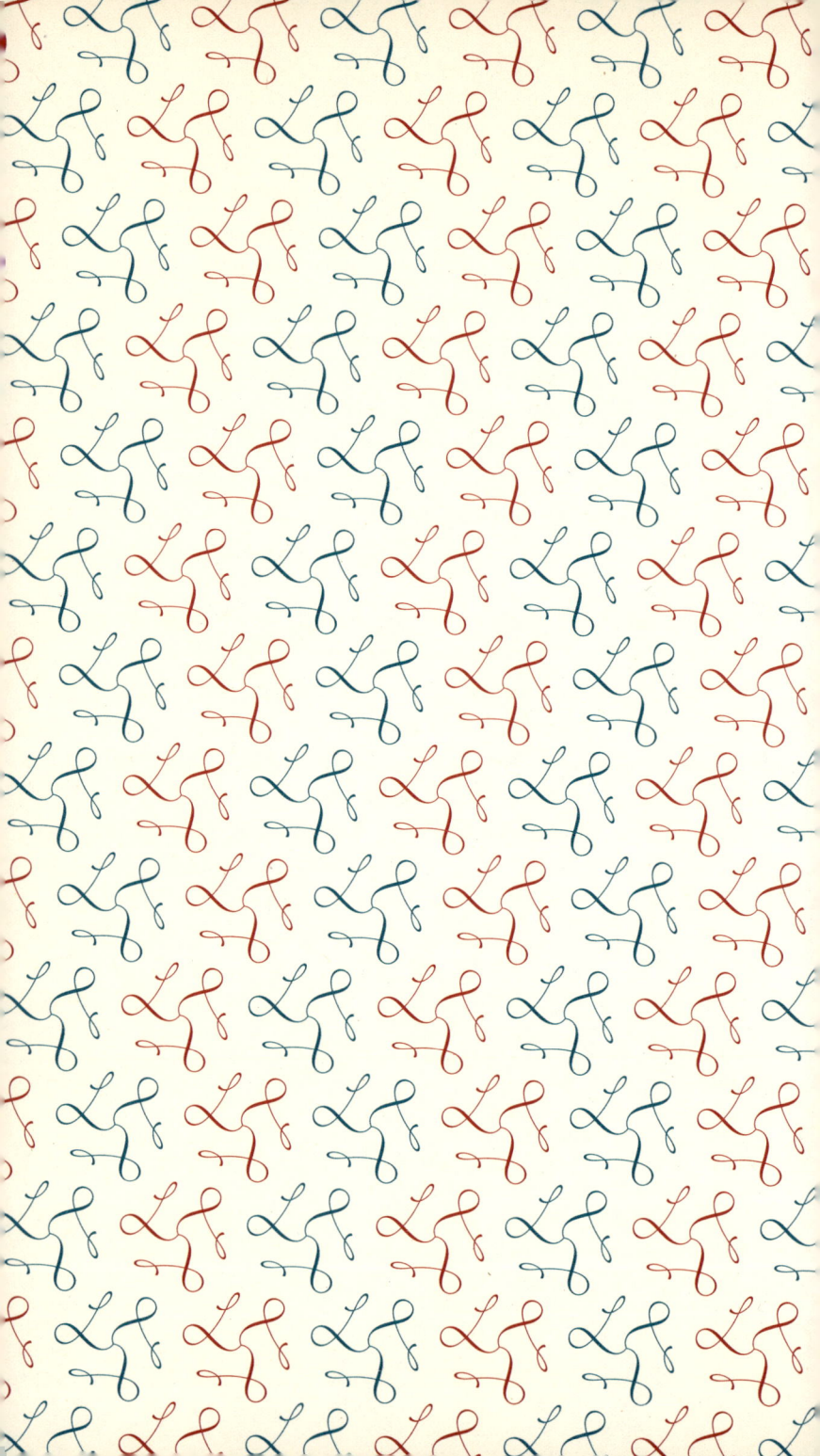

21
Eiskalt

Nur für seine Augen

von hinten zu nehmen. Kalter Kühlschrank, warmes Hinterteil; das ist eine total heiße Kombination. Nutzen Sie auch die restliche Einrichtung in Ihrer Küche: Setzen Sie sie auf die Küchentheke, ziehen Sie ihre Beine um Ihre Taille und stoßen Sie in sie hinein, bis Sie beide kommen.

Es versteht sich von selbst, dass Sie hinterher die Küche auch aufräumen und saubermachen. Das ist eine Frage der Höflichkeit. Und es gibt Ihnen die Gelegenheit, noch eine kleine Überraschung im Kühlschrank zu hinterlassen, die sie vorfindet, wenn sie am nächsten Morgen in die Küche kommt. Eine Grußkarte, auf der steht: *Ich liebe dich – komm wieder ins Bett!*

Und das bedeutet, dass Sie auf sehr spezielle Art geweckt werden.

Trauen Sie sich ... die Tür zu öffnen.

Trauen Sie sich ... sie zu füttern.

Trauen Sie sich ... sie abzukühlen und heiß zu machen.

Eiskalt

> **Zutaten:**
> 2 Bademäntel
> 1 Kühlschrank
> 1 Rolle Klarsichtfolie
> 2 Gläser Champagner
> Dessert-Häppchen:
> Schokoladensauce, Sahne,
> Erdbeeren und anderes Obst

Das ist der kälteste heiße Sex, den Sie je gehabt haben.

Und zwar, weil er in Ihrem Kühlschrank stattfindet. So gut wie, jedenfalls. Am besten bereiten Sie alles vor, nachdem Ihr Mädchen ins Schlafzimmer gegangen ist, um sich für die Nacht fertig zu machen. Wenn Sie fertig sind, fordern Sie sie auf, nur mit einem Bademantel bekleidet in die Küche zu kommen, weil dort eine Überraschung auf sie wartet.

Eine Überraschung? Frauen lieben Überraschungen über alles, und diese Überraschung zeigt, dass Sie sich wirklich Gedanken und Mühe gemacht haben. Sie bringen sie in die Küche, schalten das Licht aus... und öffnen die Kühlschranktür.

Sie haben ein ganzes Regal im Kühlschrank leer geräumt und darauf all ihre Lieblingsspeisen arrangiert. Erdbeeren und Schokoladensauce. Kirschen. Sahne. Ein Stück Käsekuchen. Zwei Gläser Champagner. Alles Dinge, die sie liebt.

Sagen Sie ihr, sie soll den Bademantel ausziehen – Sie tun es ebenfalls –, und bereiten Sie ihr noch eine Überraschung. Ziehen Sie ihr die Hände auf den Rücken und umwickeln Sie die Handgelenke mit einem langen Streifen Klarsichtfolie. *Wow, das ist ein erotisches Gefühl:* Sie steht nackt vor ihrem Liebsten, sanft beleuchtet nur vom weichen, weißen Licht aus dem offenen Kühlschrank, die Hände mit einer weichen, glatten Fessel auf dem Rücken gefesselt.

Beginnen Sie, sie mit den Fingern zu füttern. Wenn etwas tropft – und Sie sollten dafür sorgen, dass dies der Fall ist –, lecken Sie es ab. Stecken Sie ihr eine Kirsche in den Mund, die sie mit der Zunge aufnehmen muss. Drehen Sie sie um, so dass sie mit dem Gesicht zum Kühlschrank steht, und stellen Sie sich hinter sie. Jetzt haben ihre Hände etwas zu tun. Sie kann Ihr Glied anfassen, während Sie sie weiter füttern. Ihre Hände bleiben gefesselt, während Sie sie nach vorne drücken, um sie

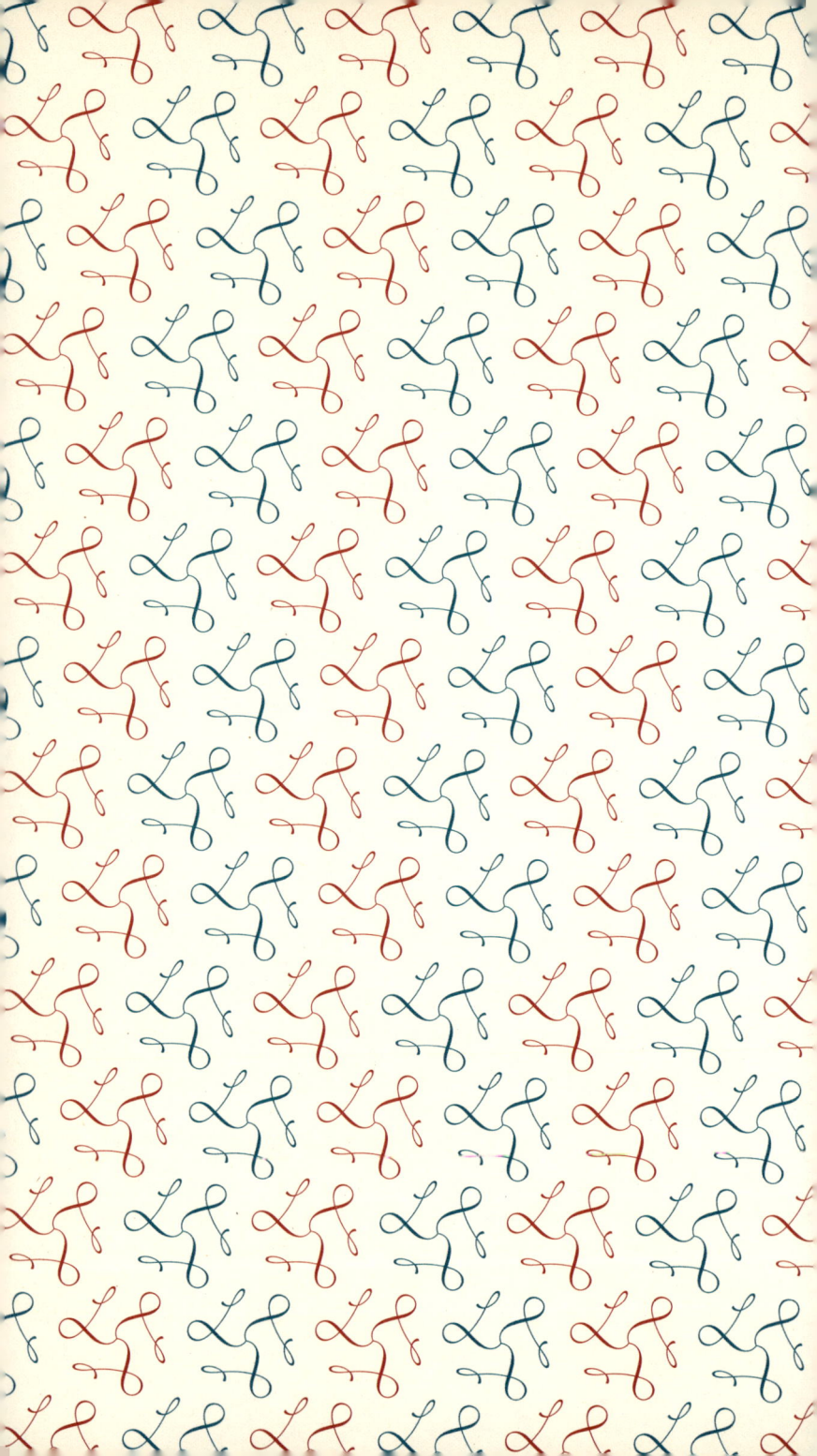

22

Verrückte Wissenschaft

Nur für seine Augen

€

gierten Penis auf die richtige Länge zurecht, gießen die Gummimasse hinein und stecken dann Ihren Penis hinein. Das mag jetzt nicht so besonders sexy klingen, ist es aber tatsächlich. Selten wird dem Penis so viel Aufmerksamkeit geschenkt.

Der Trick besteht darin, dass der Penis im Schlauch etwa fünf Minuten lang hart bleiben muss. Da Sie ihn in der Zeit beide nicht berühren können, machen Sie ein Spiel daraus: Was können Sie tun, um hart zu bleiben? Natürlich können Sie sich küssen und all die vergessenen erogenen Zonen anfassen. Vielleicht strippt sie ja auch für Sie, wackelt mit dem Hintern und all den anderen Kurven, die Sie so an ihr lieben.

Sobald die Masse fest geworden ist, können Sie das Silikon in die so entstandene Form gießen. In etwa vierundzwanzig Stunden ist Ihr neuer Penis fertig. Dann stellen Sie sich gemeinsam mit Ihrer Frau unter die Dusche – das ist eine großartige Gelegenheit, um letzte Reste der Form abzuwaschen. Und es ist eine tolle Chance, um ihr noch einmal alles ins Gedächtnis zu rufen, was Sie und Ihre beiden Penisse morgen ... und an allen Tagen danach ... alles mit ihr machen werden.

Wer weiß, was sie sich alles traut, wenn sie erst einmal zwei Penisse im Bett hat!

Trauen Sie sich ... ihr ein Stück von sich selbst zu schenken.

Trauen Sie sich ... sich doppelt zu präsentieren.

Verrückte Wissenschaft

> **Zutaten:**
> 1 Penis-Bausatz (erhältlich in den meisten Sex-Läden)
> Penis-Ring (optional)

Es gibt etwas, was wir Frauen euch nie sagen: Wir lieben euren Penis. Ganz gleich, ob er weich oder hart ist, ob wir ihn schmecken oder ob er in uns drin ist – es spielt keine Rolle. Wir lieben ihn, wobei sicher auch eine Rolle spielt, dass er uns gehört.

Und wenn Sie *zwei* Penisse hätten – Mannomann. Schließlich gefällt es Ihnen ja auch, dass Ihre Partnerin zwei Brüste und zwei Nippel hat. Stellen Sie sich also vor, wie glücklich sie wäre, wenn sie mit zwei Penissen spielen könnte, sie lecken könnte (oder einen davon sogar nehmen könnte, wenn Sie gar nicht da sind).

Ob Sie es glauben oder nicht, Sie können ihren Traum erfüllen – Sie können sich klonen. Nein, wir fangen jetzt nicht mit Dolly an. Das hier ist viel einfacher. Und viel, viel sexier.

Also: Kaufen Sie sich einen Penis-Bausatz. Sie sind erhältlich auf Websites wie www.adameve.com und www.babeland.com, und sie sind gar nicht so teuer. Mit diesem Bausatz können Sie Ihren Penis bis aufs Detail genau als Dildo oder Vibrator nachbauen.

Während Sie auf die Lieferung des Bausatzes warten, wärmen Sie sie schon mal auf. Wenn Sie das nächste Mal Sex haben, flüstern Sie ihr ins Ohr, wie gerne Sie zwei Penisse hätten, damit Sie ihre Lust verdoppeln könnten. Sagen Sie ihr, wie gerne Sie in sie eindringen würden, während sie ihn gleichzeitig in die Hand nimmt. Oder dass Sie sich vorstellen, wie sie sich mit diesem zweiten Penis vergnügt, wenn sie alleine zu Hause ist. Sie wird es zwar nicht für möglich halten, aber die Fantasie wird ihr gefallen.

Wenn das Paket eintrifft, reservieren Sie sich einen Abend, an dem Sie beide alleine sind. Überreichen Sie ihr den Bausatz, als Geschenk verpackt. Sie wird die Verpackung aufreißen – und Sie brauchen nichts mehr zu erklären. Sobald sie sieht, dass sie demnächst zwei Schwänze zur Verfügung hat, haben Sie freie Bahn.

Nachdem Sie erregt sind, schneiden Sie den Schlauch für Ihren eri-

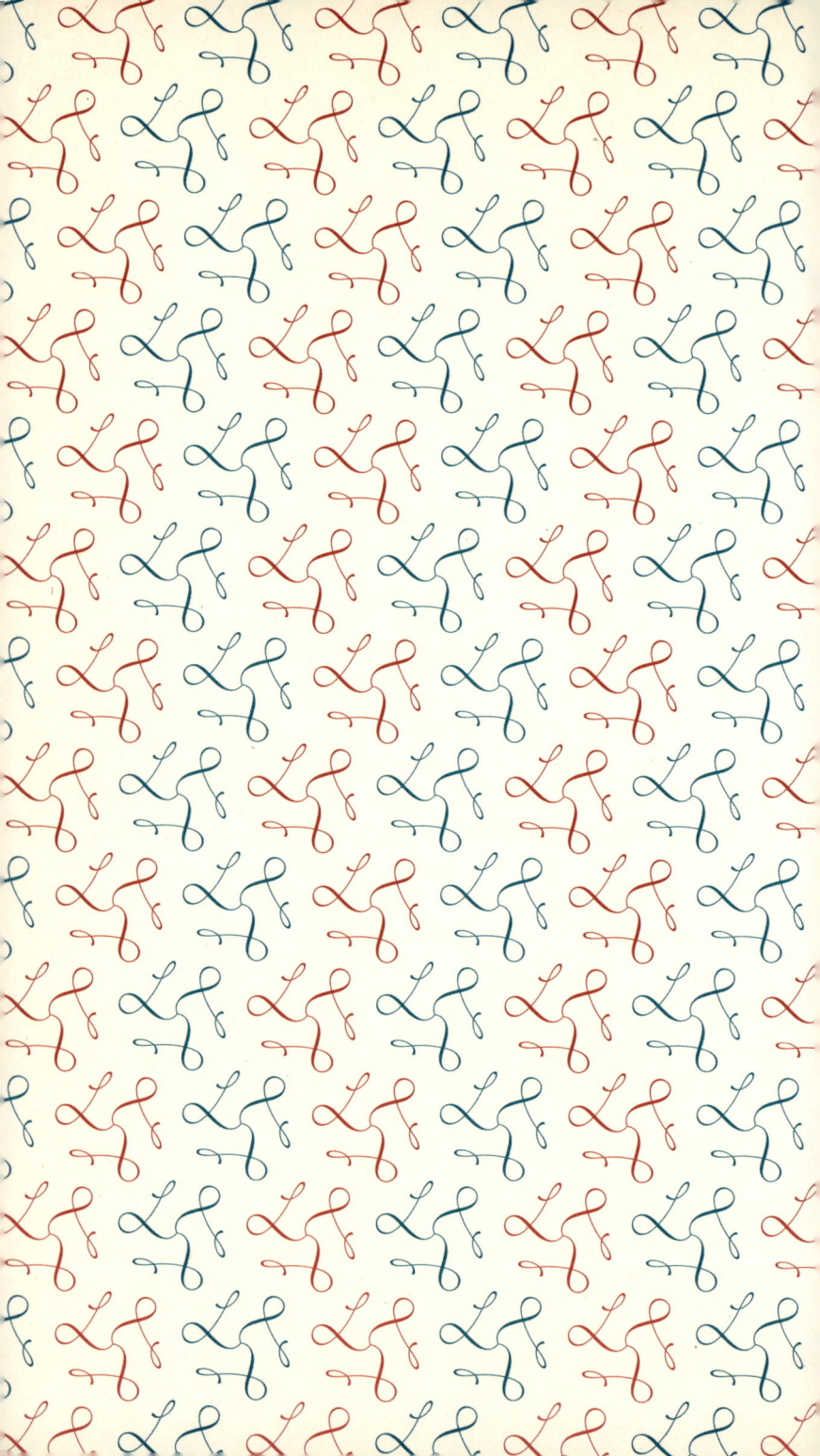

23
Reit ihn, Cowgirl!

Nur für ihre Augen

Wenn Sie ihn so richtig scharf gemacht haben, begeben Sie sich langsam in die nächste Position – behalten ihn jedoch *in* sich. Für den »Auffliegenden Schmetterling« spreizen Sie einfach die Beine und setzen sich auf, so dass er Sie und Ihren schönen Körper voll im Blick hat. Mit Daumen und Zeigefinger spreizen Sie sanft Ihre äußeren Schamlippen und blicken ihm dabei in die Augen. Er soll Sie und sich sehen, wenn er raus- und reingleitet. Lassen Sie langsam weiter Ihre Hüften kreisen und genießen Sie die Erregung auf seinem Gesicht. Das ist der beste erotische Anreiz der Welt.

Jetzt gehen Sie vom »Auffliegenden Schmetterling« zum leckeren »Banana Split«, indem Sie sich elegant heben und halb umdrehen. Der Trick hierbei ist, ein Bein zwischen seinen angewinkelten Beinen zu haben (s. Zeichnung). Wenn Sie wieder fest mit ihm verbunden sind, reiten Sie ihn schneller und pressen Sie Ihre Beckenmuskeln zusammen. Er wird sehr erregt werden und sich mit jedem Stoß aufbäumen. In diesem Winkel reizen Sie auch Ihren G-Punkt.

Bewegen Sie sich jetzt in die »Sonnenanbeter-Position«. Dafür muss er die Beine flach ausstrecken, und dann drehen Sie sich vorsichtig um. Er sollte dabei nicht aus Ihnen herausrutschen! Wenn Sie ihn wieder anschauen, ziehen Sie ein Knie hoch und stellen den Fuß flach neben ihn auf das Bett. Öffnen Sie sich und zeigen Sie ihm Ihren Körper, Brüste und Gesicht, so dass er Ihre Schönheit voll wahrnehmen kann. Lächeln Sie verführerisch. Stoßen Sie ihn weiter voller Leidenschaft und halten Sie Blickkontakt dabei. Steigern Sie das Tempo, bis Sie beide den Höhepunkt erreichen. Wenn er so weit ist, greifen Sie hinter sich und umfassen seine Hoden. Und dann werden Sie sein Jiipppieeee! hören…

Trauen Sie sich… ihn wild zu reiten.

Trauen Sie sich… ihn zu besteigen.

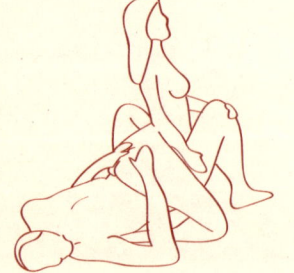 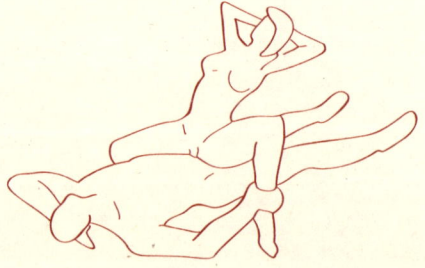

23 Reit ihn, Cowgirl! Von Dr. Sadie Allison

Zutaten:
Sie, in BH und Höschen (oder gar nichts)
Stiefel (Cowboystiefel sind am besten)
Handschuhe (seidig und weich oder aus Leder – was Sie haben)
1 sexy Cowboyhut oder ein Stirnband (optional)

Steig auf dein Pferd, Baby! Und bleib im Sattel, denn es wird ein wilder Ritt. Dein Mann wird überrascht sein, wenn du ihm die Sporen gibst, also: Steig auf und lass ihn den Ritt seines Lebens erleben.

Beginnen Sie in BH und Höschen und Stiefeln. Seidige, sinnliche Handschuhe setzen einen netten Akzent. Es wird ihm gefallen, wenn Sie damit über seine empfindlichsten Lustzonen gleiten. Legen Sie passend zum Ritt Ihre Lieblings-CD ein.

Unten sind vier handverlesene Positionen abgebildet, mit denen Sie Ihren Mann überraschen können. Männer *lieben* es, wenn eine Frau Kontrolle übernimmt und neue Stellungen einführt. Befolgen Sie die Anweisungen zu jeder Stellung und führen Sie sie Schritt für Schritt durch. Er wird begeistert sein!

Beginnen Sie in der »Basis-Cowgirl-Stellung«. Ihr Mann liegt auf dem Rücken, und Sie setzen sich auf ihn. Lassen Sie Ihre Hüften langsam und sinnlich kreisen, und bewegen Sie sich ab und zu von oben nach unten. Werfen Sie ihm verführerische Blicke zu, und biegen Sie den Rücken durch, damit er Ihre schönen Brüste sehen kann. Dann beugen Sie sich vor, um ihn zu umarmen. Das Ziel hierbei ist, ihn mit dem Lasso einzufangen, damit er mehr will.

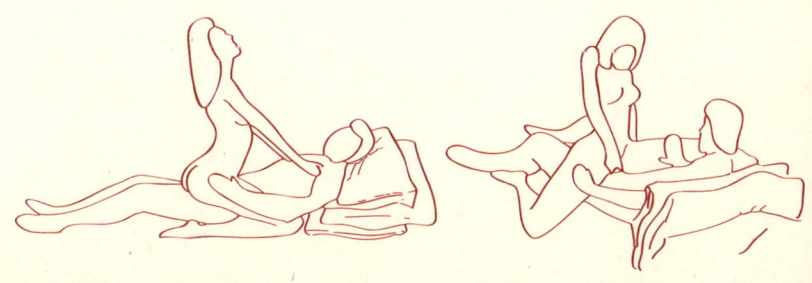

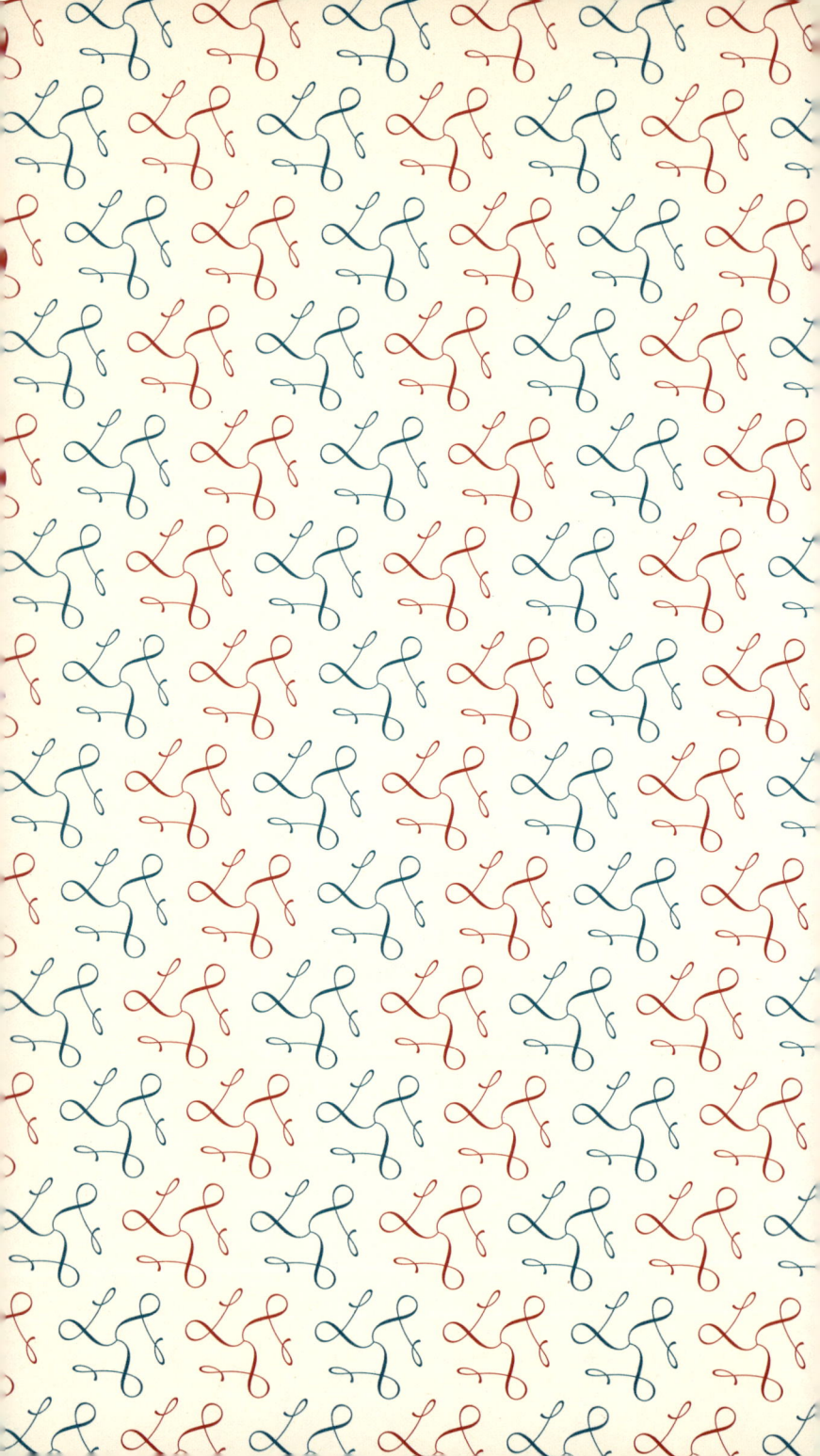

24
Steh, wenn du kannst

Nur für *seine* Augen

terbacken schieben können. Und jetzt streicheln Sie sich selbst. Trauen Sie sich! Frauen geben es selten zu, aber es macht sie heiß, wenn ein Mann sich einen runterholt. Und hier stehen Sie und streicheln Ihren Schwanz direkt an ihrer pochenden Muschi. Ihr werden die Knie weich werden, und sie wird vor Sehnsucht vergehen.

Schließlich ist der Zeitpunkt gekommen, an dem Sie ihr erlauben – nein, *befehlen* –, die Hände sinken zu lassen, Ihren Schwanz zu packen und über ihre Klitoris zu reiben, bis er von selbst in ihr Loch gleitet. Sagen Sie ihr, sie soll mit dem Gesicht zur Wand stehen bleiben, damit Sie ihren Hintern ausgiebig betrachten können. Befehlen Sie ihr zu kommen. Befehlen Sie ihr, *Sie* zum Orgasmus zu bringen.

Und genießen Sie es, ihr Befehle zu geben, schließlich wissen wir alle, wer wirklich das Sagen hat.

Trauen Sie sich… sie gegen die Wand zu drücken.

Trauen Sie sich… sie abzutasten.

Steh, wenn du kannst

> **Zutaten:**
> 3 verlockende SMS oder E-Mails
> 2 Seiten Anweisungen
> 1 Schild, an die Wand im Badezimmer geklebt

Manchmal braucht man einfach nur die richtigen Worte zu sagen, um einer Frau Lust zu bereiten. Und manchmal – wie dieses Mal – braucht man gar nichts zu sagen.

Bereiten Sie Ihre Süße schon früh am Tag mit einer SMS auf diese Herausforderung vor: *Ich habe an dich gedacht.* Gefolgt von einer weiteren: *Ich habe daran gedacht, was ich mit dir alles machen möchte!* Und dann noch eine: *Sei heute Abend für alles bereit.*

Seien Sie vor ihr zu Hause, und bereiten Sie die Szene vor. Das Erste, worauf ihr Blick fällt, ist ein Umschlag mit ihrem Namen, der an die Haustür geklebt ist. Die Notiz, die er enthält, lautet: *Geh ins Schlafzimmer. Sag kein Wort. Befolge die Anweisungen.* An der Schlafzimmertür hängt ein weiterer Zettel: *Schließ die Tür hinter dir. Tritt an die Wand.*

Das Zimmer ist nur von Kerzen schwach beleuchtet. An der Wand, ungefähr in Kopfhöhe, ist ein handgeschriebenes Schild:

Leg die Hände hierhin
Beweg dich auf gar keinen Fall

Sie brauchen nichts zu sagen. Treten Sie nur hinter sie, und geben Sie ihr einen Kuss auf den Nacken. Lassen Sie die Hände über ihren Körper gleiten. Öffnen Sie ihre Hose. Ziehen Sie sie herunter. Spielen Sie durch das Höschen hindurch mit ihrem Hintern. Lassen Sie die Hand zwischen ihre Hinterbacken gleiten. Spüren Sie die Hitze. Legen Sie die Finger unter dem Stoff auf die nackte Haut, und drücken Sie sie sanft.

Jetzt ziehen Sie Ihre Hand weg. Zählen Sie innerlich bis drei, und dann – klatsch! Trauen Sie sich, sie auf den Hintern zu schlagen. »*Das passiert, wenn du ohne Erlaubnis deine Hände wegnimmst.*« Solange sie gehorcht, streicheln und massieren Sie sie weiter.

Fahren Sie mit den Händen zu ihren Brüsten. Öffnen Sie ihre Bluse, und lassen Sie die Hand unter ihren BH gleiten. Drücken Sie Ihren Körper an ihren Rücken; sie soll Ihr steifes Glied spüren. Ziehen Sie ihr das Höschen ein wenig herunter, bis Sie Ihren Penis zwischen ihre Hin-

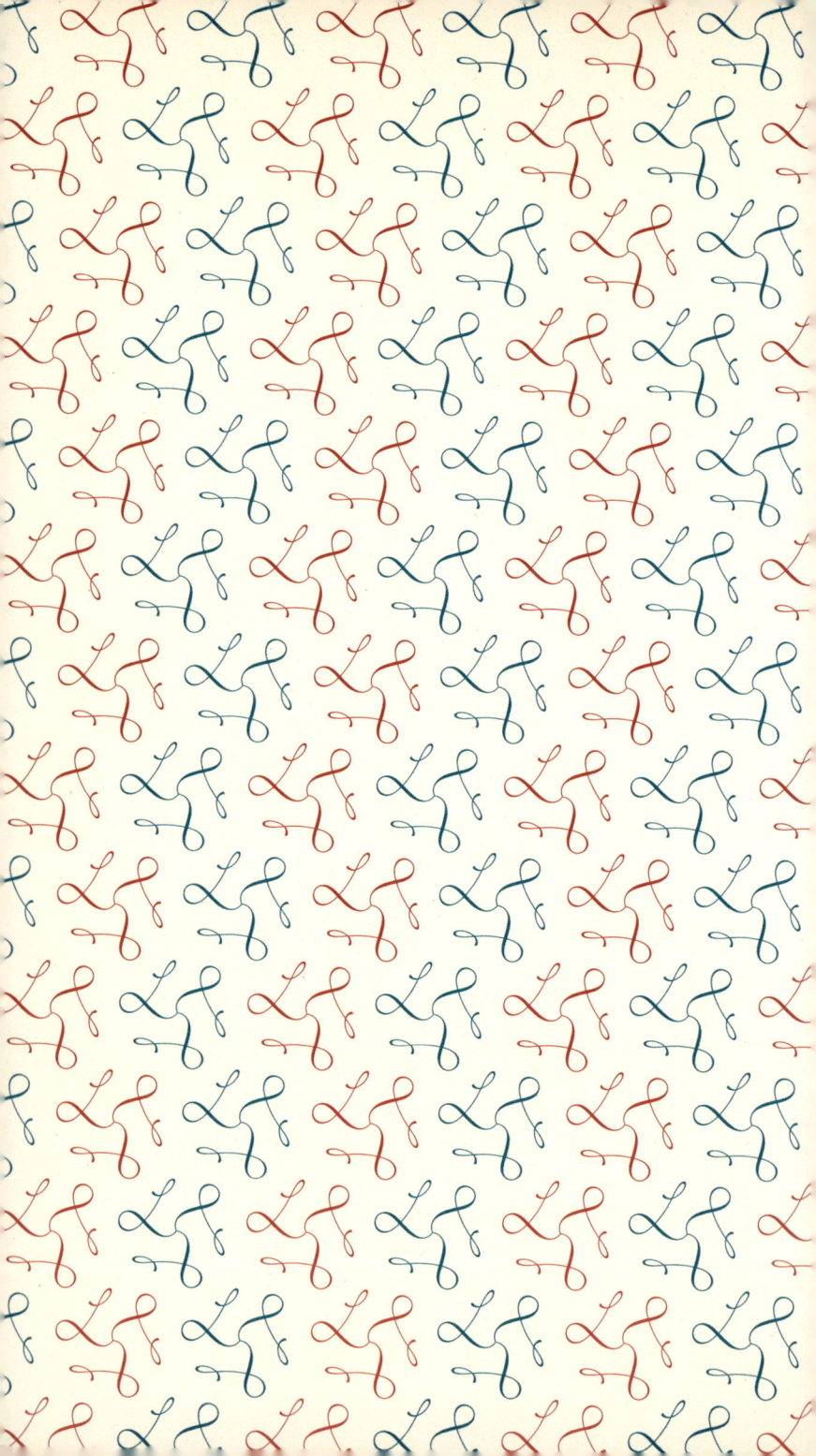

25
Folge dem Befehl

Nur für seine Augen

Kurz bevor sie normalerweise von der Arbeit nach Hause fährt, schicken Sie ihr noch eine SMS: »*Bist du schon im Auto? Bist du nass, weil du für mich diese Fotos gemacht hast? Willst du dich berühren? Zeig mir deine Hand unter deinem Rock.*«

Kurz darauf schicken Sie diesen Text: *Ich bin schon den ganzen Tag hart, wenn ich an dich denke und mir deine Fotos anschaue. Schick mir ein letztes Foto, so sexy, dass ich mich nicht mehr beherrschen kann…*«

Die letzte Nachricht ist kein Text, sondern ein Foto von Ihnen, wie Sie nackt im Sessel im Wohnzimmer sitzen, um sie wissen zu lassen, dass Sie zu Hause sind und auf sie warten.

Sie wird so nass und bereit sein, wenn sie nach Hause kommt, dass zum Vorspiel keine Zeit mehr bleibt…

Trauen Sie sich… sie aufzuwärmen.

Trauen Sie sich… ihr ein schönes Vorspiel zu bereiten.

25 Folge dem Befehl

> **Zutaten:**
> 2 Handys

Vorfreude ist etwas Köstliches. Das Necken. Das Warten. Die Verführung. Nichts macht Frauen so nass, wie den ganzen Tag an Sex zu denken und sich vorzustellen, wie er uns berühren wird. Deshalb ist das Vorspiel ja auch so wundervoll, weil es sich langsam aufbaut und man sich vorstellen kann, was als Nächstes passiert. Und das Beste daran ist, dass Sie es in dieser Woche lenken und es in aller Ruhe beobachten können.

Schicken Sie ihr auf dem Weg zur Arbeit eine SMS: »*Heute wirst du das unglaublichste Vorspiel deines Lebens erleben – aber nur, wenn du alles tust, was ich dir sage…*«

Von da an haben Sie sie unter Kontrolle. Sie wird wahrscheinlich amüsiert und nervös zugleich sein, aber sie wird auf gar keinen Fall nein sagen. Sie haben sie neugierig gemacht und ihr Verlangen geweckt.

Beginnen Sie ganz leicht, mit einer Botschaft wie »*Zieh deine Hose herunter, und zeig mir dein Höschen… mach ein Foto mit deinem Handy, und schick es mir.*« *Das ist ja einfach,* denkt sie. *Das kann ich machen.* Innerhalb weniger Minuten haben Sie ein Foto auf Ihrem Handy.

Die zweite Botschaft geht schon mehr an ihre Grenzen. »*Spreiz deine Beine an deinem Schreibtisch, und mach ein Foto. Vergiss nicht, es mir zu schicken. Ich kann es nicht erwarten zu sehen, wie du aussiehst.*« An diesem Punkt kommt sie überhaupt nicht mehr zum Arbeiten. Sie denkt nur an Ihre Reaktion auf ihr Foto – und an ihre eigene Reaktion bei der Aufnahme.

Am späten Nachmittag schicken Sie ihr eine dritte SMS: »*Geh zur Toilette, und zeig mir, was sich unter deinem hübschen kleinen Büstenhalter verbirgt. Du weißt doch, wie gerne ich deine Nippel anschaue, vor allem, wenn sie hart sind.*« Stellen Sie sich vor, wie sie auf der Toilette in ihre Nippel kneift, damit sie für Sie hart werden. Ein bisschen besorgt ist sie ja, dass man sie erwischt. Wenn Sie dann dieses Foto bekommen, können Sie sich wahrscheinlich auch nicht mehr auf Ihre Arbeit konzentrieren.

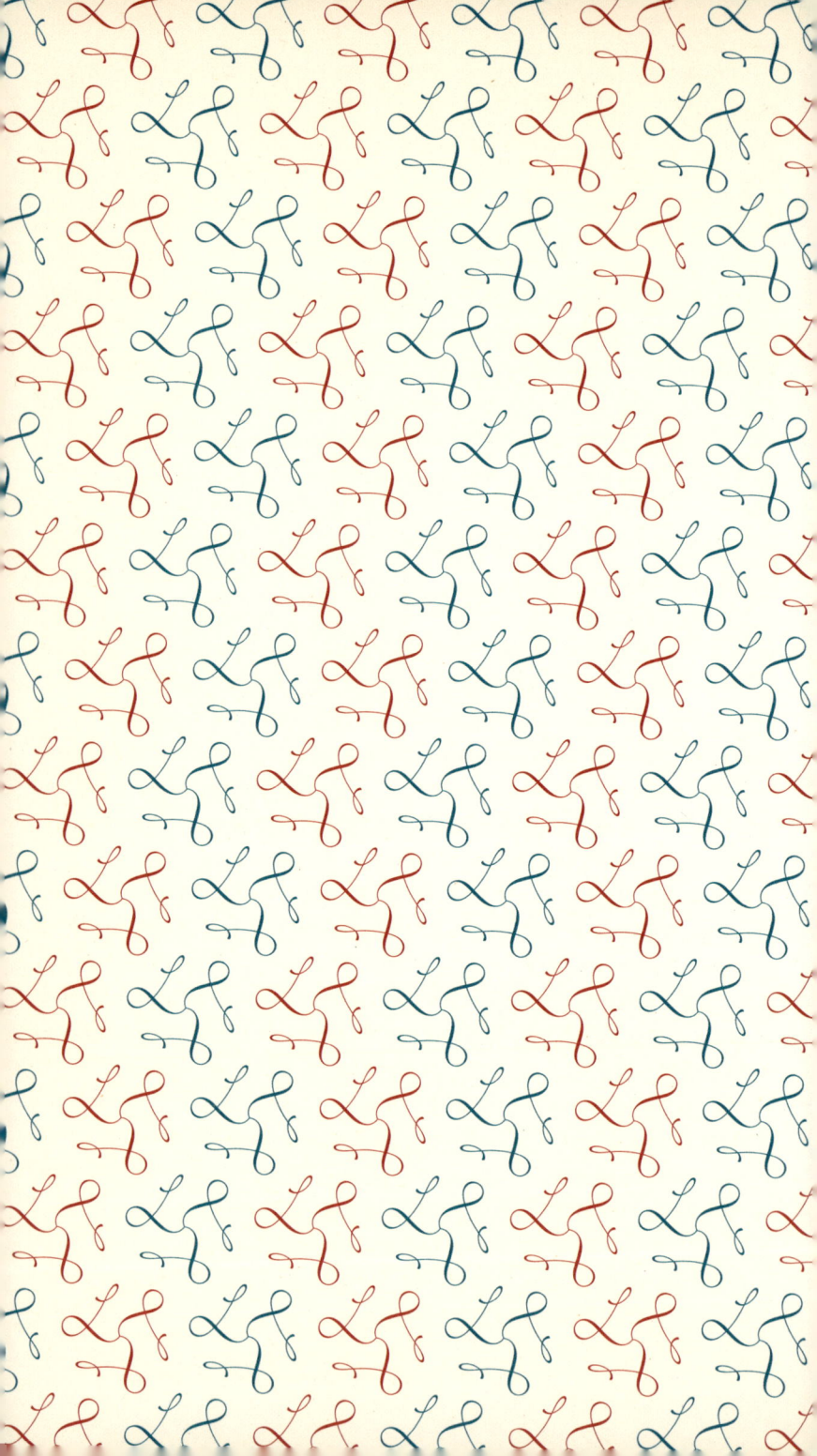

26
Showdown

Nur für ihre Augen

halb angezogen. Wenn Sie keine Kleider mehr anhaben (oder er sie alle trägt), fordern Sie ihn ein letztes Mal heraus. »Ich setze mein Seidenhöschen, das du anhast, und masturbiere dich damit.«

Und dieses Mal lassen Sie ihn vielleicht sogar gewinnen ...

Trauen Sie sich ... zu spielen und zu gewinnen.

Trauen Sie sich ... zu gewinnen, indem Sie verlieren.

Showdown

> **Zutaten:**
> 1 Kartenspiel

Irgendwann in Ihrem Leben haben Sie wahrscheinlich schon einmal Strip-Poker gespielt, oder? Oder zumindest haben Sie daran gedacht. Die Angst, sich Stück für Stück seiner Kleidung entledigen zu müssen. Die Chance, jemand anderen dabei zu beobachten. Es ist eins dieser Spiele, die es immer geben wird, weil es sich ein wenig gefährlich anfühlt, ein wenig schmutzig – und unglaublich lustig ist.

Für diese Herausforderung werden Sie Strip-Poker mit Ihrem Mann spielen. Aber Sie werden es anders spielen, als Sie es kennen. Sie ziehen sich aus – wenn Sie verlieren. Und wenn er verliert? Nun, dann zieht er sich an. Aber Ihre Kleidung. Stellen Sie sich vor, wie er in Ihrem Rock aussieht oder wie er versucht, sich in Ihr Höschen zu zwängen.

Fordern Sie ihn heraus, mit Ihnen Strip-Poker zu spielen.

Innerhalb weniger Sekunden wird er die Augen aufreißen und einen Steifen bekommen. Jetzt erklären Sie ihm die Regeln. Sagen Sie ihm: »Für jedes Spiel, das ich verliere, lege ich ein Kleidungsstück ab. Du beginnst in deinen Boxershorts, und wenn du verlierst, brauchst du dich nicht weiter auszuziehen. Es gibt nämlich noch eine weitere Regel, aber die erkläre ich dir jetzt noch nicht. Einverstanden?«

Er wird sich keine Gedanken über die unbekannte Regel machen. Er hält sich für einen sehr guten Pokerspieler und denkt, er wird nur dasitzen und Sie beim Ausziehen beobachten.

Wenn er eingewilligt hat, sagen Sie ihm die letzte Regel: Jedes Mal, wenn Sie gewinnen, muss er eins Ihrer abgelegten Kleidungsstücke anziehen.

Was? Sie sehen, wie Panik in seinen Augen aufsteigt. Aber warten Sie. Er wird lachen. Er wird es rundheraus ablehnen. Und dann erinnern Sie ihn: »Ich. Nackt. Und außerdem ...« – hier fahren Sie mit der Hand zärtlich über seinen Arm – »... bist du so ein toller Pokerspieler, dass du sowieso gewinnst. Und ich ziehe schon mal ein Kleidungsstück aus, damit du einen Vorsprung hast.«

Innerhalb kürzester Zeit werden Sie halb ausgezogen sein – und er ist

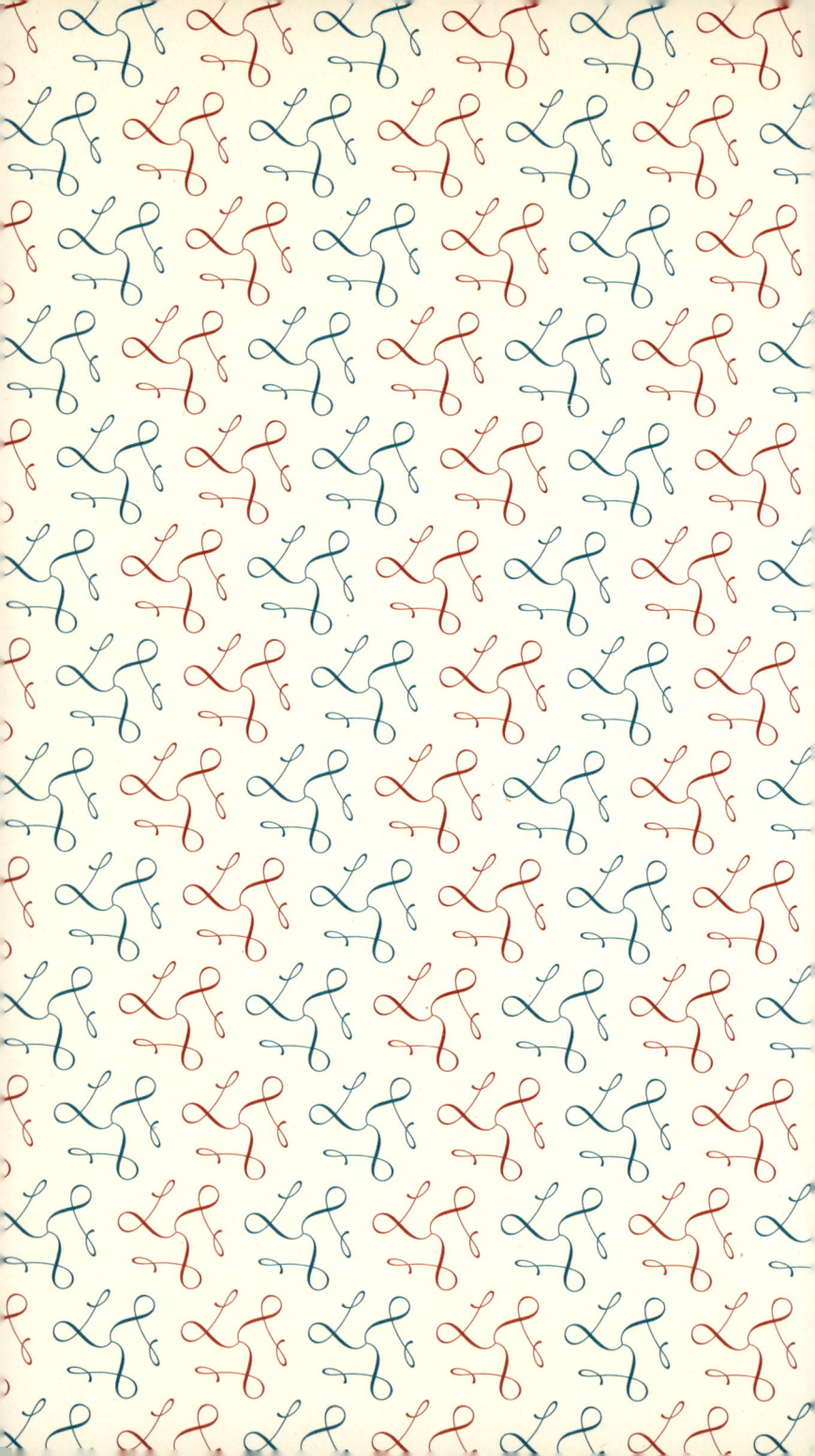

27° Nass und wild

Nur für **ihre** Augen

Spüren Sie, wie er erschauert. Sie haben die Macht, diesen Mann zum Höhepunkt zu treiben. Trauen Sie sich, sie zu nutzen.

Und wenn er gekommen ist, erheben Sie sich langsam. Gleiten Sie mit Ihrem Körper an seinem hinauf. Seifen Sie ihn ein, waschen Sie ihn. Lassen Sie keinen Teil seines Körpers unberührt. Zeigen Sie ihm, wie sehr Sie ihn lieben und begehren. Dann reichen Sie ihm die Seife, damit er auch Sie waschen kann.

Trauen Sie sich... kühn zu sein.

Trauen Sie sich... ungezwungen zu sein.

Trauen Sie sich... das Duschen für ihn in einem ganz anderen Licht erscheinen zu lassen.

27 Nass und wild von Maya Banks

> **Zutaten:**
> 1 heißer Liebhaber
> 1 sündiger Mund
> 1 Nachmittag, an dem Sie zur Verführerin werden

Männer sind schlichtere Geschöpfe als Frauen. Mit subtilen Andeutungen können sie wenig anfangen, sie schätzen eine direkte, unverblümte Vorgehensweise. Also geben Sie ihm, was er braucht. Seien Sie kühn und schön. Bereiten Sie ihm Lust – und sich selbst. Machen Sie ihn wahnsinnig vor Verlangen. Nach Ihnen. Schenken Sie ihm eine heiße Begegnung, die er so bald nicht wieder vergessen wird. Eine Frau, die weiß, was sie will, und es sich nimmt, ist wirklich sexy!

Wenn er das nächste Mal unter die Dusche geht, setzen Sie Ihren Plan um. Ziehen Sie sich aus, und folgen Sie ihm. Wie sieht er aus, wenn das Wasser über seine Haut rinnt? Sieht er Sie sofort? Lassen Sie ihm keine Zeit zu reagieren.

Fahren Sie mit den Händen über seinen Körper. Nass. Warm. Lassen Sie Ihre Finger zu seinen Lenden gleiten. Nehmen Sie seinen Penis in die Hand. Spüren Sie, wie er hart wird. Liebkosen Sie seine Eier.

Drücken Sie Ihre Lippen auf seine Brust. Spüren Sie die Festigkeit seiner Haut. Wie schmeckt er? Arbeiten Sie sich langsam über seinen Körper hinunter, und gehen Sie dabei in die Hocke, bis seine Erektion sich direkt vor Ihrem Mund befindet. Ist er angespannt? Spüren Sie seine Erregung?

Nehmen Sie ihn ganz tief in den Mund. Spüren Sie, wie sich sein gesamter Körper anspannt und er scharf die Luft einzieht. Vielleicht greift er mit den Fingern in Ihre Haare oder umfasst Ihren Kopf mit beiden Händen. Lassen Sie ihn gewähren.

Umfassen Sie mit Ihren Händen seinen Hintern. Kneten Sie seine Hinterbacken, während Ihr Mund vor und zurück über seinen harten Schaft gleitet. Verschlingen Sie ihn gierig? Seien Sie kühn. Schüchternheit ist hier nicht angebracht.

Schließen Sie die Hand um seine Peniswurzel. Packen Sie fest zu und bewegen Sie sie im gleichen Rhythmus wie Ihren Mund vor und zurück. Lauschen Sie seinen zustimmenden Lauten.

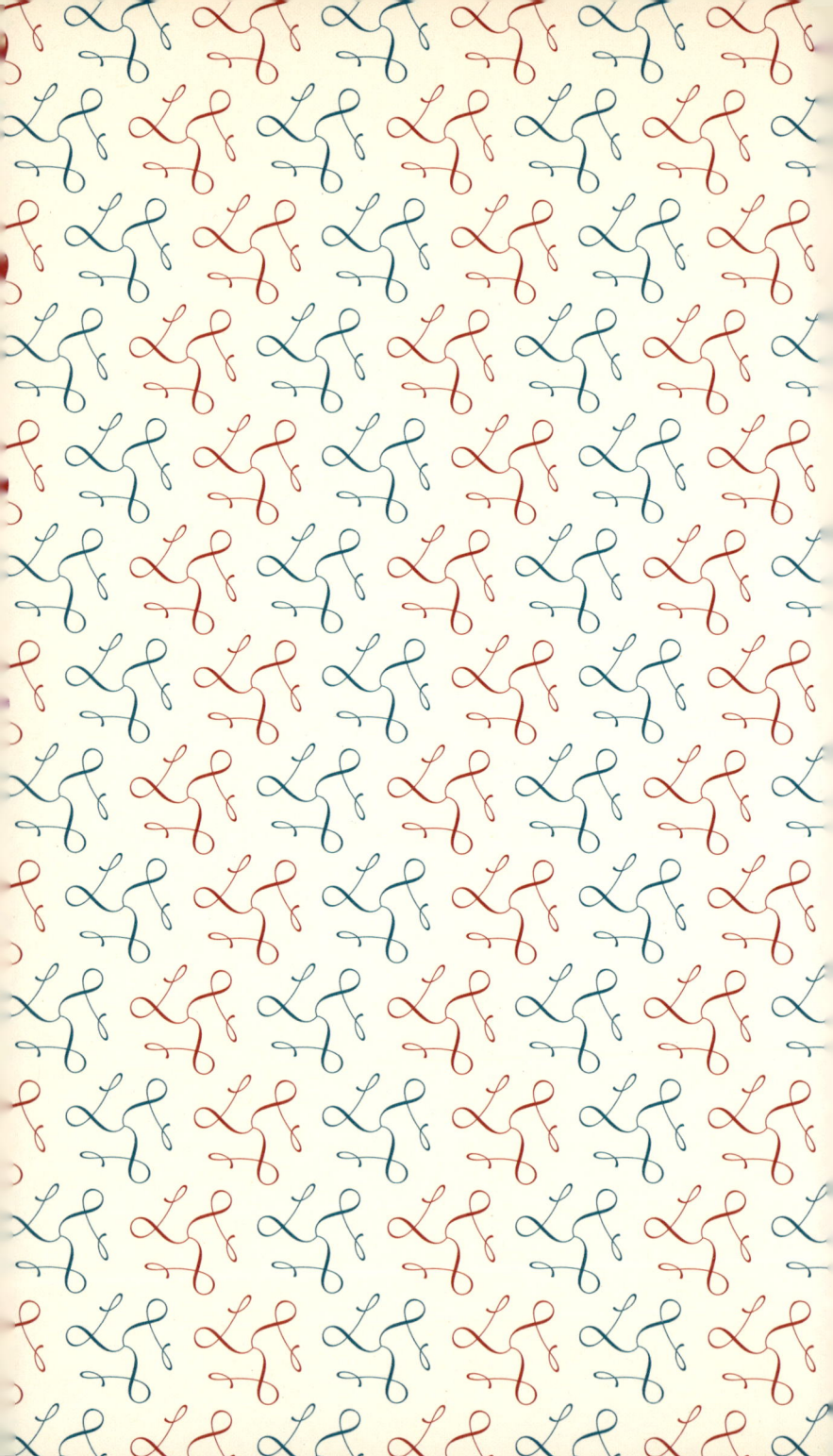

28

Neck mich!

Nur für seine Augen

dance gehört? Nein? Sie Lügner! Sie wissen genau, wie ein Lap dance funktioniert, und Sie liefern ihr eine besonders sexy Variante.

Und dann begeben Sie sich mit ihr in den V.I.P.-Raum. Nur weil *Sie* nackt sind, heißt das ja noch lange nicht, dass der Striptease vorbei ist.

Trauen Sie sich … es durchzuziehen.

Trauen Sie sich … alles auszuziehen.

Trauen Sie sich … einen kleinen Tanz abzuziehen.

Trauen Sie sich … ihr zu zeigen, was Sie haben.

Neck mich!

> **Zutaten:**
> 1 oder mehrere heiße Songs
> Mehrere Kleidungsschichten
> 1 Tanzutensil – Besen, Leiter, Abfalleimer, was immer Sie im Haus haben

Sie werden Musik brauchen.

Irgendetwas Rhythmisches, in der Art, wie Ihre Süße es mag. Aber auf keinen Fall Celine Dion, weil man dazu keinen Striptease machen kann. Das brauchen Sie noch nicht einmal zu versuchen.

Eine heiße Show wird es jedoch auf jeden Fall, wenn Big & Rich anfangen zu singen »Save a Horse (Ride a Cowboy)«. In Las Vegas werden die Mädels wild, wenn dieser Song aus den Lautsprechern dröhnt. Vielleicht ist das ja genau die Inspiration, die Sie brauchen, um hüftschwingend für die Frau, die Sie lieben, zu tanzen.

Der beste Party-Striptease beginnt, na ja, irgendwie normal. Der Polizist, der eine Verwarnung schreibt, der Feuerwehrmann, der den Rauchmelder überprüft – und dann kommt auf einmal Musik, und alles wird wild. Was ist bei Ihnen zu Hause normal? Sie können natürlich improvisieren, aber ich habe einen Vorschlag:

Sie sitzen beide vor dem Fernseher und beenden Ihr Abendessen aus einem Takeaway. Die Sendung ist zu Ende, der Fernseher geht aus, Sie bieten an aufzuräumen. Gehen Sie in die Küche, und holen Sie eine große Mülltüte. Auf dem Weg zurück schalten Sie die Stereoanlage ein. Ihr spezieller heißer Song ertönt und Sie beginnen, sich im Rhythmus der Musik zu bewegen, während Sie Papierservietten in den Müllbeutel werfen. Schwingen Sie den Beutel wie die Federboa einer Stripperin. Natürlich wird Ihre Süße lachen, aber Sie wird auch jede Sekunde Ihres Tanzes genießen. Hey, es ist perfekt: Sie zeigen Sinn für Humor, zeigen Ihren Willen, sie zu unterhalten, und versuchen ganz offensichtlich ihre sexuelle Gunst zu erlangen. *Und dabei räumen Sie auch noch auf!* Sie muss Ihre Vorführung einfach lieben!

Jetzt beginnen Sie ernsthaft zu strippen. Legen Sie sich auf den Rücken, Beine in die Luft, und streifen Sie Ihre Schuhe ab. Stehen Sie wieder auf und winden Sie sich aus Ihren Jeans. Springen Sie aufs Sofa, und entblößen Sie Ihren Brustkorb. Haben Sie schon mal etwas von *Lap*

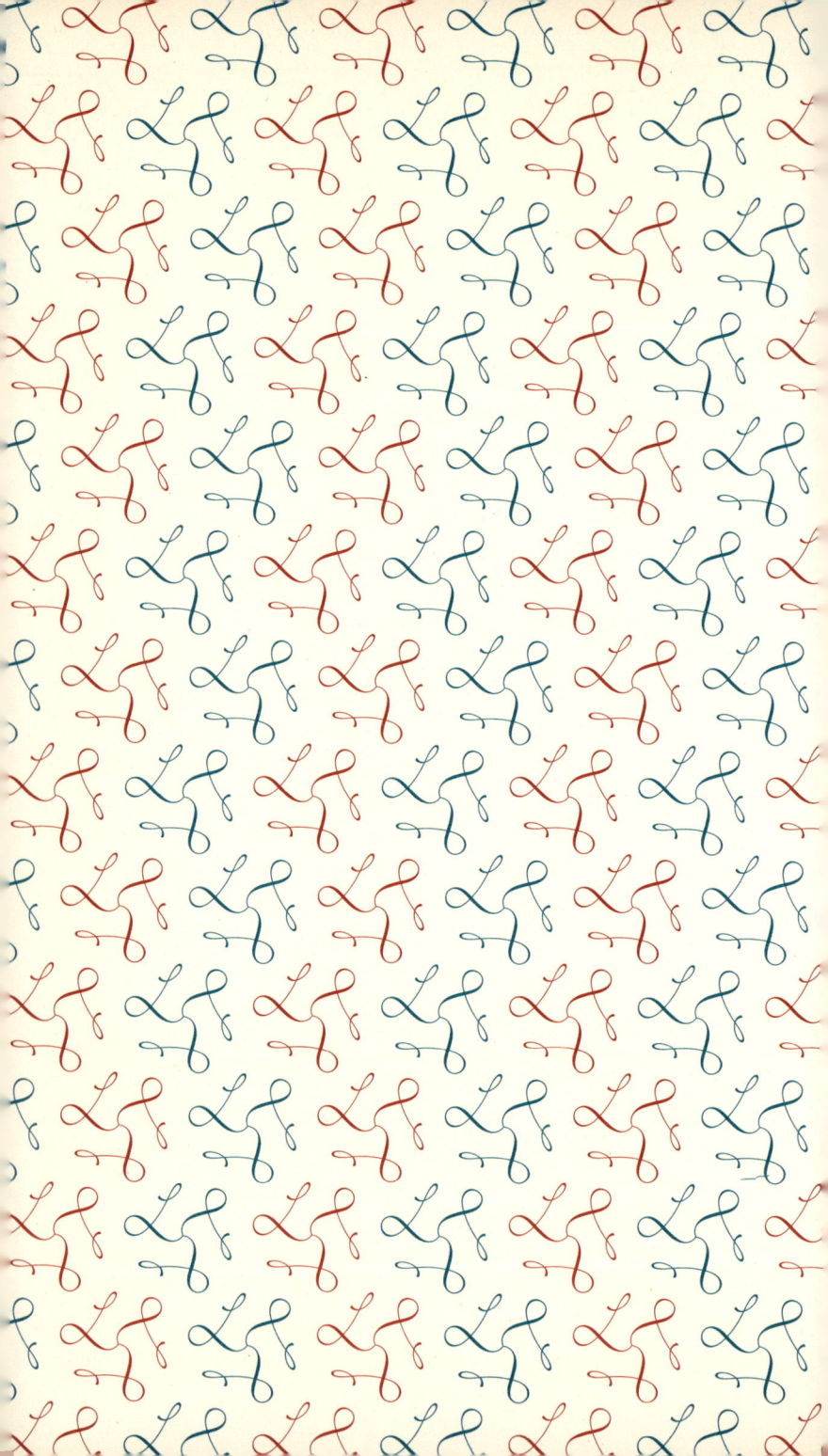

29
Das hat er sich verdient

Nur für ihre Augen

Nehmen Sie sich einen Stift, damit Sie die Wörter während des Gesprächs abhaken können. Wenn er in einem einzigen Gespräch keine sieben Wörter unterbringen kann, darf er weiter anrufen und Punkte sammeln. Und wenn er jedes einzelne dieser Wörter in einem Scherzanruf unterbringen kann, ohne sich zu verraten ... herzlichen Glückwunsch! Er hat eine glänzende Zukunft beim Morgenradio!

Trauen Sie sich ... ihn zu schmutzigen Reden zu bringen.

Trauen Sie sich ... eine Liste zu machen.

Trauen Sie sich ... einen Scherzanruf zu machen.

29 Das hat er sich verdient

> **Zutaten:**
> 1 Telefon
> 1 Kugelschreiber

Trauen Sie sich, ihn diese Woche dafür arbeiten zu lassen. Und die Herausforderung besteht darin, dabei ein ernstes Gesicht zu machen.

Reichen Sie Ihrem Liebsten das Telefon, und erklären Sie ihm die Regeln Ihres neuen Spiels. Er muss einen Freund oder einen Verwandten anrufen (Bonus-Punkte gibt es, wenn er in die Morgensendung Ihres lokalen Rundfunksenders kommt!). Während des Anrufs muss er mindestens drei der folgenden Wörter verwenden und dabei ernst bleiben:

Saugen
Lecken
Peitsche
Knochen
Dose
Knopf
Meterlang
Schaft
Schlauch
Schwein
Klimax
Stoßen
Gerundet
Pochend

Warum gerade diese Wörter? Weil man sie ganz normal in jedem Gespräch verwenden kann, aber zugleich klingen sie auch komisch. Außerdem könnten sie durchaus sehr schmutzig sein.

Und warum soll er sie sagen? Weil Sie ihn belohnen werden. Je mehr dieser doppeldeutigen Wörter er benutzt, desto besser fällt die Belohnung aus. Bei *drei* Wörtern von der Liste ziehen Sie Ihr Oberteil aus. *Fünf* Wörter, und Sie sind nackt. *Sieben* Wörter, und sie »saugen« ihn auf der Stelle, noch bevor er aufgelegt hat. Trauen Sie sich. Fordern Sie *ihn* heraus.

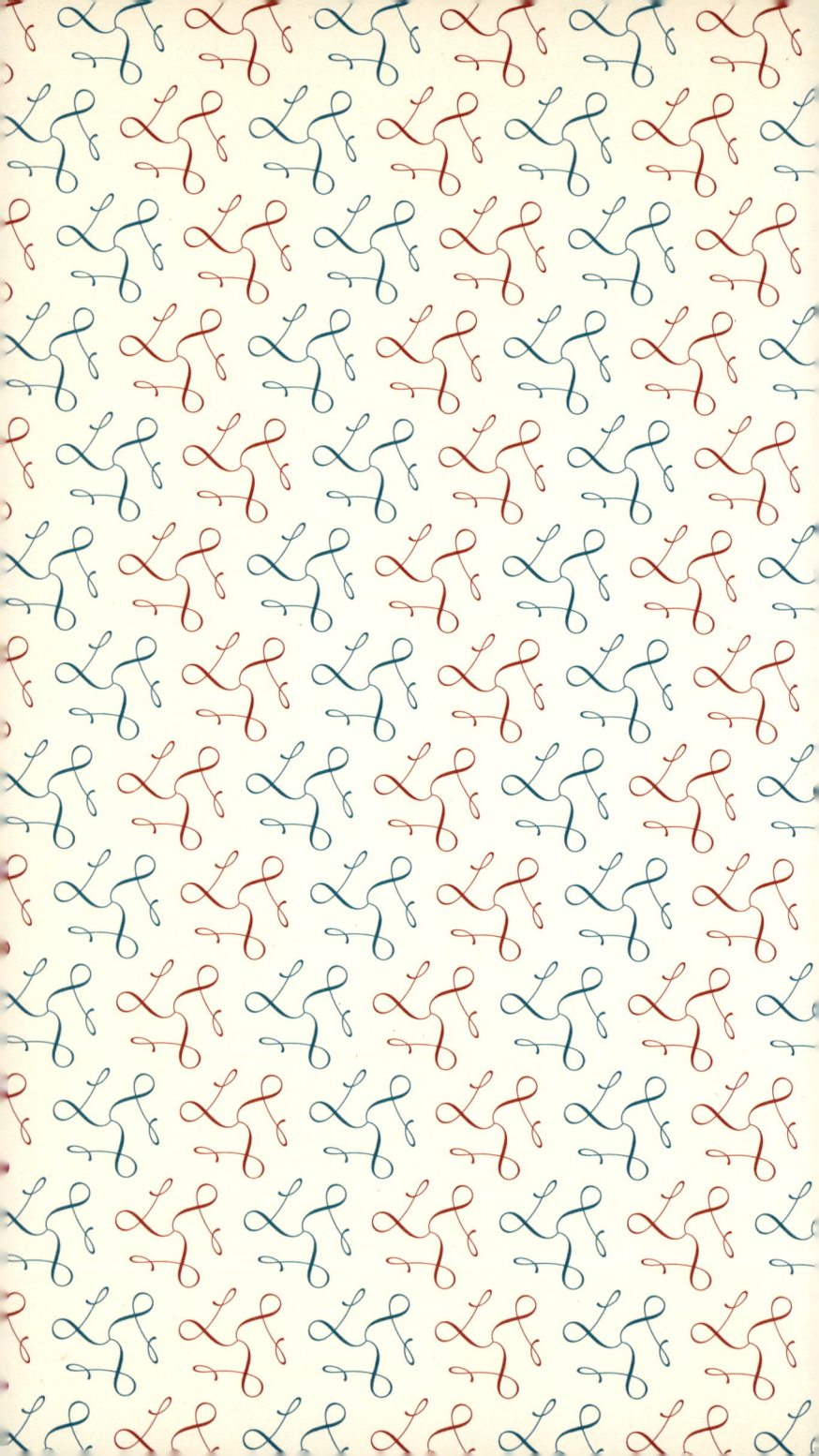

30
Girls will be Boys

Nur für ihre Augen

und packen Sie seinen Penis mit der anderen. Gehen Sie nicht besonders sanft mit ihm um oder zumindest nicht sanfter, als Männer normalerweise sind. Reiben Sie ihn, bis er hart ist, aber mehr als ein schnelles Lecken bekommt er jetzt nicht. Werden Sie fordernd. Setzen Sie sich auf sein Gesicht, schieben Sie die weiße Unterhose beiseite und drücken Sie Ihre Möse auf seinen Mund. Fragen Sie nicht – gehen Sie einfach davon aus, dass er Sie schmecken will. Halten Sie es für selbstverständlich, dass er es liebt, Sie zu lecken.

Hier ist die überraschende Lektion: Er liebt es, genommen zu werden. In allen Umfragen, die ich gemacht habe, ist die *sexuell aggressive Frau* beständig unter den ersten drei Top-Fantasien. Nehmen Sie sich, was Sie wollen. Setzen Sie sich auf seinen Schaft, und reiten Sie ihn, wie Sie wollen, in Ihrem Tempo. Trauen Sie sich, ihm die männliche Haltung aus der Sicht einer Frau zu zeigen. Es ist okay.

Sie werden schon sehen.

Trauen Sie sich… sich zu nehmen, was Sie wollen und wie Sie es wollen.

Trauen Sie sich… Ihre männliche Seite kennen zu lernen.

Girls will be Boys

> **Zutaten:**
> 1 Männerhemd
> 1 Männerkrawatte
> 1 Männerunterhose
> Haargel und Make-up (optional)

Es gibt eine denkwürdige Episode in *Sex and the City*, wo Charlotte – die spröde und damenhafte – sich für ein professionelles Foto-Shooting wie ein Mann anziehen muss. Es passiert etwas Erstaunliches: Sie findet es erregend. In ihrer Verkleidung als Mann entdeckt Charlotte eine Seite an sich, die sie noch nie kennen gelernt hatte. Weniger schüchtern und viel selbstbewusster plötzlich, auch im Schlafzimmer. Zur Überraschung der anderen wird sie auf einmal viel lockerer.

Okay, Sie müssen nicht so weit wie Charlotte gehen. Aber trauen Sie sich, Ihrem Mann eine aggressivere, sexuellere und *maskulinere* Seite von sich zu zeigen. Eine Verkleidung unterstützt Sie bei Ihrem Abenteuer. Ziehen Sie eins seiner Oberhemden an. Das ist ein heißer Anblick. Und wenn sie Ihnen nicht zu groß ist, können Sie auch eine seiner Unterhosen anziehen. Jetzt kämmen Sie sich mit ein bisschen Gel noch streng die Haare zurück und deuten mit Eyeliner Koteletten an.

Rufen Sie Ihren Mann ins Schlafzimmer, und führen Sie ihm Ihren neuen Look vor. Sagen Sie ihm, wie gerne Sie seine Hemden tragen. Gestehen Sie ihm, dass Sie sie öfter tragen, wenn er nicht da ist, weil Sie das an ihn erinnert und Sie sich dann sexy fühlen (bei dieser Enthüllung wird auch er sich schlagartig sexy fühlen).

Jetzt legen Sie eine seiner Krawatten um. Lassen Sie sie von ihm binden und küssen Sie ihn dabei. Flirten Sie mit ihm, aber sorgen Sie dafür, dass er spürt, wie Ihr Verhalten ein wenig maskuliner wird. Vielleicht beginnen Sie mit einer komischen Geschichte, indem Sie ihm vorführen, wie dumm sich ein Mann benimmt, den Sie beide kennen (vielleicht Ihr Chef?). Bringen Sie Ihren Liebsten zum Lachen, indem Sie ihm einen großen, dummen Mann vorspielen.

Tanzen Sie wie ein Mann für ihn. Zeigen Sie ihm den Ausdruck, den er für gewöhnlich annimmt, wenn er Sex will.

Drücken Sie ihn aufs Bett, und steigen Sie auf ihn. Küssen Sie ihn leidenschaftlich. Ziehen Sie mit einer Hand seinen Reißverschluss auf

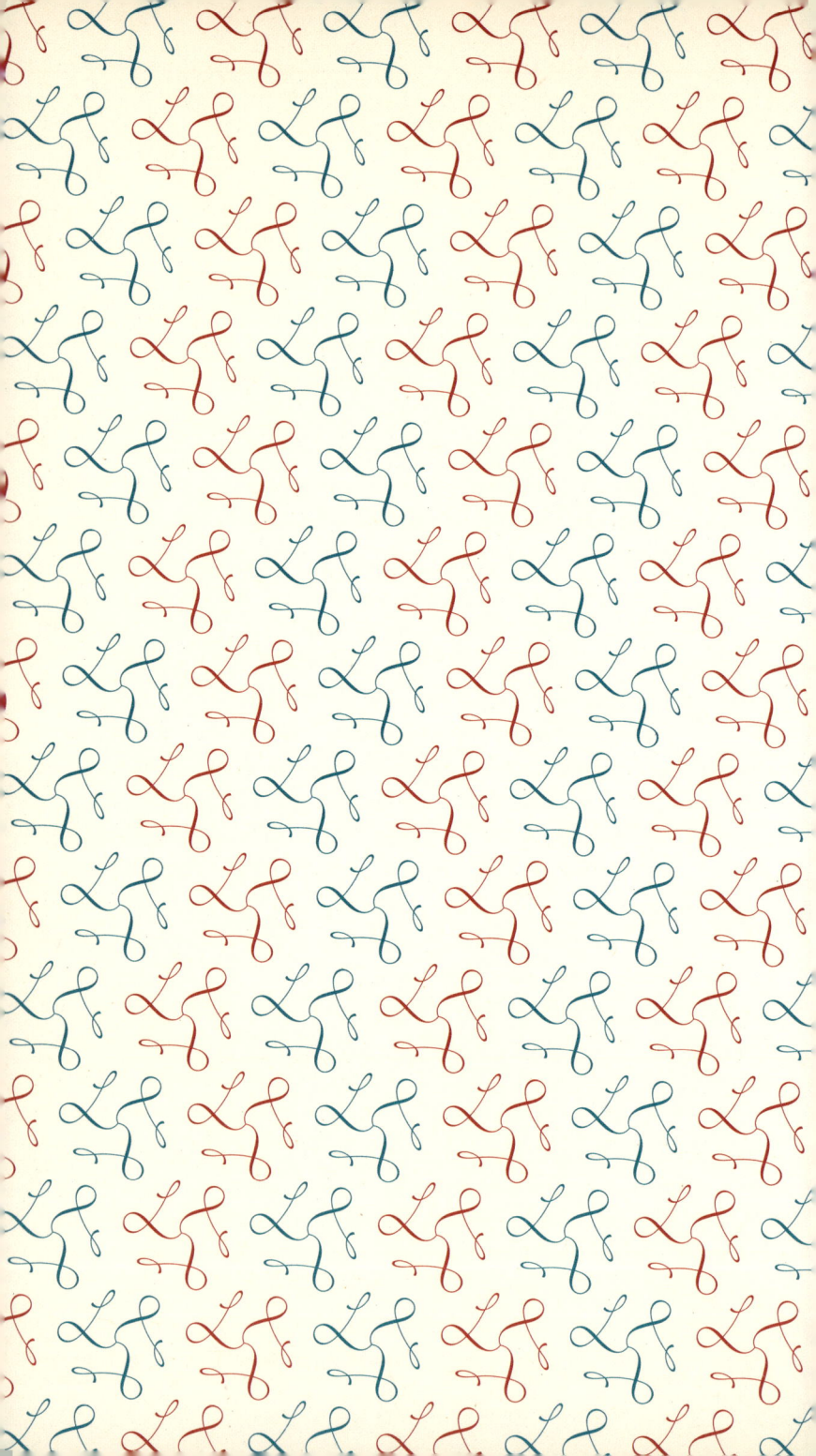

31

Lieber Ratgeber

Nur für seine Augen

Lassen Sie den Brief irgendwo liegen, wo sie ihn entdecken muss. Vielleicht als Lesezeichen in einem Buch. Oder Sie stecken ihn mit einem frankierten Rückumschlag in einen bereits adressierten Umschlag und lassen ihn vielleicht aus Versehen fallen, wenn Sie morgens eilig das Haus verlassen.

Sie wissen nicht, wann sie ihn findet, aber wenn sie ihn findet, wird sie *wollen*, dass Sie sie aufs Bett werfen. Oder sie ergreift die Initiative.

Trauen Sie sich ... die Macht ihrer Zärtlichkeiten zu gestehen.

31 Lieber Ratgeber von Chip Rowe

> **Zutaten:**
> Kugelschreiber und Papier   1 Briefumschlag
> oder Computer   Briefmarke

Viele der Briefe, die jeden Monat den Playboy-Ratgeber erreichen, stammen von Männern, die ihren Frauen gerne ihre Lieblingsfantasien erzählen würden, aber nicht den Mut dazu aufbringen. Und die Briefe sind oft so leidenschaftlich, dass ich ihnen am liebsten raten möchte, sie mit ihren Frauen zu teilen.

Trauen Sie sich also, Ihrer Frau einen lustvollen Brief zu schreiben, aber adressieren Sie ihn an die Ratgeberkolumne. Hier ist ein erstes Gerüst: Ihr Problem soll sein, dass Sie furchtbar unsicher sind, weil Sie mit so einer scharfen Frau verheiratet sind. Sie sind sich sicher, dass all Ihre Freunde und überhaupt jeder Mann nur nach einer Gelegenheit Ausschau halten, sie zu verführen. Erzählen Sie Ihrer Frau, wie es war, als Sie sie zum ersten Mal gesehen haben. Schreiben Sie ihr, was Ihnen an ihr aufgefallen ist – Sie können ruhig aufrichtig sein und ihre Figur erwähnen. Sprechen Sie davon, wie erregt Sie waren, als Sie sie das erste Mal geküsst und berührt haben.

Dann beschreiben Sie, wie wundervoll sie im Bett ist. Verwenden Sie eine klare, unverblümte Sprache – es soll schließlich ein schmutziger Brief in der Ratgeberkolumne eines Männermagazins sein, kein Sonett. Sie können auch ein oder zwei Fantasien erwähnen, in denen sie die Hauptrolle spielt. Schließen Sie den Brief mit: »*Ratgeber, was soll ich tun? Sie erregt mich, wenn sie bloß das Zimmer betritt. Ich kann kaum den Tag überstehen, ohne ständig den Wunsch zu verspüren, sie aufs Bett zu werfen.*«

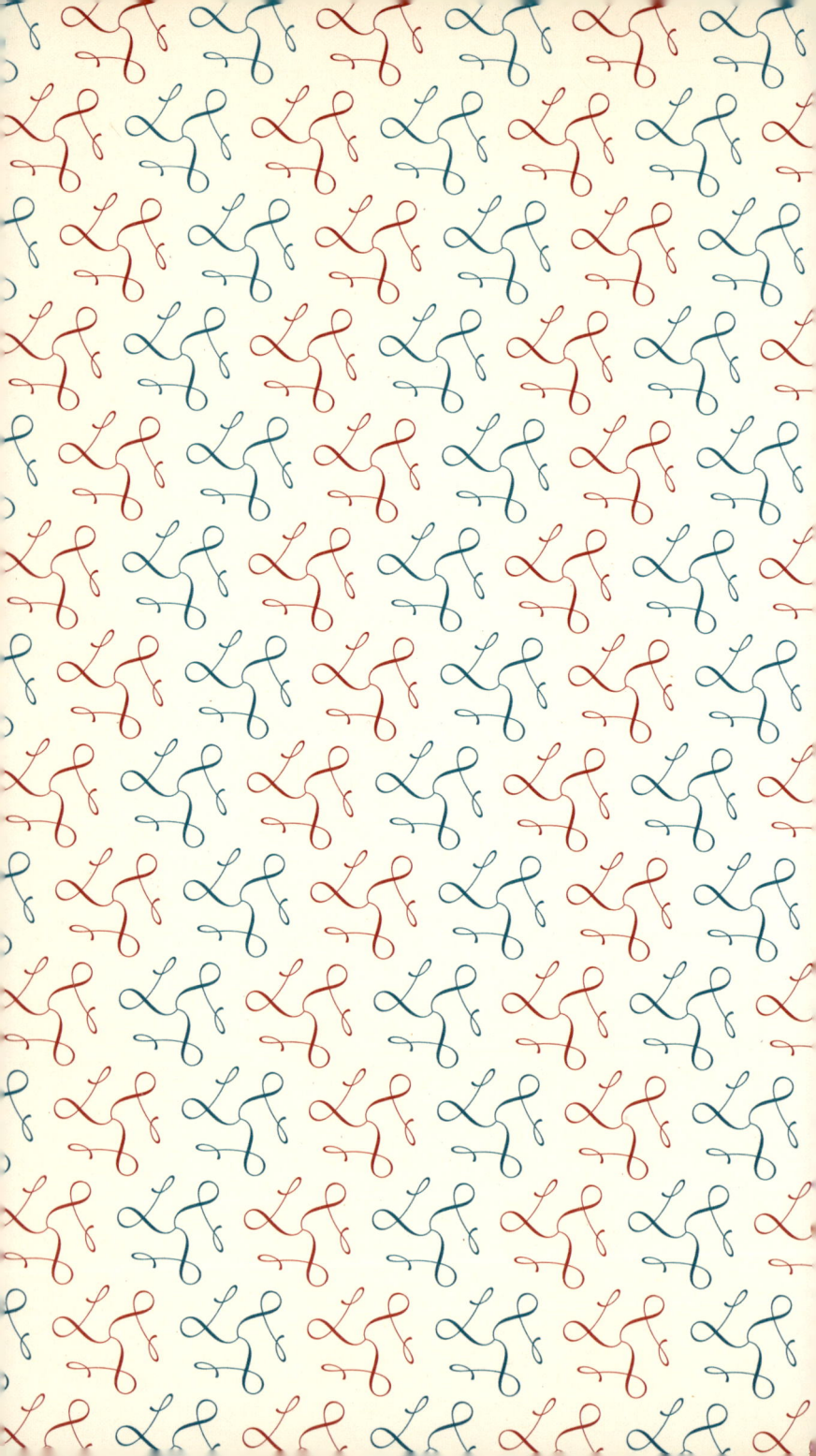

32
Hals über Kopf

Nur für *ihre* Augen

Kerzen – oder besser noch ein Feuer im Kamin. Auf dem Boden liegt Ihre beste Decke, mit zahlreichen Kissen. Sagen Sie ihm, er soll es sich bequem machen. Setzen Sie sich ebenfalls auf den Boden, aber in die entgegengesetzte Richtung, eben wie diese beiden wundervollen Zahlen 6 und 9. Zunächst sitzen Sie beide noch, so dass Sie sich ins Gesicht sehen und sich gegenseitig die Ereignisse des Tages berichten könnten.

Nach einer Weile öffnen Sie seinen Bademantel und bewundern seine Männlichkeit. Spielen Sie damit. Küssen Sie sein Glied. Und dann schlüpfen Sie aus Ihrem Bademantel und legen sich über ihn in die klassische 69-Position.

Wie immer wird er von dem Anblick überwältigt sein. Das weiche Licht schmeichelt Ihren Rundungen. Bewegen Sie die Hüften im gleichen Rhythmus, wie Ihr Kopf an seinem Penis auf und ab gleitet.

Mit der Zeit bekommen Sie vielleicht müde Arme, und Sie rollen vorsichtig zur Seite, ohne ihn loszulassen. Legen Sie sich ein Kissen unter den Kopf; er soll das Gleiche tun. Jetzt befinden Sie sich in einer völlig entspannten sexuellen Position. Nehmen Sie sich so viel Zeit, wie Sie wollen.

Spüren Sie die Hitze seines Gesichts an Ihren Schenkeln und die Wärme seines Schafts an Ihren Lippen. Konzentrieren Sie sich auf Ihre eigene Lust. Konzentrieren Sie sich aber auch auf seine; man kann tatsächlich beides gleichzeitig. Wenn Sie spüren, dass Sie kurz vor dem Orgasmus stehen, ziehen Sie sich ein wenig zurück. Wenn er kurz davor steht, verlangsamen Sie Ihre Bewegungen. Wie ein wahrer Gourmet müssen Sie Ihr Tempo selbst einteilen. Testen Sie Ihre erotischen Fähigkeiten: Wie lange halten Sie sich am Rand der Klimax? Wie hoch können Sie ihn bringen?

Und wenn Sie sich dann schließlich von einem großartigen Orgasmus überwältigen lassen, nehmen Sie Ihren Liebsten mit – wie lange wird dieser selige Zustand andauern?

Vielleicht während des gesamten Abendessens. Vielleicht für den Rest Ihres Lebens.

Trauen Sie sich… Ihren Sinnen ein Festmahl zu bereiten.

Trauen Sie sich… es langsam und leicht zu machen.

Hals über Kopf

Zutaten:

- 1 Kamin oder
- 1 Dutzend Kerzen
- 1 aromatisches Dinner zu Hause
- 2 frisch gewaschene Bademäntel
- 2 Duschen
- Decke und Kissen

Es gibt so viele wundervolle Spielarten von Sex. Manchmal tun Sie es, um zu sagen *Ich liebe dich, Du erregst mich* oder *Ich verzeihe dir*. Manchmal sind Sie einfach nur geil. Es gibt schnellen Sex und verrückten Sex, Sex als Mittel zum Stressabbau und Sex als Training.

Aber wenn es um sinnlichen, langsamen Sex geht, dann gibt es nichts Besseres als gegenseitigen oralen Sex. Es ist der einzige Sexualakt, der durch eine Zahl bekannt geworden ist, und diese magische Zahl ist ... 69.

Es ist nicht nur die einfachste Art, Sex zu machen, sondern auch die köstlichste. Er kann Ihre Nässe an seinen Lippen spüren, mit der Zunge Ihre zarte Haut streicheln, und Sie tun das Gleiche mit ihm. *Und es geschieht zur selben Zeit.*

Das ist das Beste daran. Sie haben beide die volle Kontrolle über die Lust Ihres Partners und können gleichzeitig Ihre eigene Befriedigung mitteilen. Je schärfer Sie werden, desto schärfer fühlt auch er sich. Und umgekehrt.

So können Sie beide am Rand des Orgasmus dahintreiben – Sie überschreiten zwar die Grenze nicht, sind aber auch nie weit davon entfernt. Und es endet nur, weil Sie dazu bereit sind.

Bereiten Sie sich auf einen Feinschmeckerabend vor, trauen Sie sich. Waschen und trocknen Sie die Bademäntel, duschen Sie sich mit einem duftenden Duschgel und Shampoo. Planen Sie ein Essen (oder lassen Sie etwas zu essen kommen), damit es in Ihrem Haus köstlich riecht. Platzieren Sie eine Nachricht dort, wo Ihr Mann sie mit Sicherheit sieht, wenn er nach Hause kommt.

»Dusch dich und zieh deinen Bademantel an. Dann komm zu mir ins Wohnzimmer.«

Die Szene, die Sie vorbereitet haben, wird ihn beeindrucken. Überall

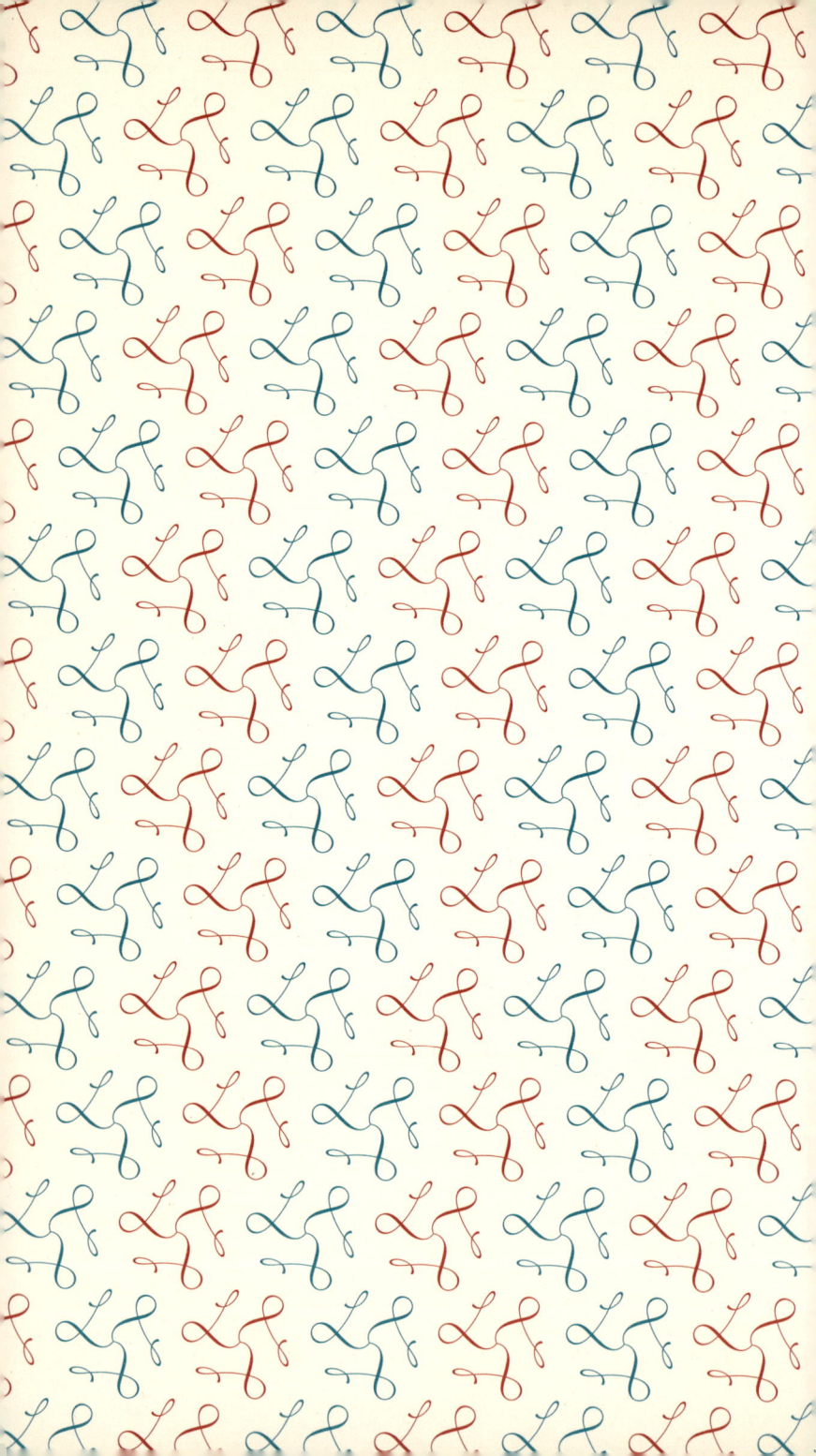

33
Verdrehtes Vorspiel

Nur für seine Augen

Jetzt ist der handwerkliche Teil beendet. Lassen Sie ihr ein Bad ein und sagen Sie ihr, sie solle es genießen, während Sie eine Überraschung im Schlafzimmer vorbereiten. Legen Sie die Karten, den Würfel und die Eieruhr auf das Bett, zünden Sie ein paar Kerzen an und entkorken Sie den Champagner.

Wenn Sie sie abgetrocknet und in ihren Bademantel gehüllt haben, führen Sie sie ins Schlafzimmer, und zeigen Sie ihr Ihre Überraschung. Sie wird hingerissen sein. Geben Sie ihr einen Moment Zeit, um sich zu fassen, und dann können die Spiele beginnen.

Sie darf sich mit Hilfe der Karten eine Vorspielaktivität aussuchen. Mit dem Würfel würfelt sie die Anzahl der Minuten, die von der Eieruhr gestoppt werden. Dann machen Sie sich ans Werk, und Sie hören erst auf, wenn das Zeichen ertönt!

Nach einigen Runden des Spiels werden Sie mit dem großen Preis belohnt – mit dem besten Sex, den Sie jemals hatten.

Trauen Sie sich… sie mit Ihrem Eröffnungsakt zu beeindrucken.

Trauen Sie sich… das Vorspiel zu »spielen«.

33 Verdrehtes Vorspiel von Josey Vogels

> **Zutaten:**
> Genug Pappe, um drei 10 x 10 cm große Quadrate und drei Pfeile auszuschneiden
> 3 Messingklammern (erhältlich im Schreibwarengeschäft)
> 1 Lochzange
> 1 Marker
> 1 Würfel
> Eieruhr
> Champagner oder Getränk Ihrer Wahl

Frauen *lieben* Vorspiel. Und ein Mann, der davon genauso begeistert ist wie sie, ist im Vorteil. Je mehr Mühe Sie ins Vorspiel investieren, desto größer ist die Belohnung, wenn Sie schließlich zum Sex kommen – und Sie können mir glauben, ein Mann, der sich viel Mühe beim Vorspiel gibt, bekommt echt guten Sex.

Frauen mögen auch gerne Männer, die im Bett etwas verspielt sind. Trauen Sie sich, das spielerische Element mit einem kleinen Spiel einzubringen, das ich »Verdrehtes Vorspiel« nenne. Durchbrechen Sie Ihre übliche Vorspiel-Routine und tun Sie etwas Unerwartetes. Trauen Sie sich, ihr zu zeigen, wie geschickt Sie mit Ihren Händen sind.

1. Schneiden Sie drei 10 x 10 cm große Quadrate aus der Pappe.
2. Unterteilen Sie jedes Quadrat mit dem Textmarker in vier gleiche Teile.
3. Schreiben Sie in jeden Abschnitt des ersten Quadrats einen Körperteil von ihr, dem Sie besondere Aufmerksamkeit schenken sollten, weil sie es liebt (Nippel, Ohrläppchen, Kniekehle).
4. Schreiben Sie in jeden Abschnitt des zweiten Quadrats Dinge, die Sie mit diesem Körperteil tun können (lecken, küssen, knabbern).
5. Auf dem letzten Quadrat vermerken Sie Optionen, wie Sie damit umgehen können (zärtlich, grob, neckend).
6. Zeichnen Sie sieben Zentimeter dicke Pfeile auf der Pappe vor, und schneiden Sie sie aus.
7. Legen Sie auf jedes Quadrat in der Mitte einen Pfeil, und drücken Sie durch Pfeil und Karte ein Loch.
8. Befestigen Sie den Pfeil mit einer Heftklammer, so dass man ihn drehen kann.

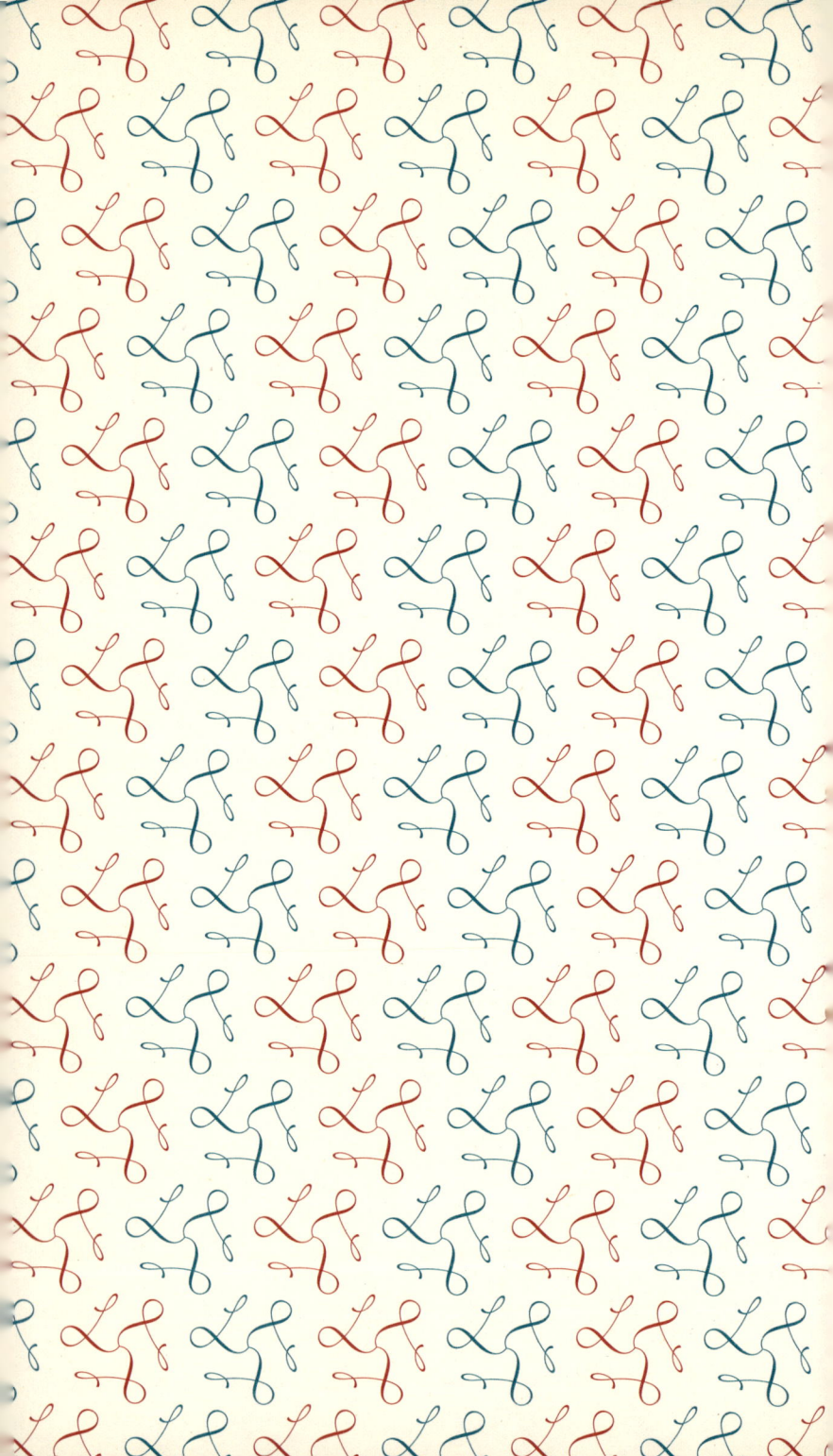

34
Erotischer Drang
Nur für seine Augen

auf die Gefahr hin, erwischt zu werden. Aber sie antwortet bestimmt:
»Am Ende werden wir noch verhaftet...«

»Nur, wenn wir uns erwischen lassen.«

Sie wird sich entspannen, weil sie Ihnen vertraut. Sie weiß, dass Sie sie nie in Gefahr bringen würden. Aber genau in diesem Moment drücken Sie sich an sie, so dass sie Ihre Erektion spürt. Sagen Sie ihr, sie soll Sie küssen.

Es sind nur Sekunden vergangen, aber mittlerweile wird ihr Herz so heftig schlagen, dass sie das Gefühl hat, der ganze Laden könnte es hören. Jetzt ist der Moment gekommen, sie loszulassen und ihr die Schlafmaske abzunehmen.

Nehmen Sie sie in den Arm, und spüren Sie, wie sie zittert. Das arme Ding. Sie hat wirklich gedacht, Sie würden sie zwingen, Ihnen in aller Öffentlichkeit einen zu blasen.

Wenn Sie jetzt ausgehen, wird sie nie wissen, was Sie vorhaben. Überraschung ist das neue Element in Ihrer Beziehung.

Trauen Sie sich... ihre Grenzen zu durchbrechen.

Trauen Sie sich... in der Öffentlichkeit zu spielen.

Erotischer Drang

> **Zutaten:**
> 1 Schlafmaske oder Augenbinde aus Samt
> 1 einsame Ecke in einer Buchhandlung in Ihrer Nähe
> 1 gieriger Leser

Verlegen Sie Ihr Liebesleben in die Buchhandlung. Am besten eine verschlafene kleine Buchhandlung in der Stadt. Sie kennen ja den Typ: endlose Gänge mit hohen Regalen. Ein Ort, an dem man sich verlaufen könnte, wenn man wollte.

Warum sollen Sie von zu Hause weggehen? Weil das Verlassen des vertrauten Ortes das Vorspiel neu belebt. Sie wird überwältigt sein von Ihrem Wagemut und von Ihrer Bereitschaft, Ihre Lust in der Öffentlichkeit zur Schau zu stellen.

Im Auto sagen Sie ihr, dass Sie ihr etwas zeigen wollen. Etwas Besonderes. Lassen Sie sie raten, wohin Sie fahren. Quälen Sie sie ein wenig mit Ihrem Geheimnis. Streicheln Sie ihren Oberschenkel während der Fahrt. Küssen Sie sie an jeder Ampel auf den Nacken.

Führen Sie sie an der Hand in den Buchladen, und steuern Sie eine Ecke an, die Sie vorher ausgesucht haben. Wenn Sie denkt, dass Sie jetzt ein Buch aus dem Regal nehmen wollen, ziehen Sie ihr eine Schlafmaske über die Augen.

Sie wird zusammenzucken und versuchen, die Maske abzunehmen, aber Sie halten ihr die Hände fest. Die Dunkelheit wird dazu beitragen, dass ihre Fantasie ins Spiel kommt.

Schirmen Sie sie mit Ihrem Körper ab, aber passen Sie auf. Wenn jemand um die Ecke kommt, ziehen Sie ihr rasch die Augenbinde ab. Solange Sie jedoch Zeit haben, flüstern Sie ihr schmutzige Sachen ins Ohr. Sagen Sie ihr, dass alle hinschauen und dass die Leute sie sehen können.

Sagen Sie: »*Wenn ich dich darum bitten würde, würdest du mir hier auf der Stelle Lust bereiten, oder?*«

Sie wird nein sagen, und ihre Wangen werden sich rot färben.

Reden Sie weiter. »*Du würdest mir einen blasen, du böses Mädchen. Und alle würden dich anschauen.*«

Sie wird den Kopf schütteln, aber ein Teil von ihr wird die Vorstellung erregend finden. Ein Teil von ihr möchte tun, was Sie sagen, auch

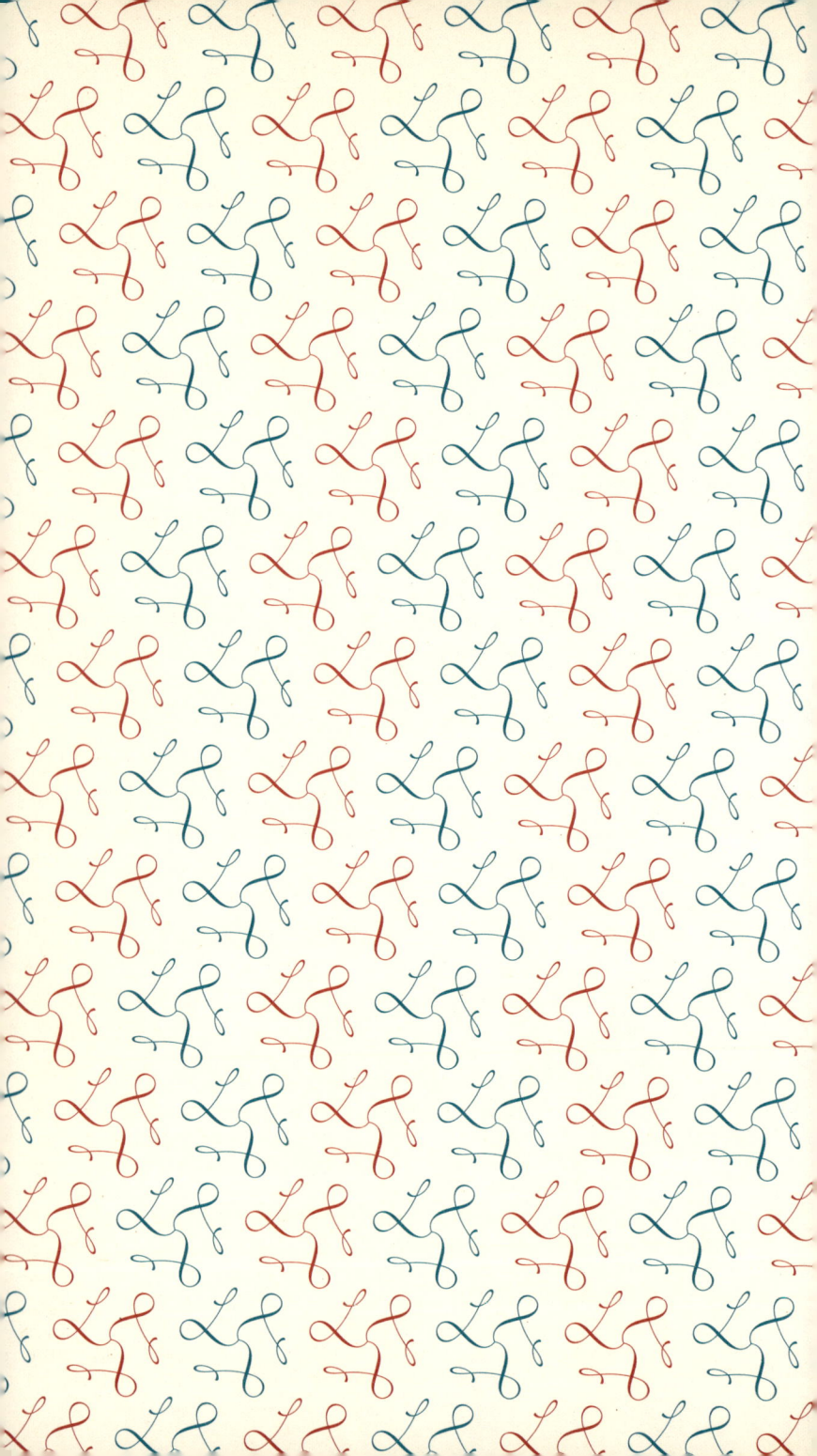

35
Festgehalten

Nur für ihre Augen

Spreizen Sie die Beine. Er wird verblüfft und erregt zugleich reagieren. Genau diesen Ausdruck wollen Sie einfangen. Fotografieren Sie ihn noch ein paarmal. Sie können dabei auch die Innenseiten Ihrer Schenkel streicheln und Ihren Rock ein wenig höher schieben. Drücken Sie dabei die ganze Zeit auf den Auslöser.

Beginnen Sie, Ihre Bluse aufzuknöpfen. Ein Knopf nach dem anderen, damit er zuerst nur ein bisschen Haut sieht, dann einen Hauch Spitze von Ihrem Büstenhalter und schließlich die Rundung Ihrer Brüste. Achten Sie darauf, ihn auf jeden Fall in dem Moment aufzunehmen, wenn Sie den letzten Knopf an Ihrer Bluse öffnen. Fährt er sich mit der Zunge über die Lippen? Ja. Sorgen Sie dafür, dass Sie das alles einfangen.

Während Sie sich weiter ausziehen, brauchen Sie die Kamera nicht nur auf sein Gesicht zu richten. Wie zeigt er sonst noch, dass er Sie begehrt? Spannen sich seine Muskeln an, wenn er erregt ist? Was macht er mit den Händen? Können Sie seine Erektion unter der Hose sehen? Fotografieren Sie auch das.

Fotografieren Sie so lange, bis Sie Ihren Striptease beendet haben. Seien Sie nicht überrascht, wenn er dann auch nackt ist. Sie haben ihn so erregt, dass er jetzt noch nicht einmal die Fotos sehen will. Im Moment will er Sie nur flachlegen und endlich auch einmal am Drücker sein!

Wenn Sie genügend Aufnahmen von Ihrem Mann gemacht haben, ziehen Sie sich das Foto, das Sie am liebsten haben, auf Ihren Desktop. Und jedes Mal, wenn Sie sich vor Augen halten möchten, wie sehr er Sie begehrt, dann brauchen Sie nur hinzusehen. Und er auch ...

Trauen Sie sich ... Ihre beste Aufnahme zu machen.

Trauen Sie sich ... sein Verlangen zu entwickeln.

35 Festgehalten

> **Zutaten:**
> Digitalkamera
> Hocker oder Stuhl
> Kurzer Rock und
> geknöpfte Bluse

Wenn Sie wie die meisten Paare sind, haben Sie zahlreiche Fotos von sich und Ihrem Partner in unterschiedlichen Situationen und Settings. Diese Fotos erinnern uns an all unsere schönen gemeinsamen Erlebnisse und die Emotionen, die dazu gehörten.

Aber haben Sie auch die andere Erfahrung – und Emotion – eingefangen, die wesentlich für Ihre Beziehung ist? Diesen Moment voller Lust und Verlangen? Warum sollen wir das nicht auch einmal fotografieren? Was gibt es Besseres als sexy Fotos, um uns daran zu erinnern, warum wir den Mann lieben, mit dem wir zusammen sind?

Die Fotos für diese Herausforderung sind jedoch nicht nur sexy Fotos. Es sind keine Aufnahmen von Ihrem Hintern oder Ihren Beinen, bei dem ihm das Wasser im Mund zusammenläuft, sondern auf diesen Bildern werden die Augenblicke der Lust und des Verlangens festgehalten, das er für sie empfindet. Sie werden etwas unglaublich Wagemutiges tun – Sie werden ihn fotografieren, während er Ihnen beim langsamen Ausziehen zuschaut.

Die Kulisse ist einfach aufgebaut: Stellen Sie einen Hocker oder einen Stuhl in einen Raum mit gutem Licht. Es sollte auch für ihn einen Platz geben, von dem aus er Sie gut sehen kann. Hinter ihm sollte am besten eine weiße Wand sein. Sie tragen einen kurzen Rock, kein Höschen und eine geknöpfte Bluse. Die Kamera sollte mit einer Hand zu bedienen sein, weil Ihre andere Hand wahrscheinlich ziemlich beschäftigt sein wird.

Sagen Sie ihm, Sie wollen ein paar sexy Aufnahmen von Ihnen beiden machen. Nichts Riskantes, sondern etwas, das Sie sich später als Erinnerung an Ihr großartiges Sexleben anschauen können. Er wird denken, dass er derjenige ist, der die Fotos machen soll.

Wenn Sie ihn jedoch in Ihr Fotostudio führen, wird er feststellen, dass Sie die Fotos machen. Stellen Sie ihn an die zuvor bestimmte Stelle, setzen Sie sich auf Ihren Hocker, und nehmen Sie die Kamera in die Hand.

36
Wahrheit oder Herausforderung

Nur für **seine** Augen

Wenn Sie Wahrheit nimmt, aber lieber nicht antworten will, muss sie die Herausforderung nehmen und umgekehrt. Beides nimmt im Verlauf an Intensität zu, die Herausforderungen werden intimer und die Wahrheiten expliziter. Bereit? Dann fangen Sie an:

Wahrheit
1. Was findest du am Sex zum Lachen?
2. Was haben wir früher im Bett gemacht, was dir heute fehlt?
3. Welche sexuelle Aktivität liebst du am meisten? Warum?
4. Was ist deine Lieblingsstellung? Warum?
5. Welchen meiner Körperteile findest du am sexiesten?
6. Was ist deine stärkste Sexfantasie?

Herausforderung
1. Küss mich wie beim ersten Mal.
2. Schließ die Augen und berühre meinen Körper, als ob du ihn noch nie zuvor berührt hättest.
3. Versuch mir einen Knutschfleck zu machen.
4. Mach deine Nippel hart, und zeig mir deine Brüste.
5. Zeig mir den Körperteil von dir, den du am sexysten findest. Berühr ihn so, wie du dort gerne berührt werden möchtest.
6. Erfülle jetzt deine stärkste Sexfantasie hier mit mir.

Sie darf nur zwei Fragen ablehnen, muss also mindestens vier beantworten. Entweder gesteht sie ihre geheimen Sexwünsche und -fantasien – oder sie probiert sie mit Ihnen aus.
Sie gewinnen also auf jeden Fall.

Trauen Sie sich … sie herauszufordern.

36 Wahrheit oder Herausforderung

> **Zutaten:**
> 2 Briefumschläge
> 2 Blätter Papier (optional: reißen Sie diese Seiten heraus, und stecken Sie sie in Briefumschläge)
> 1 Kugelschreiber oder Textmarker
> Klebeband

Haben Sie jemals Wahrheit oder Herausforderung gespielt?

Dieses uralte Partyspiel hat Generationen von Jugendlichen begeistert. *O mein Gott, wenn ich sie nun küssen muss! Und wenn die anderen nun merken, dass ich sie wirklich mag? Wenn sie sehen, dass ich einen Ständer habe?*

Diese Version von Wahrheit oder Herausforderung ist jedoch definitiv nicht jugendfrei. Und sie ist auch nicht nur ein alberner Zeitvertreib, sondern dient einem Zweck. Zuerst einmal dem *Sex*.

Die Wahrheitsfragen sollen die Intimität herstellen, die für eine Frau so wichtig ist. Das ist die wichtigste Fähigkeit, die dieses Buch Ihnen vermitteln soll. Wenn Sie lernen können, wie Sie Ihre Frau dazu bekommen, an Sex zu denken – und warum sie ihn *jetzt, sofort* mit Ihnen haben sollte –, dann steht Ihnen ein glückliches Leben bevor.

Am frühen Abend, direkt nach dem Essen, sieht sie Ihre Überraschung, wenn sie ins Badezimmer geht. Am Badezimmerspiegel kleben zwei Umschläge, auf einem steht WAHRHEIT und auf dem anderen HERAUSFORDERUNG. Und auf beiden steht *Nicht öffnen*. Antworten Sie nicht auf ihre Fragen, sondern sagen Sie nur, Sie hätten Pläne für später und sie solle die Umschläge nicht anfassen.

Nicht anfassen? Das klingt verführerisch. Sie wird den ganzen Abend darüber nachdenken. Sie starrt sie an, während sie sich die Zähne putzt. Sie machen sie wahnsinnig, als sie sich abschminkt. *Wahrheit…* oder *Herausforderung.* Wie aufregend!

Schließlich, kurz bevor Sie ins Bett gehen, bitten Sie sie, Ihnen die Umschläge zu bringen. Dann erklären Sie ihr die Spielregeln. Sechsmal fragen Sie sie, ob sie Wahrheit oder Herausforderung nimmt. Sie muss sofort antworten oder reagieren, je nachdem, was sie gewählt hat.

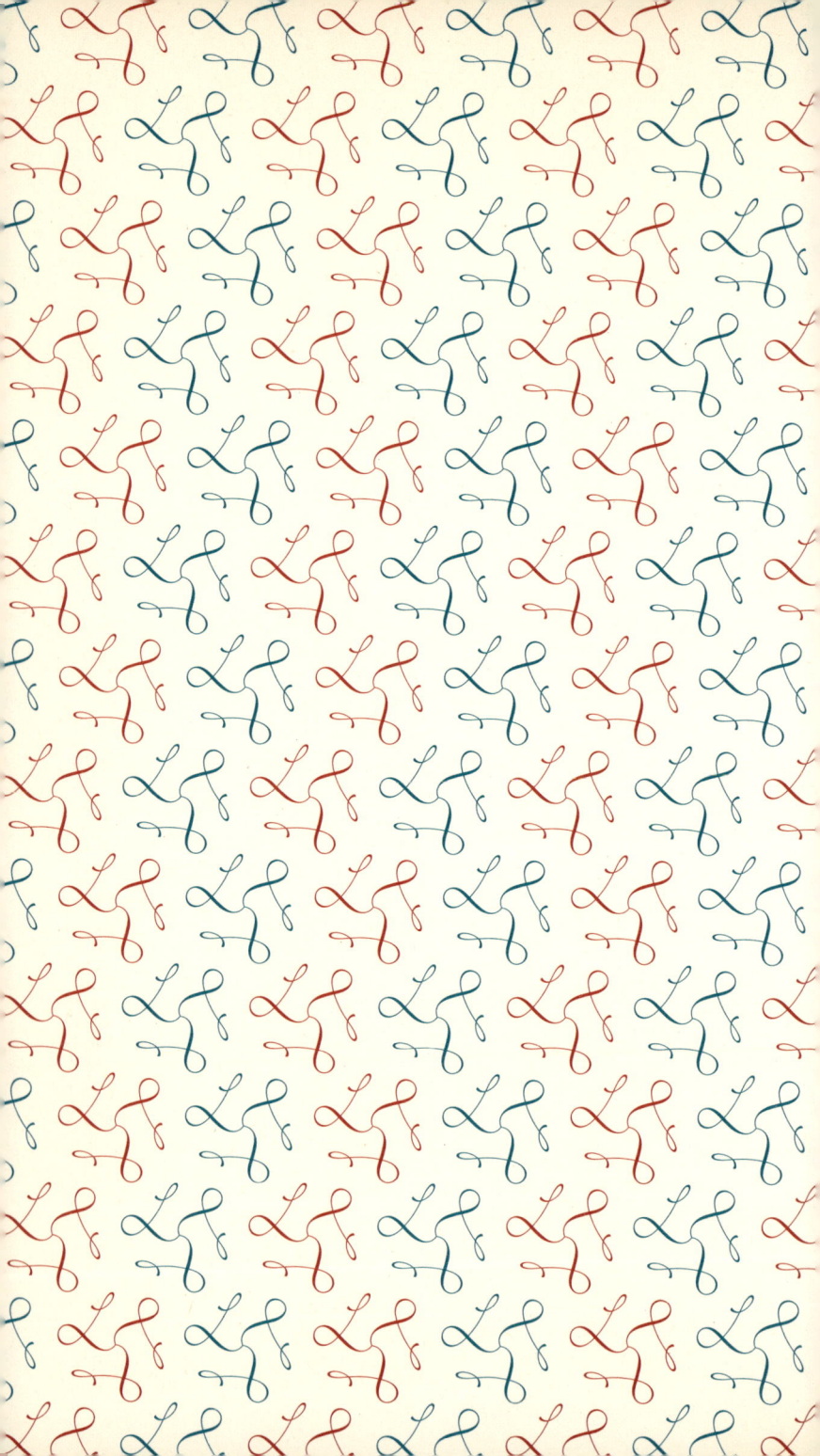

37 Umgekehrt

Nur für *ihre* Augen

Sie sich um, wenn Sie Ihren Büstenhalter anlegen; zwinkern Sie Ihrem Mann über die Schulter zu, wenn Sie die Häkchen im Rücken schließen. Wackeln Sie mit den Hüften. Schicken Sie ihm einen Luftkuss. Schlüpfen Sie in Ihre High Heels und stolzieren Sie im Zimmer auf und ab. Schließlich ziehen Sie Ihren engsten Rock an und lassen Ihre weiße Bluse so weit offen, dass er Ihren BH darunter sehen kann. Und wenn Sie erst einmal vollständig angezogen sind ...

... *machen Sie Liebe mit Ihrem Mann.* Drücken Sie ihn aufs Bett, und ziehen Sie seinen Reißverschluss auf. Helfen Sie ihm beim Ausziehen, und dann heben Sie Ihren Rock und steigen auf ihn. Mittlerweile hat er bestimmt eine komplette Fantasie im Kopf, irgendetwas mit einem erfolgreichen Geschäftsmann und einer Empfangsdame, die ihm nicht widerstehen kann. Winden Sie sich auf ihm. Drehen Sie sich um, und knien Sie über seinem Gesicht; lassen Sie ihn Ihre Schenkel, Ihre Hinterbacken und Ihr Höschen küssen. Nehmen Sie seinen Penis in den Mund. Wenn er hart ist, schieben Sie seinen Schaft in Ihre offene Bluse zwischen Ihre Brüste und drücken Sie sie zusammen.

Und schließlich setzen Sie sich auf ihn und nehmen ihn, immer noch bekleidet, in Ihre Nässe auf. Er braucht Sie nicht nackt zu sehen, o nein. Sie haben ihn erregt und ihm sündige Gedanken in den Kopf gesetzt (und er bewundert Sie zutiefst für Ihre darstellerischen Fähigkeiten). Und jetzt gibt es nur noch eins für Sie zu tun, bevor Sie von der Bühne abtreten. Sie brauchen nur noch zu kommen.

Trauen Sie sich ... sich anzuziehen.

Trauen Sie sich ... ihn zugucken zu lassen.

Trauen Sie sich ... am Anfang aufzuhören.

37 Umgekehrt

> **Zutaten:**
> Strümpfe
> Strumpfgürtel
> Sexy Büstenhalter und Höschen
> High Heels
> Enger Rock und Bluse
> Heiße Musik

Was ist der Unterschied zwischen einem sexy Moment und einer unvergesslichen Erinnerung, die einem noch Jahre später Schauer über den Rücken jagt?

Nehmen Sie zum Beispiel den Striptease. Er ist zeitlos, oder? Frauen verführen Männer mit der Kunst des Ausziehens bereits, seit es Kleidung gibt. Und in der Mitte des letzten Jahrhunderts wurde eine großartige Tänzerin namens Lili St. Cyr berühmt, indem sie auf der Bühne stand und *sich anzog*. Die Nummer war so scharf, dass sie vor Gericht zitiert wurde.

Bereiten Sie sich auf Ihren eigenen umgekehrten Striptease vor, indem Sie die sexysten Kleidungsstücke herausholen, die Sie besitzen, und sich neue Sachen anschaffen, die Sie unbedingt brauchen. Strumpfgürtel und Strümpfe? Unbedingt. Korsage oder Bustier? Na klar. Und Schuhe mit so hohen Absätzen, dass Sie zum Hineinschlüpfen eine Leiter brauchen. Was die restliche Kleidung betrifft, denken Sie am besten an Maggie Gyllenhaals atemberaubend erotischen Auftritt in *Secretary*: weiße Bluse, schwarzer enger Rock und süßes Lächeln.

Ein paar Stunden vor Ihrem erotischen Tanz legen Sie die Sachen aufs Bett, so dass Ihr Mann sie sehen kann, erklären aber nichts. Am Abend sagen Sie ihm, er soll sich aufs Bett setzen und sich auf eine Überraschung gefasst machen. Dimmen Sie das Licht. Legen Sie Musik auf. Verschwinden Sie im Badezimmer, und ziehen Sie Ihre bequeme Alltagskleidung aus. Splitternackt kommen Sie wieder heraus.

Haben Sie schon einmal eine moderne Burleske-Show gesehen? Es ist wundervoll. Dabei geht es nicht so sehr ums Strippen als vielmehr um die Performance vor dem Publikum. Ihr *umgekehrter* Striptease sollte langsam, erotisch und elegant sein. Das Höschen ziehen Sie mit einem Ruck hoch. Die Strümpfe sind jeder für sich eine eigene Show. Drehen

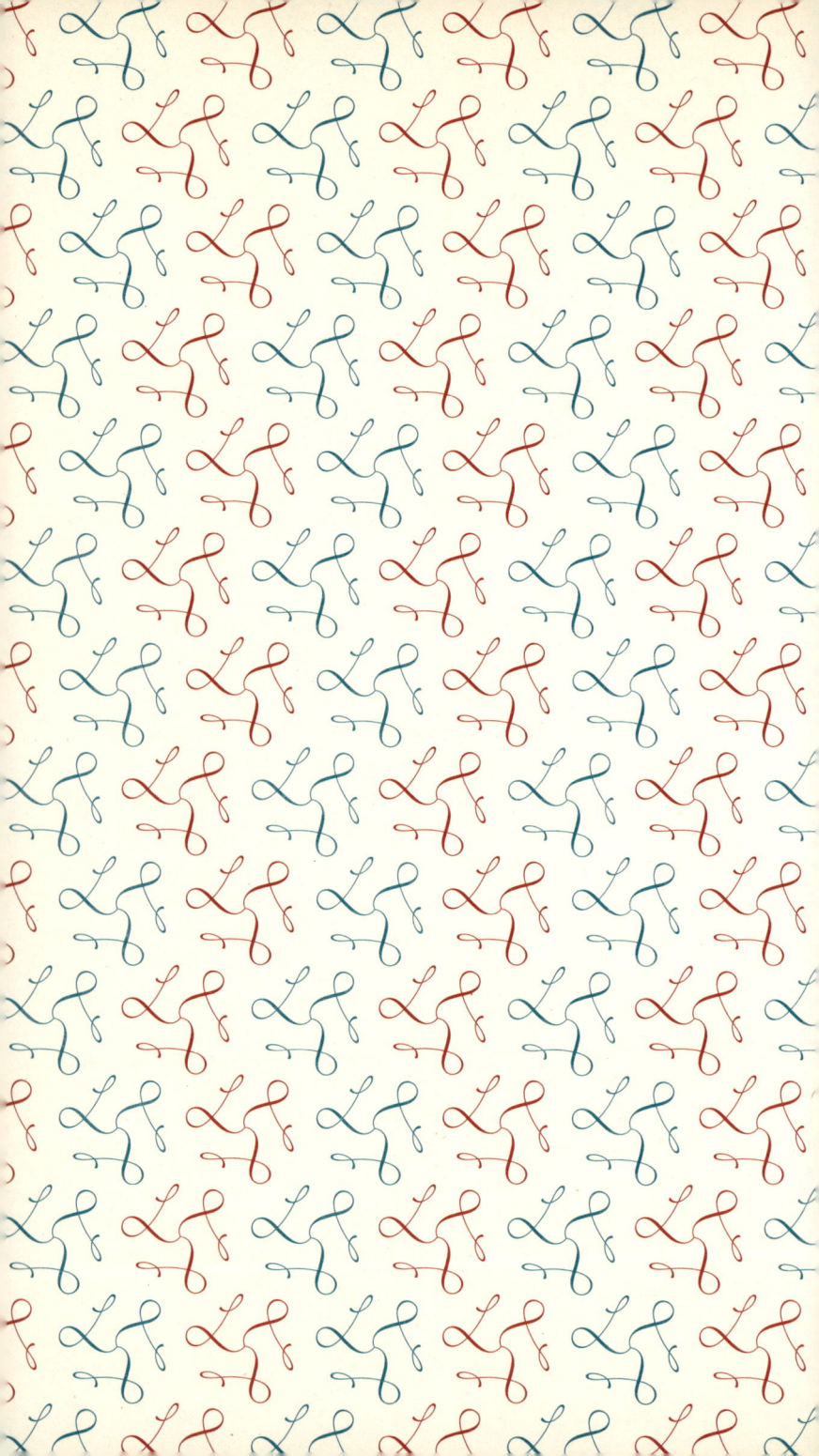

38
Fünf Münzen

Nur für seine Augen

☆

nicht mehr aushalten können, gehen Sie auf die Knie, und drücken Sie die Lippen auf ihre Muschi.

Erinnern Sie sie an die wichtigste Spielregel: Während Sie sie lecken, muss sie die Hände zusammenhalten. Dann lecken Sie sie so langsam und gründlich, wie Sie sie berührt haben. Werden Sie nicht schneller, wenn sie seufzt und die Hüften vorschiebt. Sie muss lernen, wer hier wirklich der Boss ist.

Erst wenn ihre Muskeln zu zittern beginnen, erhöhen Sie das Tempo. Feuchten Sie einen Finger in ihrer Möse an und lassen Sie ihn durch ihre Poritze gleiten, damit sie das Spiel verliert.

Denn wenn sie die Münzen fallen lässt, ist das Spiel vorbei, und sie muss vor Ihnen auf die Knie sinken, während Sie sich ausziehen und die Hand nach den Münzen ausstrecken.

Gewinnen oder verlieren ... es spielt keine Rolle.

Heute Abend werden Sie beide kommen.

Trauen Sie sich ... Ihr Sparschwein zu schlachten.

Trauen Sie sich ... sie gewinnen zu lassen.

Trauen Sie sich ... ihre Stelle einzunehmen.

Fünf Münzen von Alison Tyler

> **Zutaten:**
> 5 Münzen

Lust ist nicht kostenlos. Sie kostet Geduld. Sie kostet Willenskraft. Sie kostet Kontrolle. Sie kostet Münzen.

Oder *fünf* Münzen, wenn Sie das Spiel richtig spielen.

Zu Beginn dieser Herausforderung rufen Sie sie ins Schlafzimmer. Dort ziehen Sie sie langsam aus. Sagen Sie ihr, was Sie vorhaben.

Sie soll sich nackt ans Fußende des Bettes stellen. Küssen Sie sie auf die Wange. Küssen Sie sie auf die Lippen. Fragen Sie sie, ob sie Ihnen vertraut.

Sagen Sie ihr, sie soll die linke Hand mit der Handfläche nach oben ausstrecken. Holen Sie die Münzen aus Ihrer Hosentasche und legen sie auf jede Fingerspitze, dann helfen Sie ihr, die rechte Hand dagegenzudrücken, so dass die Münzen von den Fingerspitzen gehalten werden.

Jetzt soll sie die Hände über den Kopf heben und zur Decke schauen. Sie soll sich richtig strecken, so dass Sie die Spannung in ihren Gliedmaßen spüren und sehen können.

Setzen Sie sich auf die Bettkante, und bewundern Sie ihren nackten Körper – die Löckchen, die den kostbaren Schatz ihrer Muschi vor neugierigen Blicken verbergen, die weißen Streifen ihres Bikinis oder vielleicht auch die Sommersprossen an ihrem Schlüsselbein. Sie wird spüren, dass Sie sie anschauen, sie wird Ihre Blicke spüren.

Wenn sie anfängt zu zittern, stehen Sie auf und treten zu ihr. Sie lassen Ihre Fingerspitzen über ihren Körper gleiten, so zart, dass sie es kaum spürt. Sie wird erschauern, aber Sie müssen ihr sagen, dass sie die Münzen nicht fallen lassen soll.

Wenn sie das nämlich tut, ist das Spiel vorbei.

Beißen Sie ihr in den Nacken. Knabbern Sie an ihrem Ohrläppchen. Küssen Sie sie am Hals. Fragen Sie sie, ob sie nass ist. Lassen Sie sie beschreiben, wie erregt sie ist. Ermahnen Sie sie, sie soll die Münzen nicht fallen lassen.

Berühren Sie sie überall, nur nicht zwischen den Beinen. Wenn Sie es

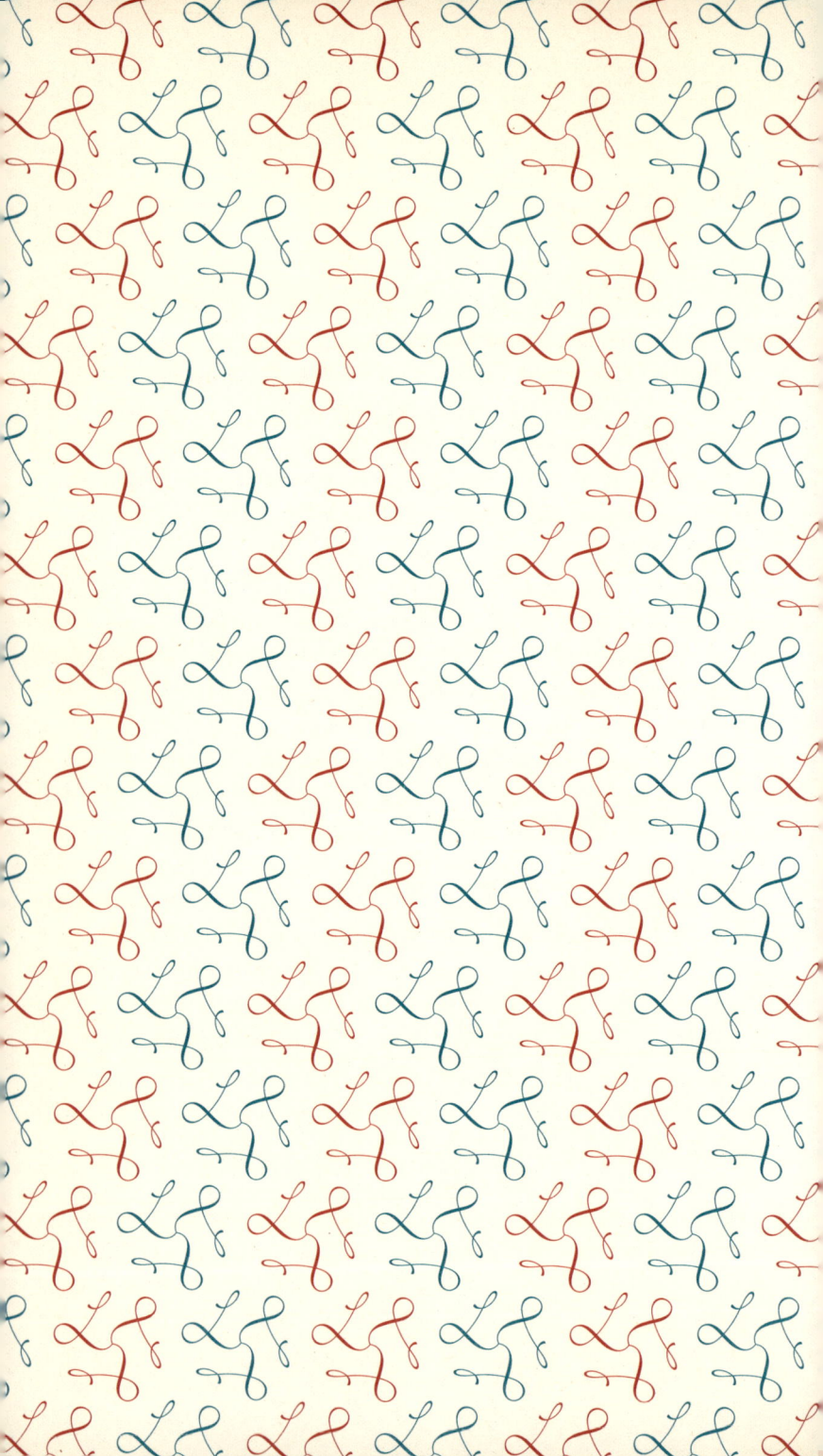

39
Geheimagent
Nur für ihre Augen

und warten auf ihn. Wenn er ebenfalls unter die Decke kommt, sagen Sie zu ihm: »Ich habe die Information, die du brauchst.« Führen Sie seine Hände zwischen Ihre Beine, und sagen Sie: »Wir müssen nur noch den Code knacken.«

Zeigen Sie ihm, wie er seine Finger am besten bewegt, damit Sie nass werden. Bringen Sie ihm bei, sein geheimes Spielzeug zu benutzen, um Ihren »Code zu knacken«.

Tauchen Sie Ihre Finger tief in Ihre Nässe, und lassen Sie ihn daran lutschen.

»Das war das Wahrheitsserum«, sagen Sie zu ihm. »Jetzt musst du mir erzählen, welche Fantasie du gerade hast...« Und während er das tut, setzen Sie seine Fantasie in die Tat um. Sie werden sich gegenseitig um den Verstand vögeln.

Trauen Sie sich... unter die Decke zu gehen.

Trauen Sie sich... der Spion, den er liebte, zu sein.

39 Geheimagent

> **Zutaten:**
> 1 Briefumschlag
> 1 Geheimvibrator
> (zum Beispiel der vibrierende Lippenstift oder die vibrierende Taschenlampe unter den »discreet vibrators« von www.babeland.com)
> Perücke (optional)

Sollten Sie den Auftrag annehmen, müssen Sie das Geheimnis aufdecken, warum Sie und Ihr Partner erregt werden. In fünf Minuten erwartet Ihr Vorgesetzter Sie im Badezimmer. Sollten Sie oder ein anderes Mitglied Ihrer Einheit einen Orgasmus haben, bevor Ihr Auftrag vollendet ist, werden wir jede Kenntnis Ihrer Existenz abstreiten. Diese Nachricht wird sich in fünf Sekunden selbst zerstören. Viel Glück.

James Bond, 007. Ethan Hunt. Geheimagenten – sie sind cool, verschwiegen und unglaublich scharf mit ihren makellosen Maßanzügen und ihren High-Tech-Spielzeugen. Wir Frauen würden es am liebsten mit jedem Geheimagenten treiben, der uns über den Weg läuft – aber hier ist das Geheimnis: Unsere Männer wollen am liebsten diese Geheimagenten sein.

Und es funktioniert in beide Richtungen. Erinnern Sie sich noch an Jennifer Garner in *Alias?* Die Männer sind doch reihenweise schwach geworden.

Hier ist Ihre Chance, ihn herauszufordern, damit er mit Ihnen verdeckt ermittelt – und bei der Gelegenheit etwas über Ihre geheimen Wünsche lernt.

Beginnen Sie damit, eine Nachricht mit einer geheimen Mission zu verfassen. Lassen Sie den Briefumschlag auf der Küchentheke liegen. Jetzt warten Sie im Badezimmer. Wenn er hereinkommt, flüstern Sie ihm ins Ohr: »Sie beobachten uns.« Dann drängen Sie ihn an die Wand und küssen ihn leidenschaftlich. Drücken Sie ihm das Sexspielzeug in die Hand, und sagen Sie: »Zähl bis zehn und dann treffen wir uns unter der Decke. Bring deine Ausrüstung mit.«

Jetzt haben Sie die Chance festzustellen, wie er unter Druck reagiert. Sie ziehen sich aus, schlüpfen nackt unter die Decke – »undercover« –

40
Heißer Abwasch

Nur für **ihre** Augen

€ ☆

den Fesseln befreien können, wenn er zum vereinbarten Zeitpunkt noch nicht nach Hause gekommen ist.

Ist er dann allerdings da, sind Sie völlig seiner Gnade ausgeliefert. Er kann Sie einölen, Ihnen den Hintern mit dem Holzlöffel versohlen und Sie mit den Federn des Staubwedels kitzeln. Und er kann auch der Meinung sein, dass Sie so schmutzig sind, dass er Sie mit warmem Wasser und Seife waschen muss. Bevor er sich über Sie hermacht, natürlich.

Wenn Sie mit dem Abwasch fertig sind, sagen Sie ihm, dass er jetzt »gesäubert« werden muss. Wenn er Sie befreit, sind Sie ihm mit Zunge oder Händen zu Diensten.

Trauen Sie sich… den Abwasch zu machen.

Trauen Sie sich… sich über die Küchenspüle zu beugen.

Heißer Abwasch von Violet Blue

Zutaten:
- 1 Korsage
- 1 Dienstmädchenhäubchen (erhältlich im Geschäft für Kostümbedarf)
- 1 Paar Handschellen oder weiches Nylonseil (und eine Schere, um es schnell durchschneiden zu können)
- 1 Flasche Öl oder Gleitmittel
- 1 kleiner batteriebetriebener Vibrator (am besten wasserdicht)
- 1 Staubwedel aus Federn
- 1 Holzlöffel
- High Heels
- Viel schmutziges Geschirr
- Viel Spülmittel
- Warme Küche

Für gewöhnlich ist man erleichtert, wenn man die Küche geputzt hat. Aber bei dieser Herausforderung macht der Abwasch auf einmal Spaß.

Sie haben ihm bereits mitgeteilt, dass in der Küche eine private Überraschung auf ihn wartet, wenn er nach Hause kommt. Wahrscheinlich denkt er, Sie kochen etwas, aber als er die Küche betritt, findet er eine Szene vor, die er sich nie vorgestellt hat – sie tragen nichts außer High Heels, einer Korsage und einem Häubchen und spülen eifrig ab. An die Spüle gefesselt.

Begrüßen Sie ihn mit einem flüchtigen »*Oh, hallo*«, damit er sieht, dass Sie Ihre Pflicht tun und seine Gefangene sind. Wenn er zu Ihnen tritt, stellt er fest, dass Sie sich an die Spüle gefesselt haben. Sagen Sie ihm, der Abwasch hält sie gefangen, und fragen Sie, ob Töpfe und Pfannen denn auch sauber genug sind. Sie wollen unbedingt Ihre Pflichten gut erfüllen, und er soll Sie auf keinen Fall bei der Arbeit ablenken. Das wird er natürlich als Aufforderung auffassen, und er wird sich einen Spaß daraus machen, Sie so weit zu bringen, dass Sie die Kontrolle verlieren.

Natürlich haben Sie bereits ein paar Spielzeuge zurechtgelegt, um es ihm leichter zu machen. Auf der Küchentheke neben sich – keine Sorge, er wird es schon sehen – haben Sie Gleitmittel oder Öl, einen Staubwedel, einen kleinen Vibrator und einen Holzlöffel bereit gelegt. Sagen Sie ihm, dass Sie nur freikommen, wenn Sie Ihre Pflichten alle erfüllt haben, achten Sie jedoch darauf, dass Sie sich im Notfall auch selbst aus

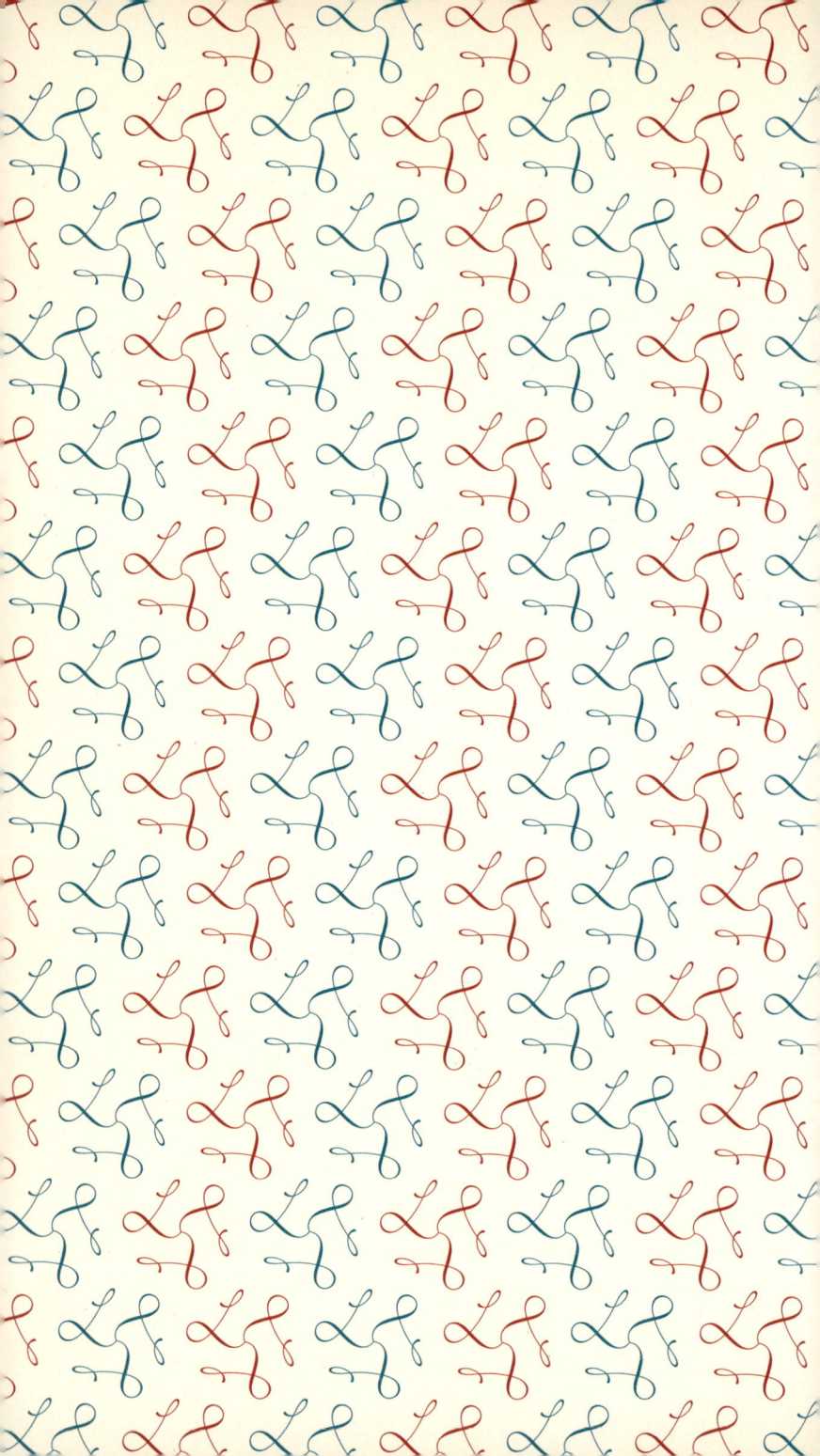

41
Zehenschmeichler

Nur für seine Augen

€

Also, trauen Sie sich. Holen Sie Weingummi, und naschen Sie es von ihren Füßen. Oder vielleicht... bekommen Sie auch eine Pediküre. Eine professionelle.

Und sie sucht den Nagellack aus.

Trauen Sie sich... ihre Fantasie und ihre Zehen zu kitzeln.

Trauen Sie sich... sie abzuschlecken.

41 Zehenschmeichler

> **Zutaten:**
> 2 heiße, feuchte Handtücher
> 1 trockenes Handtuch
> 1 Schüssel sehr warmes Wasser
> Parfümfreie Seife
> Massageöl
> 1 Packung Gummi Saver
> (Weingummi-Ringe)

Kennen Sie den Weg zum Herz einer Frau? Er führt über ihre Füße.

Ja, *Füße*. Im Gegensatz zu schwieligen Männerfüßen sind Frauenfüße zart und müssen liebevoll behandelt werden.

Zu Ihrer Information: Frauenfüße haben Tausende von Nerven, und *jeder einzelne Nerv* führt über eine Bahn, die nahe bei der Klitoris liegt, zum Gehirn. »Wie geht es dir?«, sagt der Fußnerv, und die Klitoris lächelt verschämt und klimpert mit den Wimpern.

Überraschen Sie Ihre Süße mit einer Fußmassage. Zuerst waschen Sie ihr die Füße. Aber nicht zu grob! Es sind zarte Füße, die vorsichtig eingeseift, abgespült und in ein heißes Handtuch gewickelt werden. Und dann bekommen sie eine Sonderbehandlung ... Sie *knabbern* nämlich an ihnen.

Nehmen Sie eine Packung gemischte Gummiringe, winzige Zehenringe aus Weingummi, die ihre hübschen kleinen Zehen wunderbar schmücken werden. Ja, das sieht doch süß aus! Und auch ein bisschen lustig.

Und wenn Sie anfangen, daran zu lecken, wird es heiß. Sie knabbern und saugen, und zugleich massieren Sie ihr die Füße und die Waden. Ihre Fußnerven werden summen vor Lust. Sie werden zu ihrer Freundin, der Klitoris, wanken, sie umarmen, und dann werden sie anfangen zu singen. Wenn Sie alles richtig machen, findet unter der Gürtellinie eine rauschende Party statt.

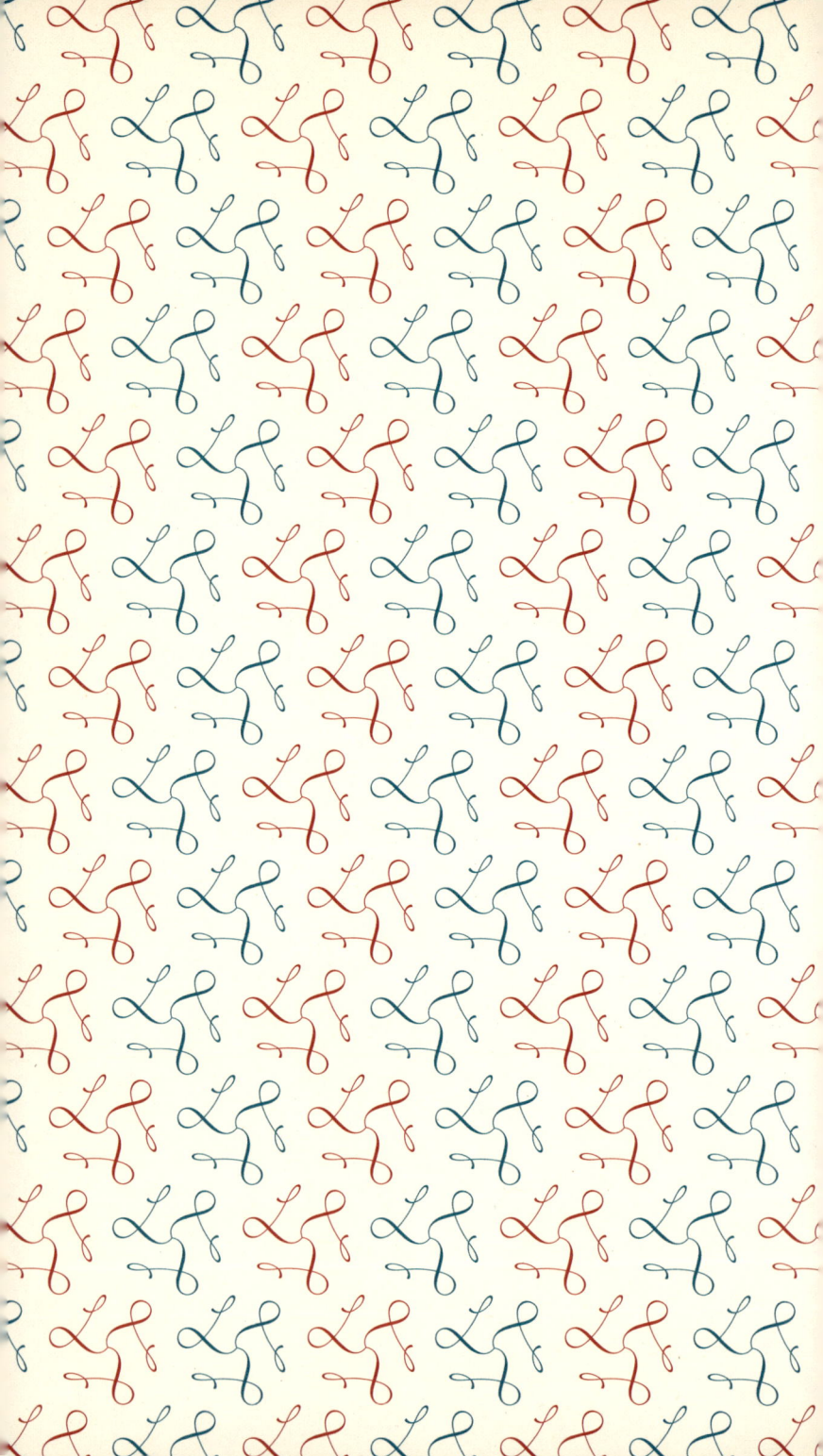

42
Das Beste am Aufwachen

Nur für seine Augen

Küssen Sie sie, füttern Sie sie, und präsentieren Sie Ihren nackten Hintern. Und jetzt folgt der Rest Ihrer morgendlichen Überraschungen. Tun Sie das Folgende langsam und mehrfach: Legen Sie ein Stück Obst auf ihren Bauchnabel, und essen Sie es von dort. Trinken Sie einen Schluck Eiswasser oder kalten Orangensaft und fahren Sie mit der Zunge über ihre Nippel. Trinken Sie einen Schluck heißen Kaffee, knien Sie sich zwischen ihre gespreizten Beine, und lecken Sie über ihre Klitoris. Oh, wow! Das ist ein unglaubliches Gefühl. Diesen Trick nennt man Samtzunge, und ich finde es großartig. Ich wette, auch Ihre Süße schmilzt dahin, wenn Sie die Hitze bringen.

Es war ein denkwürdiger Morgen für sie. Ausgeschlafen. Frühstück im Bett. Ein bisschen Zucker, ein bisschen Kaffee. Und jetzt kommt der letzte Kick – der Vibrator, der auf dem Frühstückstablett liegt. Setzen Sie ihn abwechselnd mit Ihrer Zunge ein. Dreißig Sekunden lecken, dreißig Sekunden vibrieren. Und wiederholen. Machen Sie Ihre Zunge noch einmal heiß. Stellen Sie den Vibrator etwas schneller.

Na, wenn ich mir so den Segelmast unter Ihrer Schürze anschaue, dann scheint Ihnen das aber auch Spaß zu machen ...

Trauen Sie sich ... sie mit einem Lächeln aufzuwecken.

Trauen Sie sich ... das Frühstück zur wichtigsten Mahlzeit des Tages zu machen.

Das Beste am Aufwachen

> **Zutaten:**
> 1 Tischtablett
> 2 Stoffservietten
> 1 Schürze
> 1 Vibrator
> Frühstück

Für eine Frau liegen Welten zwischen gutem Sex und *großartigem-das-muss-ich-unbedingt-meinen-Freundinnen-erzählen-Sex*. Der Unterschied ist nicht schwierig. Er besteht lediglich in einer kleinen, zusätzlichen Mühe.

Mehr nicht! Und Sie müssen es auch nicht ständig machen. Sie müssen kein Vermögen dafür ausgeben. Sie müssen ihr nur von Zeit zu Zeit zeigen, dass sie Ihnen eine kleine extra Anstrengung wert ist. Glauben Sie mir, ich weiß, was Frauen glücklich macht. Sie werden sich im Laufe der Jahre viel Kummer ersparen, wenn Sie ihr einfach ab und zu an Tagen außerhalb von Muttertag oder ihrem Geburtstag das Frühstück ans Bett bringen. Und trauen Sie sich, ihr dabei Ihren nackten Hintern zu zeigen.

Diese Woche werden Sie sich ein bisschen mehr Mühe geben als sonst. Beginnen Sie damit, dass Sie einen Teil Ihrer Überraschung verraten. Sagen Sie Ihrer Süßen, sie könne morgen früh im Bett bleiben, weil Sie ihr Frühstück machen und sich um alles kümmern. Kinder, Tiere – sie braucht an gar nichts zu denken. Am nächsten Tag lösen Sie Ihr Versprechen ein. Sie brauchen kein Festmahl zuzubereiten, aber denken Sie daran, Frauen legen Wert auf die Präsentation. Und wenn Sie das Schlafzimmer betreten, sieht sie Folgendes …

Sie tragen ein Tablett mit Kaffee, Saft, vielleicht auch Obst und Waffeln. Was immer Sie wollen. Das Besteck liegt eingewickelt in große Stoffservietten neben dem Teller, wie in einem guten Restaurant. Sie tragen eine Schürze. Und wenn Sie ans Bett treten, wird sie merken, dass Sie unter der Schürze keine Hose tragen.

Ha! Ja, Sie präsentieren Ihren nackten Hintern! Es gibt nichts Besseres, als den Tag lachend zu beginnen, und vermutlich wird Ihre Liebste sich totlachen. Die nächste Überraschung folgt, wenn sie die Servietten entrollt. Eine Serviette enthält Messer und Gabel. Die andere … ach, du lieber Himmel, was ist das denn? *Ein Vibrator?* Ja, es ist ein Vibrator. Funktionsfähig und aufgeladen natürlich. Zum Dessert.

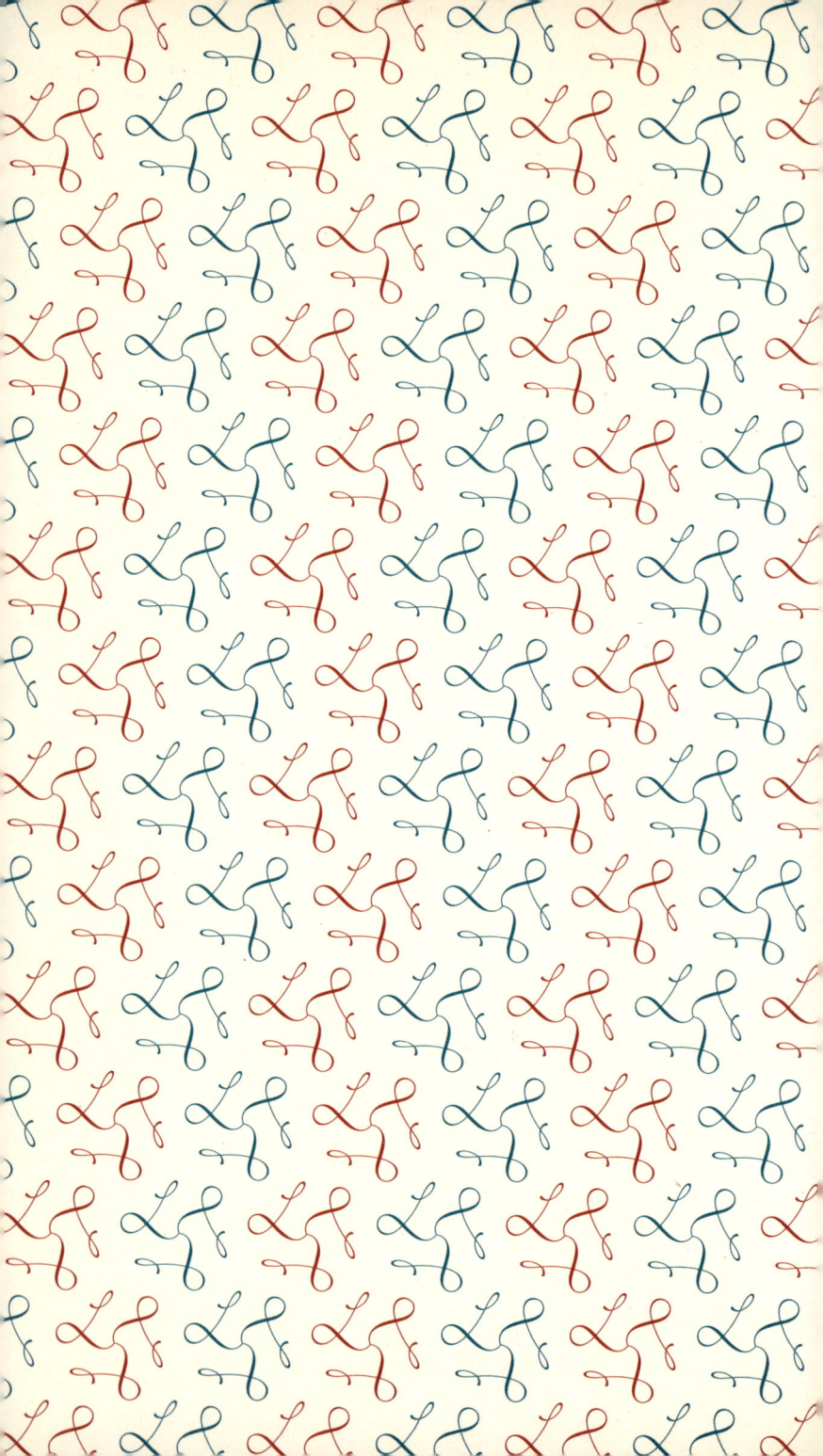

43
Liebling, machst du das bitte?

Nur für **ihre** Augen

vorfindet, spätestens dann wird er begriffen haben, dass es sich nicht um eine seiner Haushaltspflichten handelt.

Sagen Sie ihm, etwas funktioniere nicht, und er solle es bitte reparieren. Reichen Sie ihm die Liste und das Seil. Ab jetzt hat er die Kontrolle, schließlich sind Reparaturen seine Aufgabe.

Sie brauchen seine Aufmerksamkeit, also spielen Sie Ihre Rolle gut. Wenn er Sie berührt, stöhnen Sie. Wenn er auf eine schmerzende Stelle stößt, ermutigen Sie ihn, tiefer zu gehen, damit er den Schmerz beheben kann. Sie brauchen seine ganze Zuwendung. Erinnern Sie ihn daran, dass Sie empfindlich sind, und deshalb müssen Sie oft und gründlich repariert werden. Sie schreiben auch gern vorher alles auf.

Trauen Sie sich... die Verführerin in sich herauszukehren.

Trauen Sie sich... ihn dazu zu verführen, Sie jederzeit »reparieren« zu wollen.

43 *Liebling, machst du das bitte?* Von Shayla Black

Zutaten:
2 Blatt Papier   Scharfe Wäsche
1 Stück glattes Nylonseil   Stilettos
Duftkerzen   Verführerisches Lächeln

Jeder Mann hat eine Liste von Pflichten, die er im Haus erledigen muss. Auch wenn Ihr Mann geschickt ist, gibt es sicher einige unvollendete Projekte, denen er sich widmen muss. Aber Sie brauchen seine Aufmerksamkeit auch. Wie wäre es, wenn Sie sich selbst einfach auf die Liste seiner Pflichten setzen würden? Verwandeln Sie an diesem Wochenende die Liste mit den Reparaturen in einen Spielplan.

1. Sehen Sie zu, dass Sie vor ihm zu Hause sind.

2. Deponieren Sie an einer Stelle, die er sehen muss, einen Zettel, auf dem steht: »*Liebster, bitte, du musst etwas reparieren – komm ins Schlafzimmer. Sofort!*«

Auf einem zweiten Blatt Papier schreiben Sie genau auf, was er alles tun muss. Lassen Sie Ihrer Fantasie freien Lauf und setzen Sie Aufgaben auf die Liste, die sein Blut zum Kochen bringen. Zum Beispiel:

Zieh dich jetzt aus. Es ist eine niedere, schmutzige Arbeit, und du willst dir doch sicher nicht die Kleidung ruinieren.

Fessle mich. Ich darf mich bei der Reparatur nicht bewegen können.

Irgendetwas stimmt mit meinem Brustkorb nicht. Betaste ihn bitte. Ich glaube, das Problem geht von dort aus.

Mein Mund scheint nicht richtig zu funktionieren. Wir müssen ihn mit etwas Langem, Harten prüfen, um uns zu vergewissern, dass er noch saugen kann.

Ich habe ständig so einen Schmerz zwischen den Beinen. Hast du eine Idee, wie wir ihn beheben können?

Nehmen Sie das Seil und die Liste mit ins Schlafzimmer. Zünden Sie Kerzen an, ziehen Sie Ihre verführerischste Wäsche an, und schminken Sie sich. Parfüm. Roter Lippenstift. Stilettos. Sie sind eine Verführerin. Er wird die Augen – und die Hände – nicht von Ihnen lassen können.

Wenn er nach Hause kommt und Sie im Schlafzimmer so vorbereitet

44
Vierzig Finger
Nur für seine Augen

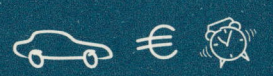

in die Arme. Reiben Sie ihre geölten Körper aneinander. Küssen Sie sich, und dann – Sie haben nur zehn Minuten Zeit, denken Sie daran – drehen Sie sie um, so dass sie sich am Massagetisch abstützen kann. Ziehen Sie ihr die von Öl glänzenden Hinterbacken auseinander und fahren Sie mit ihren öligen Fingern zwischen ihre geschwollenen Schamlippen und reiben ihre Klitoris. So schnell Sie können, dringen Sie mit Ihrem erigierten Penis in sie ein. Sie können sie bestimmt nicht an den Hüften festhalten, dazu sind Sie beide zu schlüpfrig, also beugen Sie sich über sie. Packen Sie sie an den Schultern und drücken Sie sich gegen den Massagetisch. Und passen Sie auf, dass Sie nicht aus ihr herausflutschen.

Oh, aber seien Sie nicht zu laut! In den anderen Kabinen sind auch Leute, und die Masseure sind direkt vor der Tür! Sie dürfen nur ganz leise stöhnen, und es darf auch niemand hören, wie nackte Haut auf nackte Haut klatscht. Die Massage hat sie schon bis kurz vor den Orgasmus gebracht, und jetzt dauert es nicht mehr lange, bis Sie beide explodieren, nasser und schlüpfriger als am Anfang.

Auf jeden Fall sollten Sie ein extra großes Trinkgeld hinterlassen, denn, nun ja, *irgendjemand* muss schließlich die Laken waschen.

Trauen Sie sich ... groß herauszukommen.

Trauen Sie sich ... sich helfen zu lassen.

Vierzig Finger

> **Zutaten:**
> 1 Massage für zwei
> 1 verständnisvoller Manager
>
> (Wenn dies für Ihren Geschmack zu öffentlich ist, nehmen Sie sich ein Hotelzimmer)

Ich kann Ihnen gleich zu Anfang sagen, dass dies keine billige Herausforderung ist. Aber Sie brauchen sie auch nicht für einen besonderen Anlass aufzuheben. Sie *wird* ein besonderer Anlass werden; eine der heißesten Erinnerungen, die Sie für den Rest Ihres Lebens teilen werden. Noch in vielen Jahren werden Sie den Tag feiern, an dem Sie Liebe mit vierzig Fingern gemacht haben.

Vierzig-Finger-Sex beginnt mit einer der wundervollsten Erfahrungen, die zwei Liebende machen können. Die meisten Spas und Resorts bieten Paar-Massagen an: zwei Massagetische, zwei professionelle Masseure, eine Stunde Wohlbehagen. Es ist jeden einzelnen Penny wert. Es ist einfach ein gutes Gefühl, wenn man weiß, dass die Person, die man liebt, ebenfalls jede Spannung und jeden Schmerz wegmassiert bekommt.

Aber die Paar-Massage hat natürlich kein Happy End. Dafür müssen Sie schon selbst sorgen. Wenn Sie die Reservierung machen, sagen Sie dem Manager, Sie hätten ein besonderes Geschenk für Ihre Süße, und ob die Masseure vielleicht zehn Minuten früher gehen könnten, damit Sie einen Moment lang allein sein können? (Bonus-Punkt: Zeigen Sie dem Manager eine kleine Schmuckschatulle, um glaubwürdiger zu wirken.)

Auf dem Weg zur Massage flüstern Sie Ihrer Liebsten ins Ohr: »*Ich habe eine kleine Überraschung für dich. Nach der Massage sind wir eine Weile allein, und ich zeige dir etwas, was man auf der Massageschule nicht lernt.*«

Okay. Wow. Jetzt hat sie etwas, worüber sie nachdenken kann. Etwas, worauf sie sich über die Massage hinaus freuen kann. Nach fünfundvierzig Minuten sind sie beide nass, schlüpfrig, entspannt, glücklich, nackt und ... ganz allein, weil die Masseure den Raum verlassen haben.

Lassen Sie die Laken fallen. Stehen Sie auf, und nehmen Sie sich

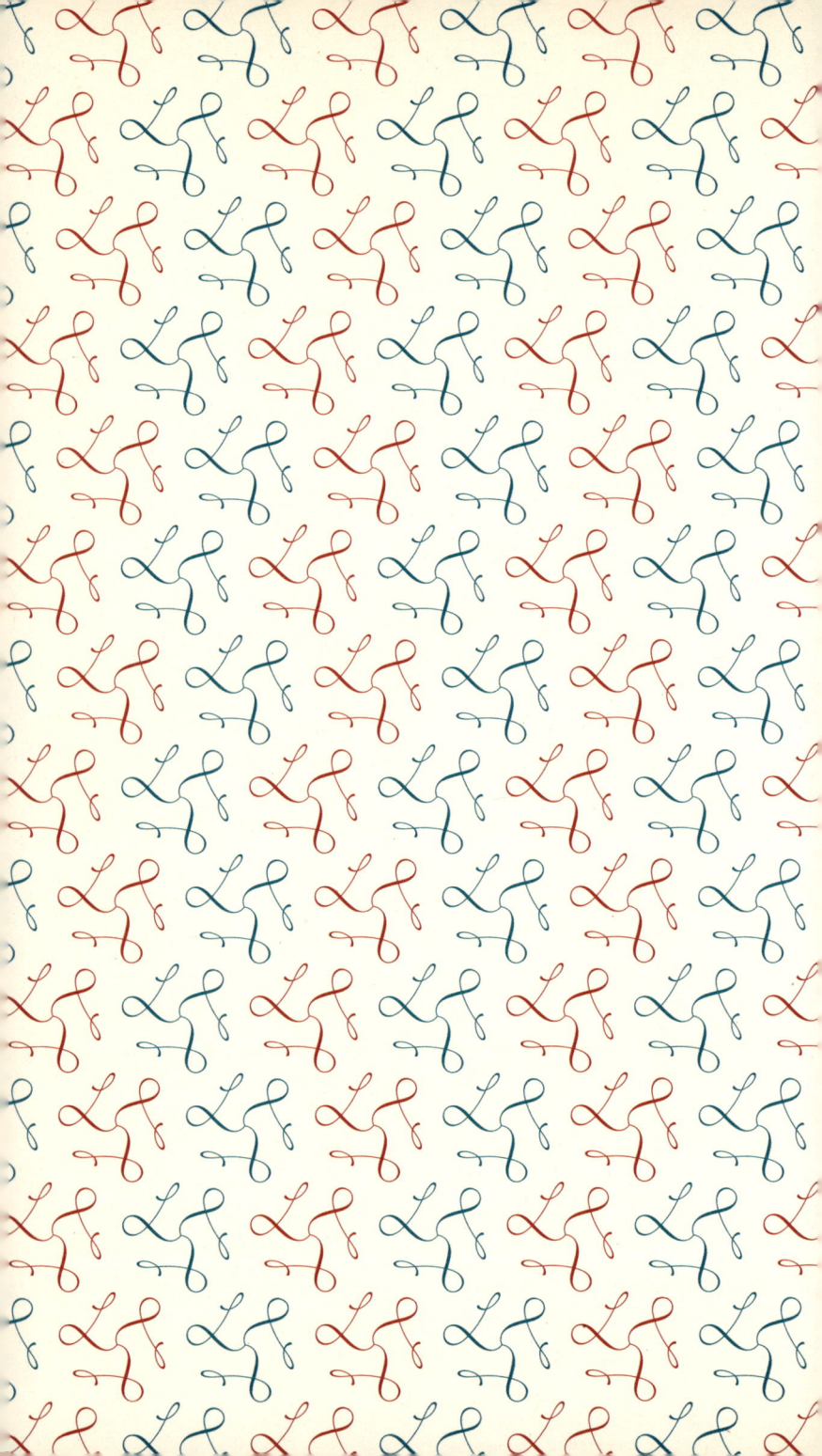

45
Heißer Anblick
Nur für seine Augen

die meisten Männer, sagen Sie sie wahrscheinlich nicht oft genug. Und sie möchte solchen Worten nur zu gerne Glauben schenken.

Um sie jedoch völlig zu überzeugen – um ihr einen unwiderlegbaren Beweis dafür zu liefern, wie sexy sie ist –, müssen Sie es ihr zeigen. Bitten Sie sie, sich mit Ihnen auf den Fußboden, direkt vor den Spiegel zu legen. Machen Sie es sich mit Kissen auf dem Boden bequem und stellen Sie die Kerzen in die Nähe, damit Sie besser sehen können. Setzen Sie sich hin, und lehnen Sie sich ans Bett, dann fordern Sie sie auf, sich zwischen Ihre Beine zu setzen und an Ihre Brust zu lehnen. Und jetzt soll sie sich nackt im Spiegel anschauen. Schwärmen Sie von ihrem Körper. Machen Sie ihr klar, dass das, was sie jetzt im Spiegel sieht, das Bild ist, von dem Sie träumen. Das sehen Sie, wenn Sie sie lieben, und jetzt kann sie endlich selbst einmal sehen, was für ein erotischer, *perfekter* Anblick das ist. Dann sagen Sie ihr, sie soll sich streicheln.

Sie können sie am Anfang dabei unterstützen. Sie können auch einen Vibrator zu Hilfe nehmen. Lassen Sie Ihre Hände über ihre Haut gleiten. Küssen Sie sie auf den Hals. Umfassen Sie ihre Brüste, während sie ihre Schamlippen auseinanderzieht und ihre Fingerspitze um ihre Klitoris kreisen lässt. Sie wird fasziniert sein von dem Anblick, und bald wird sie Ihnen auch glauben, weil sie die Wahrheit in Ihren Augen erkennen wird. Sie ist wirklich heiß. Und es ist äußerst sexy, als ob man einem anderen Paar bei der Liebe zuschaut. Oder als ob ein anderes Paar zuschauen würde, während sie masturbiert. Und hallo, sie spürt auch, dass Sie hinter ihr immer erregter werden. Rutschen Sie ein wenig zur Seite, damit auch Sie sich streicheln können. Können Sie sich zeitlich abstimmen? Können Sie gleichzeitig kommen? Trauen Sie sich, sich dabei zuzusehen.

Und ich habe eine Überraschung für Sie. Sie werden es entdecken, wenn Sie das nächste Mal im Schlafzimmer mit ihr zusammen sind. Sie haben ihr die Selbstzweifel genommen und *eine bessere Liebhaberin aus ihr gemacht*. Und das ist die wahre Magie des Spiegels.

Trauen Sie sich… sie durch Ihre Augen blicken zu lassen.

Trauen Sie sich… ihr Ihren Lieblingsanblick zu zeigen.

45 Heißer Anblick

> **Zutaten:**
> 1 großer Spiegel (am besten eignet sich ein Garderobenspiegel, vorzugsweise mit Ständer. Aber billigere Modelle, die man an die Tür hängt, tun es auch)
> Einige Kerzen
> Kopfkissen oder Kissen
> Vibrator (optional)
> Gleitmittel (optional)

Es spielt keine Rolle, wie oft Sie ihr sagen, dass Sie sie lieben. Und dass Sie attraktiv ist. Und dass Sie sie toll finden. Tief im Innern behält sie eine winzige Unsicherheit. Wenn sie in den Spiegel sieht, sieht sie Mängel. Sie kann nichts dagegen machen. Sie sieht die Stars und die Prominenten auf dem Bildschirm, und sie fühlt sich unweigerlich ... *gewöhnlich*.

Wenn sie sich doch nur durch Ihre Augen sehen könnte. Oh, warten Sie – das kann sie doch. Sie können ihr doch zeigen, wie heiß sie ist. Sie brauchen kein Video, kein Internet, keine Technologie. Sie brauchen nur einen Spiegel.

Frühmorgens hinterlassen Sie ihr eine Nachricht. Per SMS, per Anrufbeantworter, per Klebezettel – es ist egal. Sagen Sie ihr nur, dass Sie ihr heute Abend etwas Heißes zeigen wollen. Am Abend erhöhen Sie die Spannung und schicken sie aus dem Schlafzimmer, während Sie Ihre Überraschung aufbauen. Ich garantiere Ihnen, dass sie vor der Tür auf und ab marschiert und es nicht erwarten kann, wieder hereinzukommen.

Sie wird etwas Romantisches erwarten, und Sie haben auch Kerzen angezündet und Musik aufgelegt. Und Sie haben einen großen Spiegel aufgestellt. Er muss gar nicht besonders schön sein, nur groß genug, dass sie sich ganz darin sehen kann. Ignorieren Sie den Spiegel zunächst. Küssen und streicheln Sie sie; ziehen Sie sie aus, und legen Sie sich mit ihr aufs Bett. Sagen Sie ihr, wie viel sie Ihnen bedeutet. Sagen Sie ihr, wie schön sie ist. Sagen Sie ihr, dass Sie sich immer wieder aufs Neue in sie verlieben, wenn Sie sie sehen. *Es darf Ihnen nicht peinlich sein, sie zu preisen.* Sie sehnt sich nach solchen Worten, und wenn Sie so sind wie

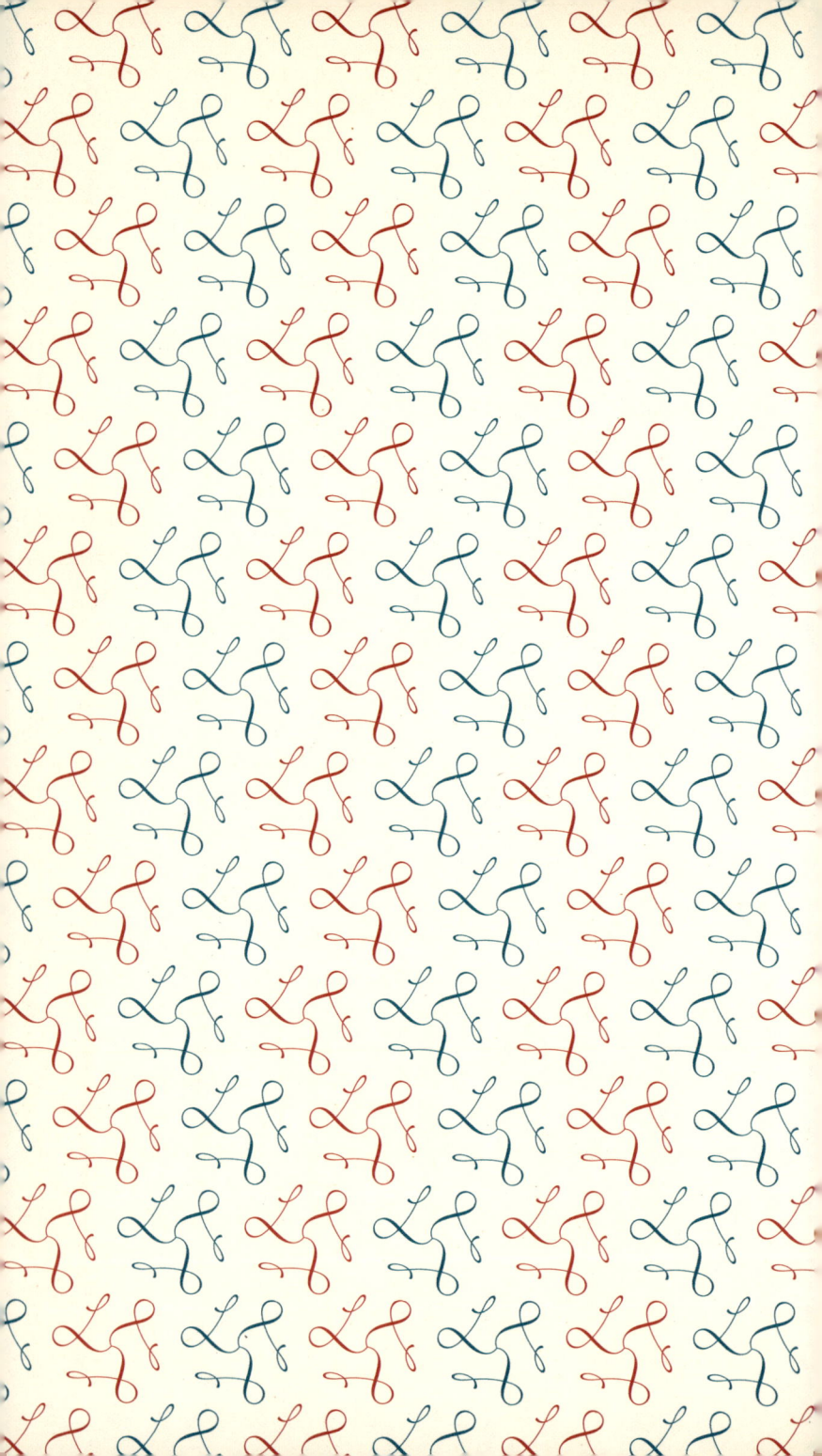

46
Vergiss mich nicht

Nur für *ihre* Augen

»Wann kommst du endlich nach Hause, damit du mich auswickeln kannst? Auf dich wartet ein tolles Geschenk.«

Wenn er nach Hause kommt, sind Sie bis auf die große Schleife zwischen den Brüsten nackt. Überraschung! Er wird nämlich eingewickelt. Wenn er sich hinlegt, fesseln Sie ihn an Knöcheln und Handgelenken mit dem Band, und gönnen Sie sich dann eine Erfahrung, die keiner von Ihnen so schnell vergessen wird.

Trauen Sie sich ... ihn an der Nase herumzuführen.

Trauen Sie sich ... ihn einzuwickeln.

Trauen Sie sich ... in den Seilen zu hängen.

Vergiss mich nicht

> **Zutaten:**
> 1 Spule hübsches Geschenkband

Beruflich pendeln. Job. Rechnungen. Öffentliche Verkehrsmittel. Wir haben so viel zu tun, dass man leicht vergisst, gemeinsame Zeit füreinander einzuräumen – vor allem für die sinnliche Seite unseres Lebens.

Diese kleine Herausforderung sorgt dafür, dass er daran denkt, Zeit für die Leidenschaft frei zu halten. Ich garantiere Ihnen sogar, dass Sie sich beide noch lange daran erinnern werden.

Die Herausforderung beginnt einfach: Binden Sie ein kleines Stück Band um seinen Finger. Sagen Sie ihm, Sie hätten am Abend etwas Besonderes geplant und wollten nicht, dass er es vergisst.

Den Tag über schicken Sie ihm »Erinnerungs«-E-Mails oder SMS, damit er daran denkt. Beginnen Sie mit süßen, unschuldigen Fotos – eine Nahaufnahme von Ihrem Hals, um den das Band geknotet ist. Ein Foto von Ihrem Handgelenk mit dem Band darum. Eine Haarsträhne von Ihnen mit Schleife. Zu jedem Foto schreiben Sie: »Du hast es doch nicht vergessen, oder? Ich hoffe nicht!«

Er wird die Fotos von Ihnen anschauen, und das Wasser wird ihm im Mund zusammenlaufen. Er wird sich Ihren übrigen Körper vorstellen und sich fragen, welchen Körperteil Sie als Nächstes fotografieren.

Und er hat Glück, weil die nächsten Fotos noch viel gewagter und erregender sind. Fotografieren Sie Ihre Knöchel, die Sie zusammengebunden haben. Und ein Foto von Ihrer Taille, um die Sie Geschenkband gewickelt haben, um Ihre fantastischen Formen zu betonen. Machen Sie ein Selbstporträt mit Augenbinde von sich. Jetzt kann auch Ihr Text ein wenig frecher werden, damit seine Fantasie angeregt wird. »Ich bin mittlerweile völlig gefesselt und denke an dich« und »Wenn du hier wärst, würde ich dir zeigen, wo ich am liebsten eine Schleife binden würde.«

Als letztes Foto schicken Sie eine Aufnahme ihrer Brüste, die so mit Band bedeckt sind, dass man nur noch ihre Rundung erkennt. Binden Sie zwischen den Brüsten eine Schleife. Dazu schreiben Sie als Text:

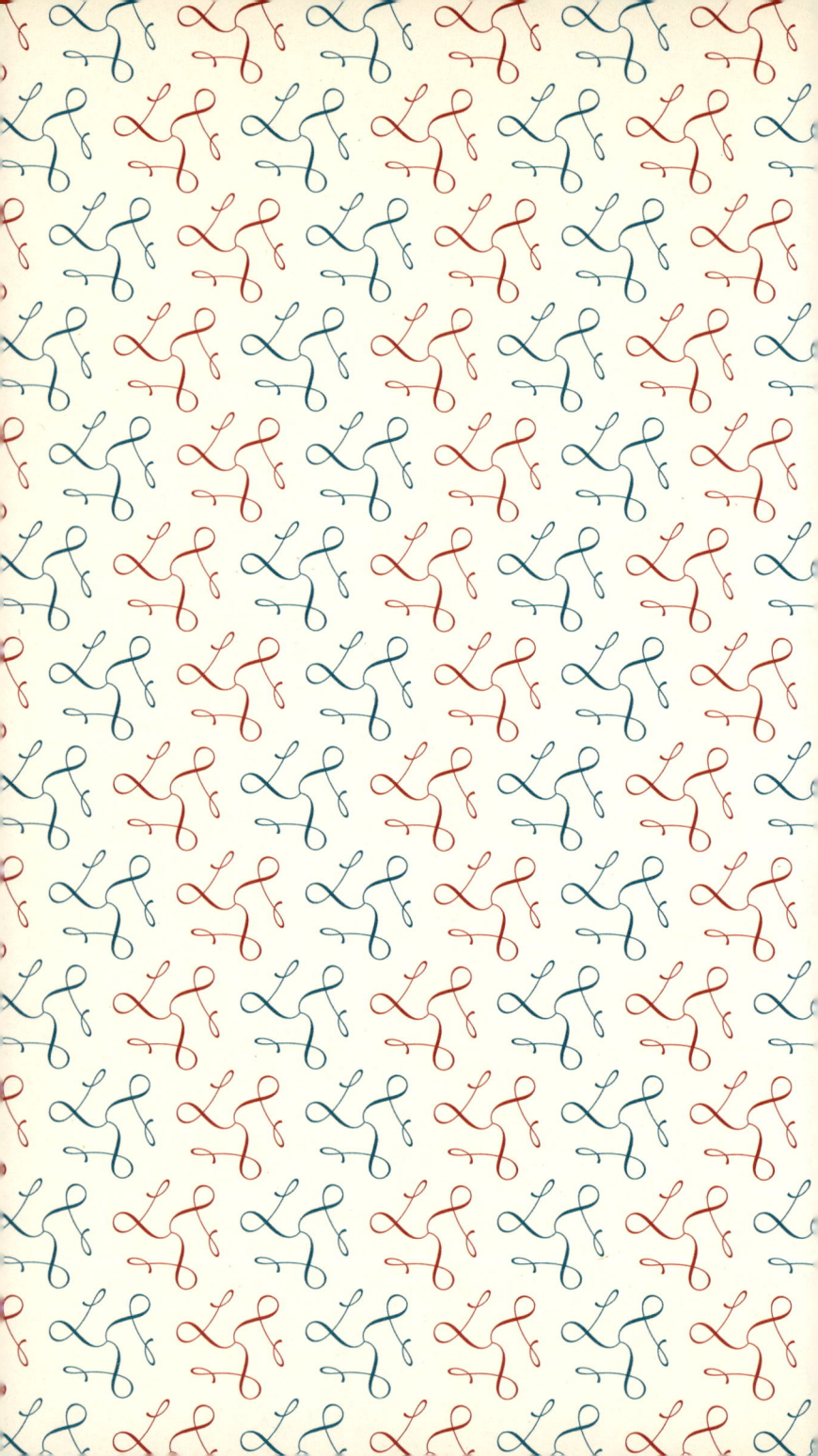

47

Pussycat

Nur für ihre Augen

€

eine erregende Erfahrung für die meisten Männer. Wenn er sieht, wie Sie ihm halb nackt einen blasen, wird er süchtig nach Ihnen werden!

Wenn er Sie berührt, reagieren Sie mit einem langen, sexy Schnurren, damit er weiß, wie gut es Ihnen gefällt. Lassen Sie ihn über Ihre Haare streicheln – schließlich steckt Ihr Kopf zwischen seinen Beinen. Kratzen Sie mit den Fingernägeln vorsichtig über seinen Körper.

Lassen Sie zu, dass er Sie für wundervollen Sex ins Schlafzimmer führt. Als Katze brauchen Sie zwar nicht zu kommen, wenn er ruft, aber vielleicht wollen Sie es ja.

Trauen Sie sich… Ihre Lust zu schnurren.

Trauen Sie sich… Ihre Krallen zu zeigen.

Trauen Sie sich… sich zu holen, was Sie wollen.

47 Pussycat

Zutaten:
1 Paar schenkelhohe oder kniehohe Stiefel
Katzenohren (erhältlich z. B. über das Internet)
1 Choker oder sonst eine halsbandähnliche Kette (optional)
Büstenhalter und Höschen

Ist es verwunderlich, dass im Karneval sexy Katzenkostüme so gefragt sind? Oder dass viele Frauen die Fantasie haben, sich als Catwoman in diesen sexy schwarzen Anzug zu zwängen? Selbst der gestiefelte Kater in *Shrek 2* war sexy mit seinem spanischen Akzent und dem verführerischen Schnurren. Und das Katzenvokabular ist erotisch und voller Doppeldeutigkeiten. Kätzchen. Muschi. Schnurren. Kratzen. Miau.

Dies ist Ihre Chance, Ihre Katzen-Fantasien zu erfüllen – und dabei sein Verlangen zu entfachen. Für diese Herausforderung tragen Sie lediglich Ihre sexy Stiefel, Ihre Katzenohren, Büstenhalter, Höschen und, wenn Sie wollen, ein Halsband, das ihm zeigt, dass Sie nur ihm gehören. Natürlich war der Latexanzug von Catwoman sexy, aber gegen Sie in diesem Outfit käme sie nicht an.

Wunderbar an dieser Herausforderung ist, dass Sie nichts vorzubereiten brauchen – Sie können ihn also damit überraschen. Ich empfehle Ihnen, ihn am besten aus der Dusche zu holen. Dann ist er schön warm und sauber und tropft nur ein bisschen.

Gehen Sie in Ihrem tollen Katzenoutfit ins Badezimmer und reiben Sie Ihren Körper an ihm. Seien Sie nicht überrascht, wenn er nicht gleich reagiert, er muss erst einmal begreifen, wer da ins Badezimmer gekommen ist. Er wird feststellen, wie großartig Ihre Beine in den Stiefeln aussehen. Er wird Ihren nackten Hintern betrachten, die Ohren in Ihren Haaren, und Sie können sicher sein, dass sein Blick auch auf Ihr anderes Kätzchen fällt, das nur darauf wartet, von ihm gestreichelt zu werden.

Küssen Sie ihn auf Hals und Schultern. Tun Sie so, als wären Sie eine läufige Katze, und drücken Sie Ihren Hintern an ihn. Lecken Sie seinen Bauch mit langen, langsamen Zungenschlägen. Lecken Sie auch seinen Penis – die Wärme der Zunge in Verbindung mit der kühlen Luft ist

48
Wenn Höschen sprechen könnten

Nur für *ihre* Augen

555 2839 Lola: Muss mich für heute Abend fertig machen. Gehe früh nach Hause.

555 2839 Lola: Bin jetzt zu Hause. Im Schlafzimmer. Die Gedanken an dich den ganzen Tag über machen mich sooo nass. Kann gar nicht erwarten, dass du gleich kommst!

Und jetzt nehmen Sie dieses Höschen – ja, dasselbe, das Sie den ganzen Tag über getragen haben – und schwenken Sie es durch einen leichten Parfümnebel. Reichen Sie es Ihrem Liebsten, wenn er das Haus betritt. »Ja«, flüstern Sie. »*Das ist das Höschen, das ich heute den ganzen Tag getragen habe, als ich an dich gedacht habe.*«

Sein Gesicht wird sich aufhellen, wenn er merkt, was er da in Händen hält. Er wird sein Gesicht in Ihrem Höschen vergraben und tief den Duft einsaugen. *Ist das wirklich...?*

O ja, es riecht nach Sex. Es riecht himmlisch. Ein Mann kann gar nicht genug davon kriegen. Und er will diese schamlos sexy Lola bestimmt packen und so hart und so oft wie möglich nehmen.

Und Lola? Sie wird ihn gewähren lassen.

Trauen Sie sich ... die andere Frau zu sein.

Trauen Sie sich ... sich eine sexy Geschichte auszudenken.

48 Wenn Höschen sprechen könnten

Zutaten:
2 Handys
Ihr verführerischstes Höschen
Ein wenig Parfüm
Ein Orgasmus oder zwei

Ich liebe es, so zu tun, als wäre ich jemand ganz anderer, so dass mein Mann diese neue Person verführen kann. Zu diesem Zweck habe ich ein paar Perücken. Eine Nacht lang kann ich eine wildere, abenteuerlustigere Frau sein, die für gewöhnlich Lola heißt, und ich muss jetzt schon grinsen, wenn ich an all die ungezogenen Sachen denke, die Lola gemacht hat.

Aber sich zu verkleiden kostet Zeit und Mühe. Deshalb habe ich mir eine schnelle, leichte Methode ausgedacht, mit der Sie eine Fantasie ausleben und Ihren Mann so aufladen können, dass es ein glühend heißer Abend wird. Ich nenne es SMS-Sex. Schicken Sie ein paar SMS auf das Handy Ihres Liebsten, und beschreiben Sie ihm den sexysten Tag, den Sie je gehabt haben. Und erfinden Sie es nicht bloß. Erleben Sie es. Trauen Sie sich, den ganzen Tag an sich herumzuspielen, und teilen Sie Ihre Erregung mit Ihrem Partner. Etwa so:

SMS von Lola

555 2839 Lola: Du bist gerade gegangen, und ich liege noch im Bett und wünsche mir, du wärst bei mir! Aber wahrscheinlich muss ich mich mit dem Delphin-Vibrator begnügen!

555 2839 Lola: Ich habe das Höschen angezogen, das du liebst. Das mit dem Leopardendruck. Ich wünschte, du könntest mich jetzt sehen.

555 2839 Lola: Bin auf dem Parkplatz an der Firma. Denke an dich. Bin ein bisschen nass ...

555 2839 Lola: Auf der Toilette in der Firma. Ich wünschte, du wärst hier und würdest mich am Waschbecken nehmen. Noch nasser ...

555 2839 Lola: Sitzung im Konferenzraum (soo langweilig)!

555 2839 Lola: Ich stelle mir vor, dass du mich unter dem Konferenztisch leckst. Ich bin so scharf!

555 2839 Lola: Habe mich unter dem Schreibtisch während der Arbeit selbst berührt. Dann habe ich den Finger direkt vor Jennifer abgeleckt, als wollte ich eine Seite umblättern.

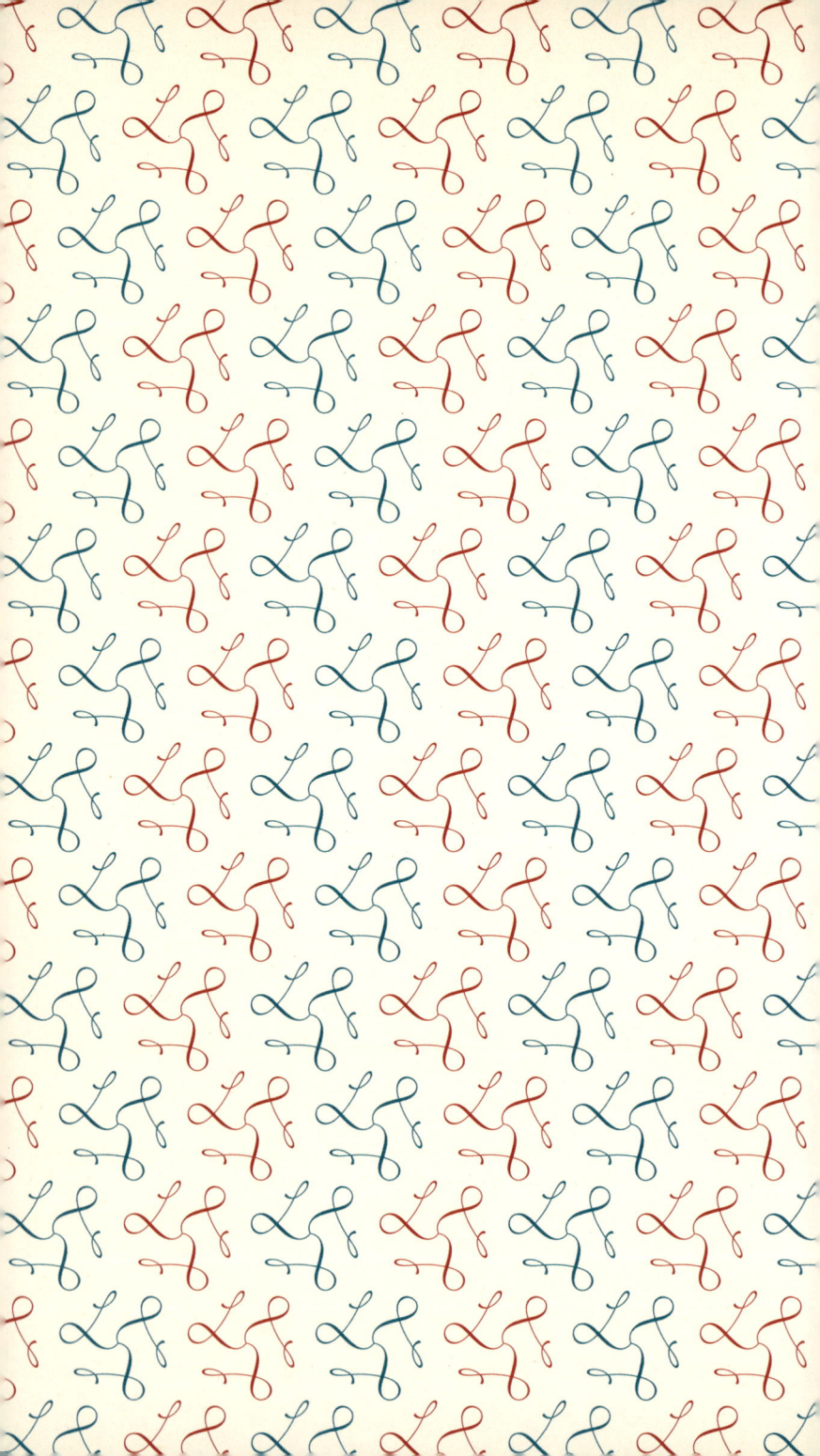

49
Straight Flush
Nur für seine Augen

€

scharfe Fantasie, und sie funktioniert besonders gut bei Frauen, weil sie einem braven Mädchen erlaubt, sich schlecht zu benehmen.

Für diese Herausforderung jedoch ist das Fesseln nur die Vorbereitung auf Ihren nächsten Trick, eine Variante eines weiteren Frauenfantasie-Klassikers: *Sex mit der Möglichkeit, erwischt zu werden.* Warum erregt das manche Frauen so? Der Ansatz ist der gleiche: Wir sind von klein auf zu braven Mädchen erzogen worden, und es halbwegs in der Öffentlichkeit zu treiben, gehört sich einfach nicht. Wie bewerkstelligen Sie jetzt den Übergang von einer Fantasie zur nächsten? Das funktioniert folgendermaßen:

Kurz bevor sie den Höhepunkt erreicht, *hören Sie auf.* Greifen Sie zum Telefon und beginnen Sie zu wählen. Halten Sie das Telefon zwischen sich und Ihre Partnerin, so dass Sie beide hören können, was passiert. An diesem Punkt wird sie sagen: »*Was machst du da?*« Und Sie erklären, dass Sie sich gefragt haben, wie lange sie sich nichts anmerken lassen kann, wenn sie mit... (»Hallo?«)... ihrer besten Freundin spricht! Trauen Sie sich! Das ist eine doppelte Herausforderung.

Jetzt legen Sie das Telefon auf das Kissen direkt neben ihrem Kopf. Sie wird sich winden. Sie wird lautlos NEIN! mit dem Mund formen. Sie wird bestimmt erröten. Aber dann sagt ihre Freundin wieder »Hallo?«, und Ihre Süße wird antworten müssen. Und wenn sie das nicht tut, dann greifen Sie eben zum Telefon und sagen hallo. Plaudern Sie kurz mit der Freundin, und dann halten Sie das Telefon Ihrer Partnerin ans Ohr. Was bleibt ihr schon anderes übrig, als mit ihrer Freundin zu sprechen und so zu tun, als ob alles ganz normal wäre?

Und jetzt kommt der nächste Trick. Flüstern Sie ihr ins andere Ohr: »*Zehn Minuten. Du darfst nicht kommen!*« Und dann machen Sie sich wieder an die Arbeit und bereiten ihr Lust. Sie kann sich nicht wehren und muss sich bemühen, sich nichts anmerken zu lassen, während sie in Wahrheit kurz vor dem Orgasmus steht.

Trauen Sie sich... eine Fantasie zu entzünden.

Trauen Sie sich... ihr ein Geheimnis anzuvertrauen, das sie bewahren muss.

Straight Flush

> **Zutaten:**
> 1 Telefon
> Einige Meter Nylonseil
>   (oder vier Lederriemen und
>   Handschellen, die Sie überall
>   in Sexläden bekommen)
>
> (Hilfreicher Hinweis: Halten Sie Telefonnummern bereit. Wenn ihre beste Freundin nicht antwortet, versuchen Sie es mit ihrer zweitbesten Freundin oder ihrer Schwester. Oder mit *Ihrem* besten Freund.)

Lassen Sie mich zunächst eines festhalten: *Sex ist gut.* Sex ist *immer* gut. Aber Sex ist noch besser, wenn Fantasie hinzukommt, oder? Bestimmte Elemente, über die wir vielleicht nicht gerade mit unseren Müttern sprechen würden, nennen wir sie einmal die dunkle Seite, machen den Sex grandios.

Diese Woche brauchen Sie die eine heiße Fantasie nur, um eine andere zu entzünden. Sie werden mit dem Kopf Ihrer Liebsten genauso spielen wie mit den üblichen Körperteilen. Sie werden sie von Zwängen befreien, indem Sie ihr die Macht nehmen, nein zu sagen.

Und Sie werden herzhaft lachen, während Sie es tun. Trauen Sie sich!

Hier ist ein weiterer Trick, um guten Sex besser zu machen. *Necken Sie Ihre Partnerin.* Sagen Sie ihr vorher, dass Sie etwas Spezielles geplant haben. Nichts bringt eine Muschi besser zum Prickeln als ein bisschen Vorfreude, das kann ich Ihnen versichern. Also sagen Sie Ihrer Liebsten am Morgen, dass Sie abends eine Überraschung für sie haben. Ein neues kleines Spiel.

Am Abend gehen Sie mit ihr ins Schlafzimmer und albern ein wenig herum. Sorgen Sie dafür, dass sie fröhlich und nackt ist, und dann rücken Sie mit Ihrer Überraschung heraus – beziehungsweise, was sie dafür hält. Unter dem Bett haben Sie ein langes weiches Nylonseil versteckt, das an einer Seite am Bett befestigt ist. (Coole Option: Kaufen Sie weiche Handschellen mit Klettverschluss und verstellbare Fußfesseln! Professionelle Sexutensilien zeigen, dass Sie es ernst meinen, und das entfacht ihre Fantasie nur noch mehr.) Wenn man sich von einem Mann, dem man vertraut, fesseln lässt, dann ist Bondage eine wirklich

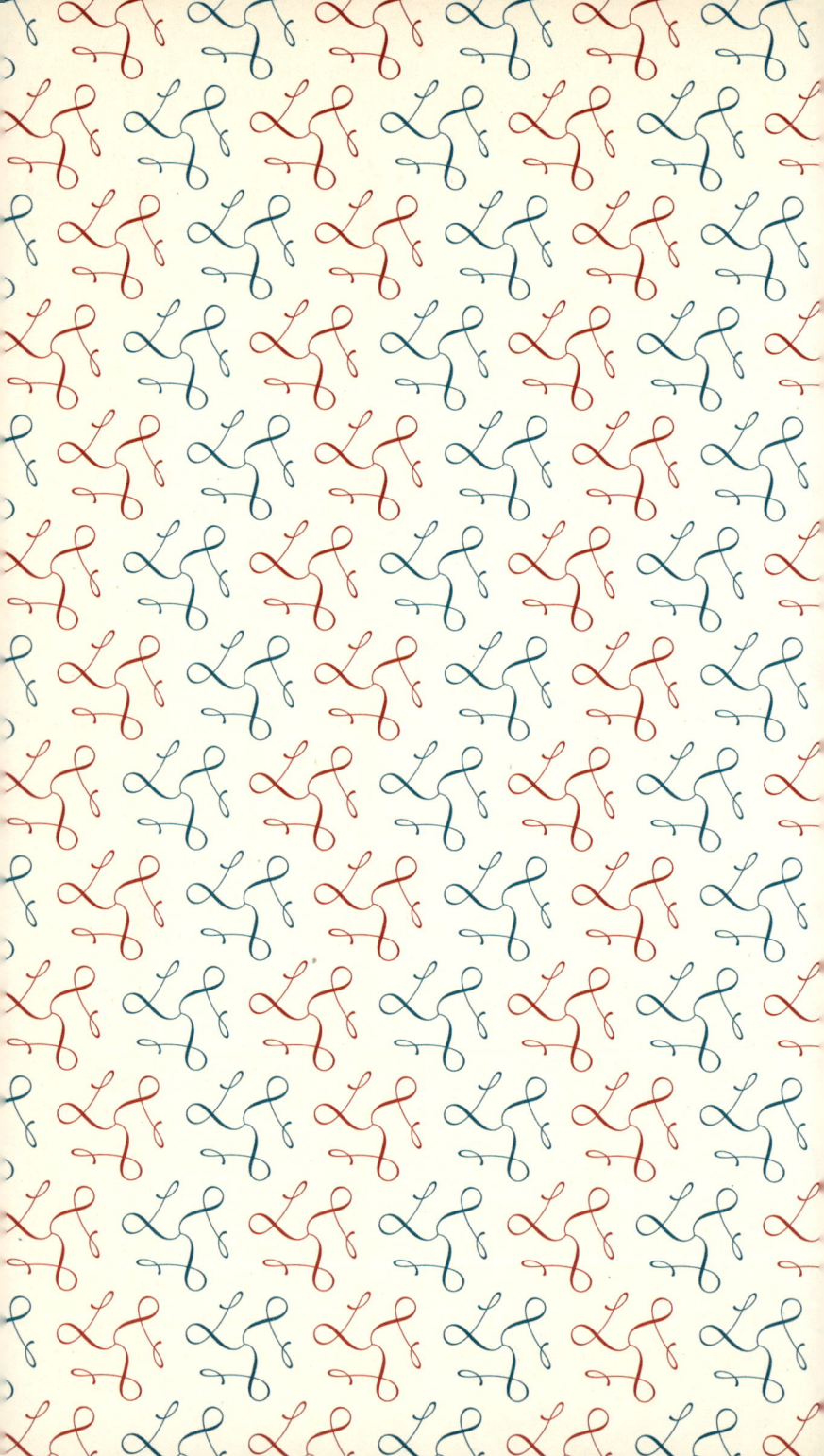

50
Zauberhäschen

Nur für ihre Augen

€

daran, dass es jetzt kein Männermagazin mehr ist, sondern ein Magazin für *einen* Mann. Und Ihr einziger Leser wird sich nur zu gerne mit Ihnen die Seiten anschauen.

Warten Sie einen ruhigen Moment ab, wenn Sie abends beide schon im Bett liegen, aber noch nicht das Licht ausmachen wollen. Statt zu einem Buch zu greifen oder den Fernseher anzumachen, überreichen Sie Ihrem Mann lächelnd die Zeitschrift. Es verblüfft ihn vielleicht, dass Sie sie mit ihm zusammen anschauen wollen, aber wie überrascht wird er erst sein, wenn er auf Ihre Fotos stößt?

Ich hoffe, Sie haben ein paar Aufnahmen zurückbehalten. Es ist Ihnen ja wohl klar, dass er bestimmt ein Abo haben will.

Trauen Sie sich … kreativ sexy zu sein.

Trauen Sie sich … zu posieren.

Trauen Sie sich … das Centerfold zu sein.

50 Zauberhäschen

> **Zutaten:**
> 1 Kamera
> 1 Drucker
> 1 *Playboy* oder
> ein ähnliches Magazin
> Schere
> Klebeband

Sie werden ein Centerfold. Na ja, gewissermaßen. Eigentlich *übernehmen* Sie es nur und verwandeln sich dadurch in eine Fantasie.

Ihr Mann ist sicher viel zu gut erzogen, um in Ihrem Beisein ein Männermagazin aufzuschlagen und sich Bilder von unbekleideten Frauen anzuschauen – *vor Ihren Augen!* Aber natürlich wissen Sie auch, dass Männer sich nur zu gerne hübsche Mädchen in Unterwäsche anschauen. Und in dieser Woche darf er genau das tun.

Ich habe die Fotos einfach mit der Kamera in meinem Handy gemacht. Ich habe es so weit weg wie möglich gehalten und drauflos fotografiert. Sie können natürlich raffiniertere Fotos mit besseren Kameras, Selbstauslöser (oder sogar mit Hilfe einer Freundin) machen, aber das Prinzip bleibt dasselbe. Machen Sie viele Fotos, damit Sie die besten zwanzig aussuchen können. Achten Sie darauf, dass das Licht indirekt ist, ohne harte Schatten oder Blitzlicht. Wählen Sie verschiedene Outfits, unter anderem auch *seine* Kleidung, wie zum Beispiel eins seiner Hemden.

Und jetzt posieren und fotografieren Sie ... lächeln Sie ... strippen Sie. Wie wagemutig sind Sie? Nun, ich fordere Sie heraus, sich auszuziehen, und ich fordere Sie nochmal heraus, Aufnahmen von sich mit den Fingern im Höschen zu machen. *Na los, werden Sie wild.* Dank der Wunder des Computerzeitalters können Sie die Aufnahmen entfernen, die nicht gut aussehen, und die bearbeiten, auf denen man zu viel sieht.

Kaufen Sie ein echtes Männermagazin. Es gibt die richtig harten, wenn das eher Ihrem Geschmack entspricht, und sanftere wie *Maxim*, wo die Models zwar provokativ, aber nie ganz nackt sind. Das beste Magazin von allen ist jedoch immer noch der *Playboy*. Die Frauen darin sehen überirdisch toll aus. Drucken Sie Ihre besten Bilder aus, und kleben Sie sie in die Zeitschrift. Sie können das gesamte Bunny ersetzen oder auch nur Teile. Zeigen Sie so viel, wie Sie wollen. Nur denken Sie

51
Schmutzig sauber

Nur für seine Augen

Erbieten Sie sich, ihr zu zeigen, wie Sie die Socke strecken können. Helfen Sie ihr aus ihren schmutzigen Kleidern, und ziehen Sie ihr ein winziges T-Shirt an, das noch warm vom Trockner ist. Legen Sie Handtücher auf die Waschmaschine, und setzen Sie sie darauf, so dass sie Ihnen die Beine um die Taille schlingt. Ziehen Sie Ihr Toga-Laken um Sie beide herum, und dann genießen Sie den weichen Stoff, das Summen der Geräte, den unglaublichen Duft von Waschmittel und Sex und das herrliche Gefühl von warmen Handtüchern. Diesen Sex haben Sie sich heute wirklich verdient. Lassen Sie sich vom Brummen des Schleudergangs verwöhnen.

Und waschen Sie freiwillig eine letzte Maschine. Denn, Baby, diese Laken sind schon wieder schmutzig!

Trauen Sie sich … etwas dafür zu tun.

Trauen Sie sich … es schmutzig zu machen.

Trauen Sie sich … sauberen Sex zu haben.

51 Schmutzig sauber

Zutaten:
- 1 Waschmaschine
- 1 Trockner
- 1 schmutziges Mädchen
- Viel schmutzige Wäsche

Wollen Sie wissen, wie man eine Frau wirklich erregt, selbst wenn sie müde, erschöpft und ein bisschen gereizt ist? Wie man in ihren Augen zu einem wahren Gott unter den Männern wird?

Bieten Sie sich freiwillig an, die Wäsche zu waschen. Nein, das meine ich ernst. Trauen Sie sich – es wird sich lohnen.

Frauen haben ein ambivalentes Verhältnis zu Wäsche. Wir lieben es, wie Wäsche riecht und sich anfühlt, die frisch aus dem Trockner kommt. Aber die eigentliche Pflicht? Wir erledigen sie nur, weil wir schmutzige Wäsche nicht ausstehen können.

Sagen Sie ihr also diese Woche, dass Sie ihr diese Arbeit abnehmen (achten Sie auf ihren Gesichtsausdruck – ein Teil Misstrauen, zwei Teile Bewunderung). Es macht ein bisschen Mühe, aber schließlich können Sie sie in die Waschküche rufen, damit sie die makellose Szene der häuslichen Verführung miterlebt:

Die Luft ist warm und feucht, es duftet nach Waschmittel und Weichspüler. Kleidungsstücke und Handtücher liegen in ordentlichen Stapeln gefaltet auf dem Trockner. Sie lehnen an der Waschmaschine, ein sauberes Laken wie eine Toga um sich geschlungen. Sie bieten ihr Champagner und Küsse an. Unter Ihrer Toga tragen Sie nur eine weiße Sportsocke. (Muss ich es extra erwähnen? – Sie befindet sich nicht an Ihrem Fuß.)

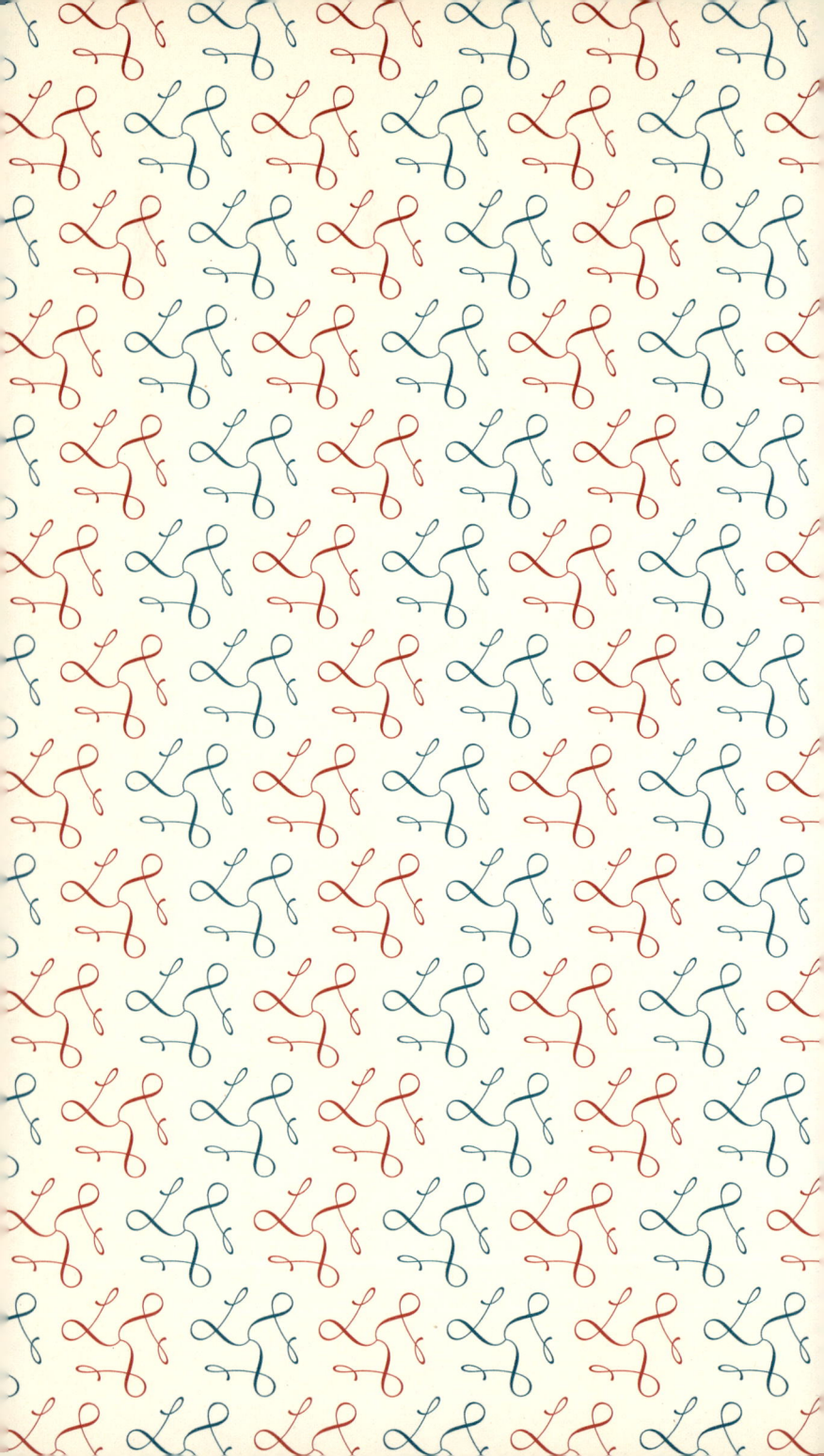

52 Elastic Fantastic

Nur für ihre Augen

Schließlich ziehen Sie ihm die Gummis nur mit Lippen und Zähnen ab. Zuerst saugen und dann ziehen. Zuerst den einen, und dann warten Sie einen Moment. Sie sind die Göttin seines Penis, und Sie besitzen die Fähigkeit, seinen Orgasmus hinauszuzögern, bis der letzte Haargummi herunter ist.

Trauen Sie sich ... es zu dehnen.

Trauen Sie sich ... zu ziehen.

Trauen Sie sich ... es durchzuziehen.

Elastic Fantastic

> **Zutaten:**
> 2 Haargummis

Hier ist etwas, das Sie im Sexualkundeunterricht nicht gelernt haben: Wie hält man seine Haare bei einem Blow Job aus dem Weg? Die Gleichung ist ganz einfach: Haargummis = Pferdeschwanz = bessere Blow Jobs.

Wenn Sie das nächste Mal mit seinem Penis spielen, versuchen Sie es mal mit einer klitzekleinen Bondage. Machen Sie ihn schön hart... und dann nehmen Sie einen Ihrer Haargummis aus den Haaren und streifen es über seinen Schaft. Nehmen Sie ein zweites, und ziehen Sie es ebenfalls darüber, etwas weiter oben.

Klar, als Sie anfingen, ihn zu erregen, hatten Sie seine Aufmerksamkeit, aber jetzt ist er völlig fasziniert. Es schmeichelt ihm, dass Sie seinem Penis so viel Beachtung schenken. Und wenn Sie anfangen, an den Haargummis zu ziehen, seinen Schaft zu reiben und mit der Eichel über Ihre Wangen und Lippen zu fahren, findet er es unglaublich *heiß*. Der Druck der Gummis hält ihn hart.

Lassen Sie sich Zeit. Machen Sie langsam. Bewegen Sie die Gummibänder auf und ab. Ziehen Sie sie von der Haut ab, und lassen Sie sie zurückschnappen. Zuerst leicht, und dann ein bisschen fester. Behalten Sie die Spitze im Mund, und saugen Sie daran, aber nicht so fest, dass er kommt, bevor Sie mit ihm fertig sind. Hmm, das ist ein delikates Gleichgewicht, aber ich weiß, dass Sie es schaffen. Trauen Sie sich einfach!

53

Darf ich dir meinen kleinen Freund vorstellen?

Nur für seine Augen

€

In Wirklichkeit jedoch ist es nur ein Silikondildo mit etwas Gleitmittel. Nur in ihrem Kopf ist sie ein sehr schmutziges Mädchen, das die Macht besitzt, von zwei Männern gleichzeitig begehrt zu werden. Diese Fantasie wird sie immer und immer wieder erleben wollen...

Trauen Sie sich... ihr doppelt so viel zu geben.

Trauen Sie sich... zu sehen, wie viel sie aushalten kann.

53 Darf ich dir meinen kleinen Freund vorstellen?

Zutaten:
1 großer bunter Silikondildo
1 Flasche Gleitmittel. Kaufen Sie eine *große* Flasche.
Man kann nie genug von dem Zeug haben

Sie hat eine Fantasie. Eine schmutzige Fantasie, von der sie Ihnen wahrscheinlich noch nie erzählt hat. Denn nur wirklich böse Mädchen wollen es mit *zwei Männern gleichzeitig* machen.

Sagen Sie ihr, dass im Badezimmer eine Überraschung auf sie wartet. Das sind Sie, bis zu den Ellbogen in Seifenwasser, und sie waschen ... wow, ist das ein *Dildo?* Ja, genau. »*Ich dachte, ich lade meinen kleinen Freund ein, mit uns ins Bett zu kommen. Du hast doch nichts dagegen, uns alle beide aufzunehmen, oder?*«

Sie soll es sich bequem machen, und dann beginnen Sie mit Ihrer Spielzeug-Show. Sie gießen Gleitmittel über den großen, gekrümmten Dildo. Streicheln Sie ihn, und reiben Sie ihn, als ob es ihr eigenes Glied wäre. Streicheln Sie auch Ihre Erektion. Ja, so entzünden Sie ihre Fantasie. Sie sieht zwei große, harte Penisse, die direkt vor ihrer Nase masturbiert werden. Drücken Sie ihr die Beine auseinander, und schieben Sie den blauen Riesen über ihre Klitoris, zwischen ihre schwellenden Lippen. Schieben Sie ihn in ihr Loch – und dann ziehen Sie ihn wieder heraus. Jetzt dringen Sie mit Ihrem Penis ein, so dass sie den Unterschied spüren kann. Sie wird das überwältigende Gefühl haben, von zwei Männern gleichzeitig penetriert zu werden.

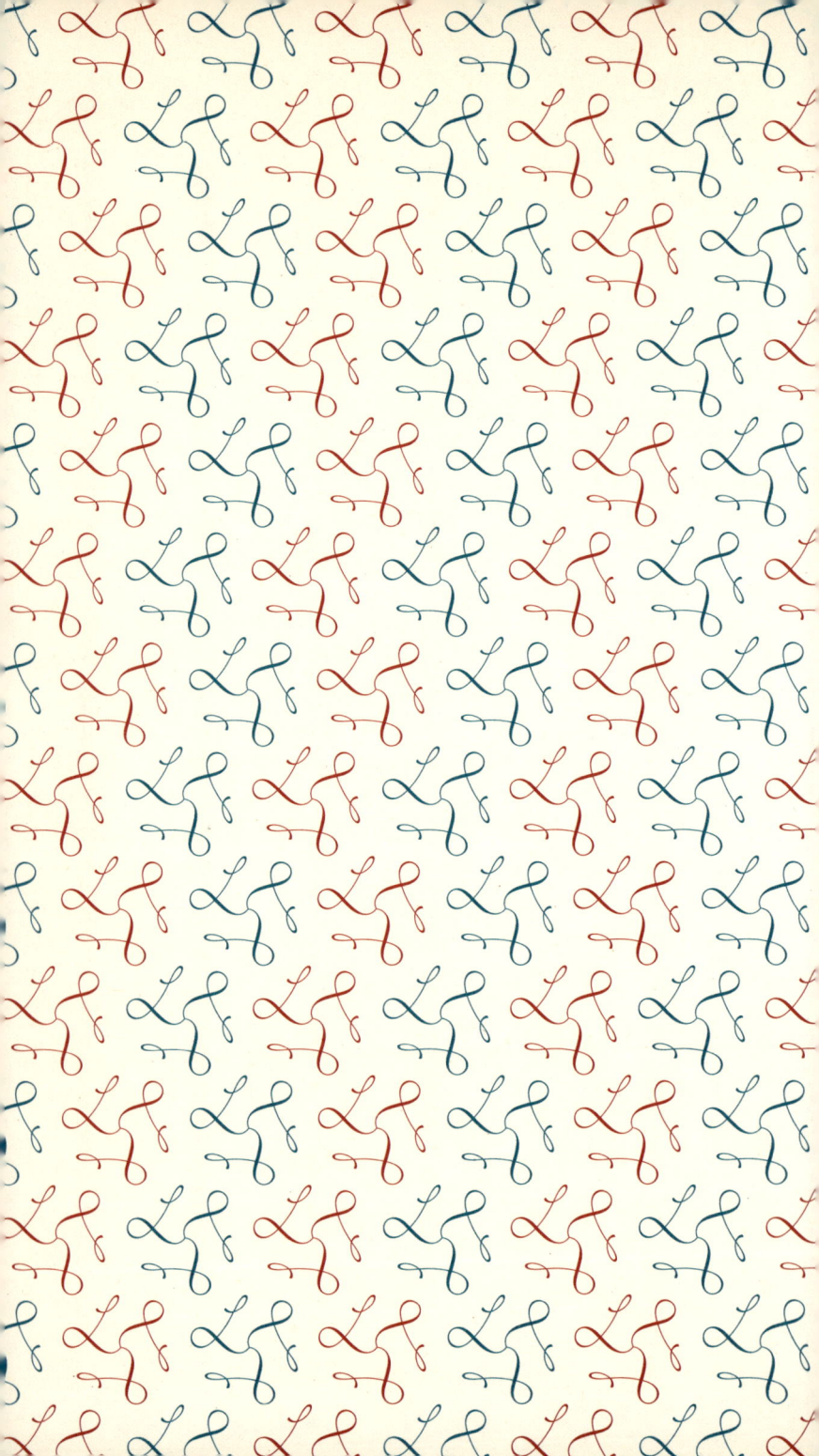

54
Fest gedrückt
Nur für ihre Augen

Ganz schön eng da drin, was? Als ob man einen Quickie in der Toilettenkabine macht. Knien Sie sich abwechselnd hin, um zu saugen und zu lecken. Stehen Sie auf einem Bein, und schlingen Sie das andere um seine Hüfte; lehnen Sie sich gegen die Kleidungsstücke; halten Sie sich an der Kleiderstange fest, während er in Sie eindringt und beginnt, Sie zu stoßen. Fühlen Sie die unterschiedlichen Stoffe auf Ihrer Haut. Riechen Sie den Sex und das Leder der Schuhe. Genießen Sie die Dunkelheit und die Privatsphäre, das verborgene kleine Universum aus Haut und Schweiß.

Ich! Und danach … *essen Sie ein Mars*. Ich schwöre, nichts schmeckt so köstlich wie Junk Food nach einem Orgasmus. Hmm.

Trau dich … mich zu finden.

Trau dich … der Spur zu folgen.

Trau dich … dich hier hineinzuquetschen.

Trau dich … es passend zu machen.

Trau dich … es dir zu holen.

54 Festgedrückt

> **Zutaten:** Ein paar Snacks
> 1 Schrank Handy

Ring... ring...

Nein, heutzutage klingeln die Handys ja gar nicht mehr. Sie brummen und piepsen, oder sie singen Songs von Justin Timberlake. Na, ist ja auch egal. Warten Sie, bis Ihr Mann irgendwo im Haus ist, dann legen Sie Ihre Falle aus und rufen ihn auf seinem Handy an.

»Hallo, Baby.«

»*Ich habe eine Überraschung für dich.*«

»Ach ja? Was denn?«

»*Du musst sie erst finden. Und wenn du sie gefunden hast, ziehe ich dir die Hose herunter und mache dich sehr, sehr glücklich.*«

»Im Ernst. Das hört sich gut an. Wie finde ich sie?«

»*Sieh in den Flur hinter dir und folge der Spur. Oh, und bring alles mit.*«

Da liegt es. Eben war es ihm noch nicht aufgefallen. Ein Mars, noch eingepackt, auf dem Fußboden. Und ein Stück weiter liegt ein Twix. Er hebt sie auf und folgt der Spur zu dem nächsten Schokoriegel, einem Bounty, das vor der Schlafzimmertür liegt. Weitere Snacks führen zum Schrank. Dort findet er Sie in einem seiner großen Hemden. Es ist nicht zugeknöpft und verbirgt nichts. »*Überraschung! Komm herein und nimm mich!*«

55
Brenn, Baby, brenn

Nur für **ihre** Augen

€

Beugen Sie sich verführerisch vor, während Sie die DVD einlegen. Wackeln Sie für ihn mit dem Hintern oder lassen Sie ihn kreisen, wenn Sie das können. Dann rollen Sie zu ihm, öffnen seinen Reißverschluss, lecken und saugen einmal kurz und gleiten auf Ihren Rollschuhen wieder weg. Necken Sie ihn so lange, bis er es nicht mehr aushalten kann, dann ziehen Sie Ihr heißes Höschen aus, gehen auf alle viere und fordern ihn auf, Ihr Disco-Inferno auszuprobieren (brenn, Baby, brenn!). Geben Sie Ihre beste Vorstellung als Pornostar der Siebziger – außer mit weniger Haaren da unten. Damals hat man es nämlich wuchern lassen.

Und behalten Sie wie Rollergirl immer Ihre Rollschuhe an.

Trauen Sie sich... zu brennen.

Trauen Sie sich... zu saugen.

Trauen Sie sich... mit dem Hintern zu wackeln.

Brenn, Baby, brenn

Zutaten:
Altmodische Rollschuhe
  oder Rollerblades
  (mieten oder ausleihen)
Kurze Shorts oder Rock
Kniestrümpfe
Tablett und Getränk
Schmutzige Filme
  aus den Siebzigern

Ah, Rollergirl, du verrücktes, sexy Geschöpf. Männer begehrten dich. Frauen wollten sein wie du. Jeder, der den Film *Boogie Nights* gesehen hat, erinnert sich gerne an Rollergirl, dieses freche Geschöpf der siebziger Jahre, mit ihren Kniestrümpfen, ihren heißen Höschen und immer, immer, *immer* diesen Rollschuhen an den Füßen.

Trauen Sie sich, Ihrem Mann eine schmutzige Disco-Fantasie zu schenken. Warten Sie, bis er in seinem Lieblingssessel vor dem Fernseher sitzt. Machen Sie sich wie Rollergirl zurecht, einschließlich dieser frechen Rattenschwänzchen. Wenn Sie ein Satinjackett haben, sollten Sie es jetzt tragen (eigentlich ist jetzt der einzige Zeitpunkt, um es zu tragen!). Rollschuhe zu finden dürfte eigentlich nicht schwer sein, aber Sie können zur Not auch Rollerblades nehmen.

Jetzt rollen Sie ins Zimmer, mit seinem Lieblingsgetränk auf einem Tablett, genau wie im Drive-in. Er wird Ihnen sofort seine Aufmerksamkeit zuwenden. Reichen Sie ihm das Glas, und setzen Sie sich auf seinen Schoß. Reiben Sie sich an ihm, damit er hart wird. Während er trinkt, holen Sie Ihre optionale Geheimwaffe heraus: *Siebziger-Jahre-Porno*. Ja, alte, schmutzige Filme, aus der Zeit, als es tatsächlich noch Filme waren, mit »Schauspielern«, Drehbüchern und Brüsten ohne Silikon. Man kann sie sich heutzutage auf DVD ausleihen.

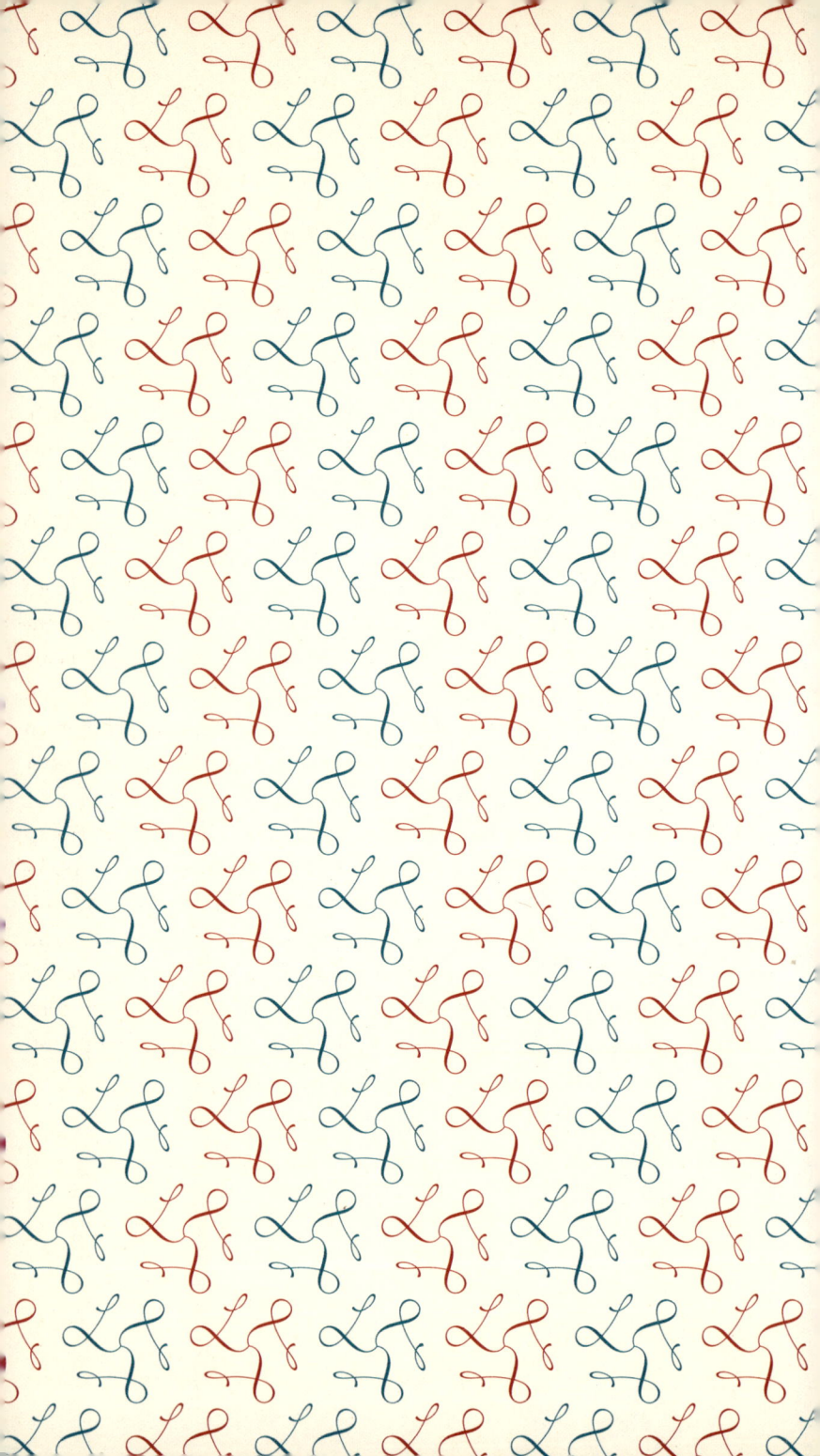

56
Mein schmutziger Valentinstag

Nur für ihre Augen

€ ♥→

... und eine Hand voll *Spankties*. Haben Sie diese süßen Dinger schon mal gesehen? Sie funktionieren so wie diese Drehverschlüsse, mit denen man Gefrierbeutel verschließt, aber sie sind aus weichem, biegsamem Gummi, tief rosa und etwa einen halben Meter lang. Wenn Sie die Handgelenke Ihres Partners damit umwickeln, bleiben sie zusammen, aber er kann sich leicht daraus befreien. Es ist das am wenigsten bedrohliche Bondage-Werkzeug, das jemals erfunden worden ist. Perfekt, um Ihren Partner am Valentinstag zu fesseln.

Und genau das werden Sie tun. Sagen Sie ihm, er soll sich hinlegen – voll bekleidet –, und fesseln Sie seine Handgelenke an seine Oberschenkel. Stellen Sie die Kerzen auf. Sie behalten zwar den Werkzeuggürtel an, schlüpfen aber aus Ihrem Tanga, klettern aufs Bett und setzen sich auf sein Gesicht. Reden Sie mit ihm. Sagen Sie, wie sehr Sie es mögen, wenn er Sie leckt. Sagen Sie ihm, er soll weitermachen, wenn er noch ein Geschenk haben möchte. Sagen Sie ihm, dass Sie ihn vielleicht sogar irgendwann in der Nacht wieder freilassen, wenn er brav ist.

Nach ein paar Minuten binden Sie auch seine Knöchel mit Ihren Spankties zusammen. Ziehen Sie seinen Reißverschluss auf, holen Sie seinen Penis heraus und machen ihn hart. Bringen Sie ihn zum Zittern. Dann setzen Sie sich auf ihn, und reiten Sie ihn. Ziehen Sie Ihren Vibrator aus dem Werkzeuggürtel, und lassen Sie ihn sehen, wie Sie sich zu einem großartigen Höhepunkt summen, während er in Ihnen ist. Das Bild müsste reichen, um ihn zum Orgasmus zu bringen.

Wollen Sie am Valentinstag auswärts essen gehen? Lassen Sie nicht zu, dass er sich umzieht. Es wird ein denkwürdiges Essen für ihn werden, mit seinem leicht zerzausten Aussehen und dem Duft nach Sex. Aber vielleicht schlägt er ja vor, dass Sie sich das Dessert sparen. Das nehmen Sie lieber zu Hause zu sich.

Vielleicht will er ja auch seinen neuen Werkzeuggürtel ausprobieren.

Trauen Sie sich... sein Herz zum Rasen zu bringen.

Trauen Sie sich... ihm zu zeigen, was Sie mit den richtigen Werkzeugen anfangen können.

Mein schmutziger Valentinstag

> **Zutaten:**
> 1 sexy Outfit mit schwarzer Reizwäsche
> 1 Werkzeuggürtel
> 1 Vibrator
> 1 Flasche Gleitmittel
> Kerzen
> Spankties (Internet), alternativ auch Handschellen oder ein Strick

Der Valentinstag ist kein perfekter Feiertag. Ja, klar, er ist toll und hat auch sicher jede Menge Potenzial, aber für Männer bedeutet er viel Druck und unzählige Möglichkeiten, etwas falsch zu machen. Außerdem kann er sehr teuer werden (falls Ihr Mann nicht wie gelähmt einfach gar nichts tut und Cupido leise verflucht).

Und noch etwas kann am Valentinstag schiefgehen. Manche Paare kommen einfach nicht körperlich zusammen. Der Sex kommt immer zuletzt, wenn überhaupt, und am Ende des Tages sind alle so gestresst davon, zu sagen und zu zeigen, wie sehr sie den anderen lieben, dass sie zu nichts mehr in der Lage sind.

Die Lösung liegt auf der Hand. Legen Sie früh genug los! Und kaufen Sie ihm etwas, was Sie beide mögen. Irgendetwas Praktisches, das aber auch romantisch ist. Etwas Nützliches, das zugleich auch scharf ist. Kaufen Sie ihm einen Werkzeuggürtel.

Erzählen Sie ihm in den Tagen vor dem Valentinstag, dass Sie das beste Geschenk für ihn gefunden haben und dass er es lieben wird. Versuchen Sie nicht, zu laut zu lachen, wenn Sie sehen, wie er sich windet und sich überlegt, ob er wohl auch so etwas Schönes für Sie hat. Männer sind in dieser Beziehung albern, nicht wahr?

Eine halbe Stunde vor dem Abendessen schleichen Sie sich davon und schlüpfen in Ihr spezielles Valentinstag-Outfit. Wählen Sie dieses Mal alles in Schwarz: schwarzer Büstenhalter, schwarzer Tanga, schwarze Strümpfe und schwarze Pumps. Bevor Sie zu ihm gehen, schnallen Sie sich den Werkzeuggürtel um. Es wird ihm gefallen. Er wird sich freuen, wenn Sie ihm sagen, dass er ihm gehört. Und er wird begeistert sein, wenn er sieht, was Sie darin tragen. Einen Vibrator … und eine Flasche Gleitmittel … und zusätzliche Batterien … und zwei Kerzen … und ein Feuerzeug … und all Ihre Lieblingsgeräte aus dem Schlafzimmer …

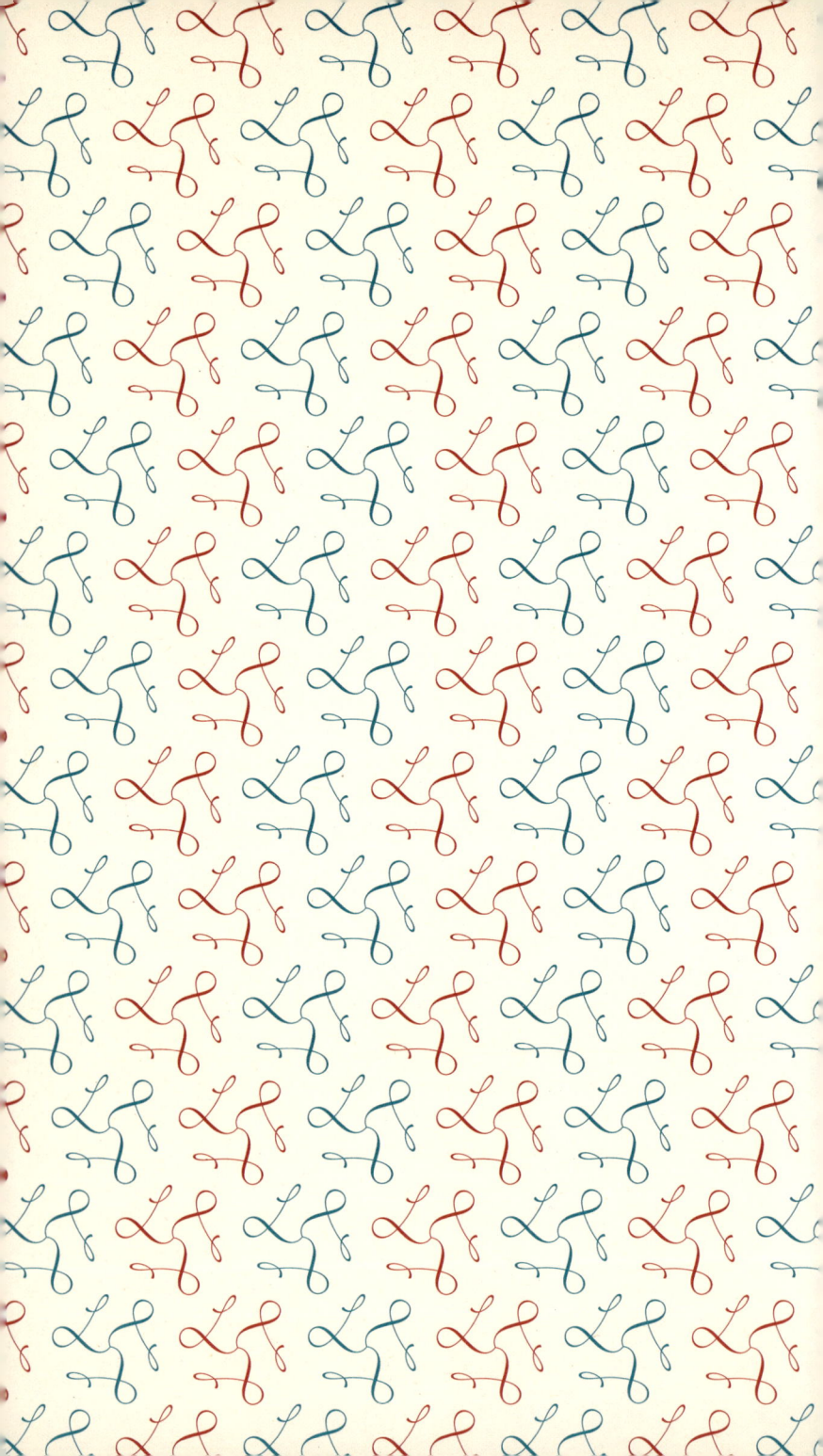

57
Backseat Betty

Nur für ihre Augen

viere, und recken Sie Ihren nackten Hintern in Richtung Rückspiegel. Oder setzen Sie sich direkt hinter seine rechte Schulter, öffnen Sie die Bluse und holen Sie Ihre Mädels heraus.

Aber dies hier ist nicht nur eine Show für den Chauffeur. Es geht auch um Ihre Lust – und die Lust, die er empfindet, wenn er Ihnen zuschaut. Ich verrate Ihnen eins der großen Geheimnisse der Verführung: *Männer finden Frauen, die sich selbst erregen können, erregend.* Sexuelles Selbstbewusstsein ist eines der größten Aphrodisiaka der Welt. Also hören Sie nicht auf.

Spielen Sie mit sich. Wenn Sie ein wenig zusätzliche Hilfe brauchen, greifen Sie in Ihre Tasche und holen Sie einen Taschen-Vibrator heraus. Drücken Sie ihn an Ihre Klitoris, um sich immer näher an den Höhepunkt zu bringen – während Ihr Liebster hilflos zusehen muss, weil er fährt und angeschnallt ist.

Glauben Sie, er ist mittlerweile ein bisschen erregt? O ja, mehr als ein bisschen. Und Sie können ihm versprechen, dass er seine Belohnung später bekommt. Aber für den Moment möchten Sie erst einmal wissen, was er für Ihren kleinen Ausflug geplant hat. Kino? Abendessen? Egal was es ist, es wird Ihnen beiden viel mehr Spaß machen als sonst, weil Sie jetzt ein schmutziges kleines Geheimnis teilen. (Und wenn Sie sich mit Ihren besten Freunden treffen, braucht es vielleicht gar kein Geheimnis zu bleiben. *Trauen Sie sich, es ihnen zu erzählen.* Vielleicht nach ein paar Drinks.) Auf jeden Fall erwartet Sie ein Abend, an dem Sie mehr lachen werden, das Essen köstlicher schmeckt und die Farben strahlender sind. Durch orgasmusgefärbte Gläser sieht die ganze Welt gleich viel besser aus.

Und deshalb werde ich bestimmt eine der Ersten sein, die sich so ein Roboterauto kauft. Mit eingebautem Vibrator.

Trauen Sie sich… auf der Straße eine Show abzuziehen.

Trauen Sie sich… ihn während der Fahrt wild zu machen.

Backseat Betty

Zutaten:

- 1 Rock
- 1 Auto
- 1 Fahrer
- Vibrator (optional)

Backseat Betty: *So nannte man früher ein heißes Mädchen, das im Fond eines Autos Sex hatte. Es ist ein ziemlich alter Ausdruck. Wenn andere Mädchen eifersüchtig auf ein besonders beliebtes Mädchen sind, setzen sie das Gerücht in Umlauf, sie sei eine Backseat Betty.*

Eines Tages, in nicht allzu ferner Zukunft, können Autos von alleine fahren. Und wissen Sie, was dann passiert? Dann haben die Leute in diesen Roboterautos Sex. Ja klar.

Wahrscheinlich ist es nicht das, was sich die Ingenieure vorstellen, während sie an der Entwicklung arbeiten (oder es ist *genau* das, was sie sich vorstellen). Aber ich habe eine Vision von der Zukunft: Der Verkehr fließt über die Autobahnen, und Tausende von Paaren lassen die Jalousien herunter und gönnen sich einen Quickie. *Seufz.* Ich hoffe, ich erlebe diesen Tag noch. Bis dahin finden Sie hier das Zweitbeste.

Bringen Sie Ihren Mann dazu, dass er mit Ihnen wegfährt. Wenn er sich hinter das Steuer setzt, überraschen Sie ihn damit, dass Sie auf den Rücksitz schlüpfen. Er wird sich fragen, was Sie vorhaben. Blicken Sie ihm in die Augen, und versichern Sie ihm, Sie hätten einen Plan. Und dazu bräuchten Sie einen Chauffeur. Und es würde ihm bestimmt gefallen.

Wenn Sie losgefahren sind, ziehen Sie die Schuhe aus. Legen Sie Ihre nackten Füße an seinen Kopf und zerzausen Sie ihm die Haare. Kitzeln Sie ihn mit Ihren hübsch lackierten Nägeln im Nacken. Und dann – trauen Sie sich! – ziehen Sie Ihr Höschen aus.

Lehnen Sie sich zurück und spreizen Sie die Beine. (Er wird ganz schnell den Rückspiegel verstellen.) Greifen Sie zwischen Ihre Beine und streicheln Sie sich. Zupfen Sie an Ihren Schamlippen, und bringen Sie sie zum Erblühen. Während eine Hand Ihre Klitoris wärmt, gleitet die andere in Ihre Bluse, um Ihre Brust zu umfassen. Fallen Ihnen noch andere Posen ein, die Sie einnehmen können? Hocken Sie sich auf alle

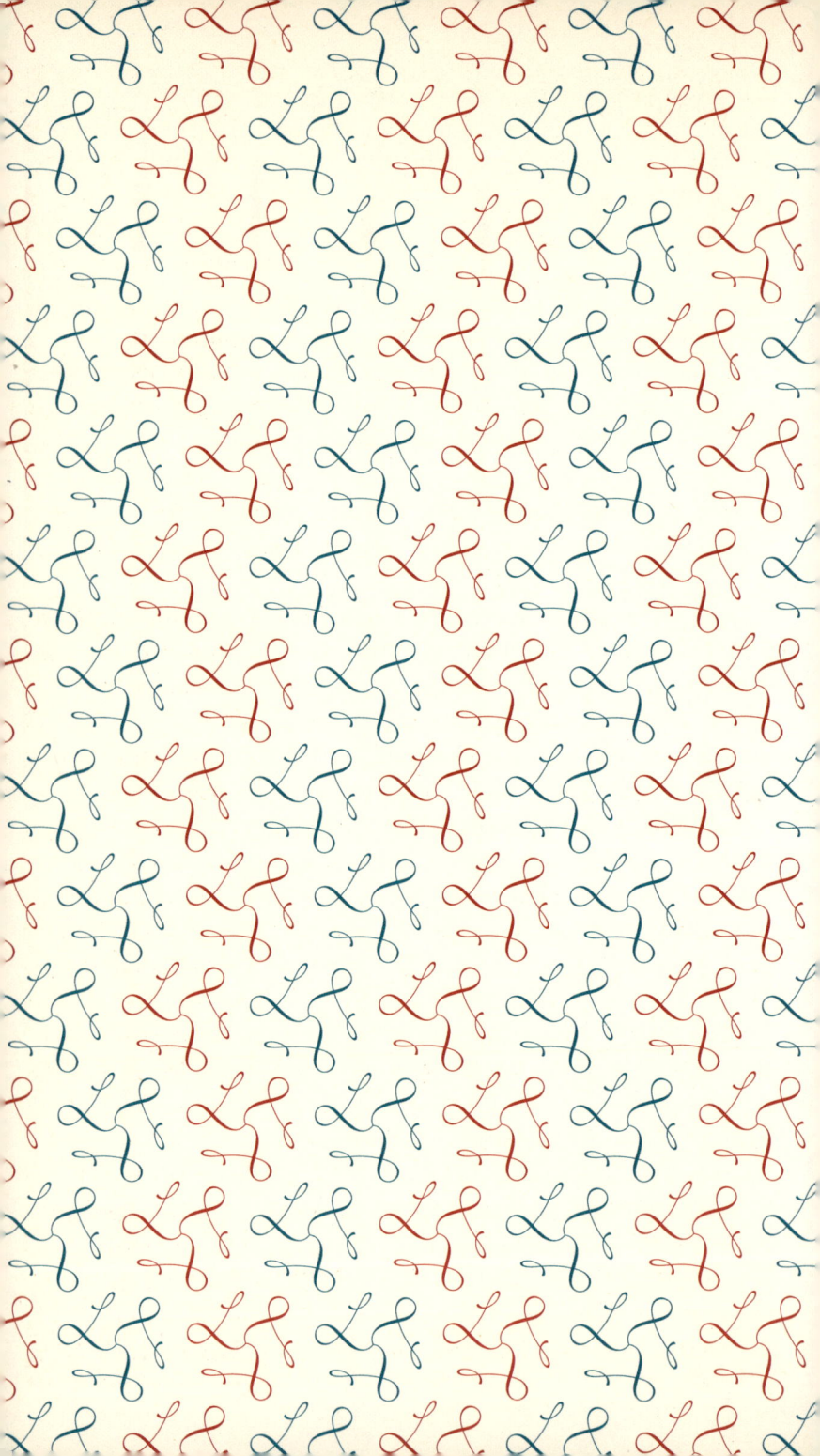

58

Rote Ampel, grüne Ampel

Nur für *ihre* Augen

Fahren Sie weiter, bis Sie in eine abgelegene Gegend kommen – ein leerer Parkplatz, eine wenig befahrene Straße. Halten Sie an, und stellen Sie den Motor ab. Vom Fahrersitz aus bearbeiten Sie ihn mit dem Mund. Aber lassen Sie ihn noch nicht zum Orgasmus kommen.

Wenn er stöhnt und Sie an den Schultern packt, dann ziehen Sie sich zurück. Sagen Sie ihm, er soll sich wieder anziehen. Sie ziehen sich ebenfalls an, dann reichen Sie ihm die Schlüssel und steigen aus, um sich auf die Beifahrerseite zu setzen. Jetzt ist *er* am Steuer.

Trauen Sie sich… das Steuer zu übernehmen.

Trauen Sie sich… im Verkehr zu spielen.

Trauen Sie sich… das Gaspedal durchzutreten.

Trauen Sie sich… Ihren Mann in den Wahnsinn zu treiben.

Rote Ampel, grüne Ampel

> **Zutaten:**
> 1 Auto

Sie gehen heute Abend aus. Erst zum Abendessen, dann ins Kino, und Sie sind beide guter Dinge. Nach dem Kino sagen Sie zu ihm, Sie wollten ihm etwas zeigen, verraten aber nicht, was es ist oder wohin Sie fahren. Ziehen Sie die Autoschlüssel aus seiner Tasche, und erklären Sie ihm, Sie würden fahren.

Wenn er Sie verständnislos anblickt, lächeln Sie verschmitzt und fragen: »*Lust auf eine Herausforderung?*« Natürlich hat er Lust. Welcher Mann würde eine sexy Herausforderung schon ablehnen?

Wenn Sie im Auto sitzen, sagen Sie, Sie wollten »Rote Ampel, grüne Ampel« spielen.

»*Das Kinderspiel?*«, wird er fragen. Sie schütteln den Kopf und lecken sich über die Lippen. Sagen Sie ihm, dieses Spiel steht auf dem Index. Und die Regeln sind wie folgt: Bei jeder roten Ampel zieht der Fahrer ein Kleidungsstück aus (nur bei komplettem Halt natürlich), und wenn die Ampel grün ist, zieht der Beifahrer ein Kleidungsstück aus.

Wählen Sie eine Straße mit vielen Ampeln, und dann kann das Strippen beginnen. Natürlich haben Sie einen Vorsprung. Sie konnten sich vorbereiten – einen kleinen Cardigan über der Bluse, Strümpfe statt Strumpfhose. Mit ein bisschen Glück ist er vor Ihnen nackt. Und dann wird er sich fragen, was passiert, wenn man nichts mehr zum Ablegen hat, aber noch kilometerweit von zu Hause entfernt ist. Da fängt nämlich der Spaß erst richtig an.

Der Erste, der nackt ist (oder bis auf die Unterwäsche ausgezogen, wenn Sie es nicht auf die Spitze treiben wollen), muss dem anderen Lust bereiten, wenn er an der Reihe ist. Ist die Ampel grün, sagen Sie ihm, er soll Sie auf den Hals küssen oder mit den Fingerspitzen über die Rundung Ihrer Brüste fahren, wenn er das noch nicht getan hat.

Bei der ersten roten Ampel bitten Sie ihn, Ihnen zu sagen, wann die Ampel grün ist. Dann beginnen Sie, an seinem Ohrläppchen zu knabbern. Bei der nächsten roten Ampeln streicheln Sie sinnlich und langsam über seine Brust. Bei der dritten Ampel nehmen Sie ihn in den Mund.

59
Eisheiß
Nur für seine Augen

Lassen Sie den Würfel über ihre Haut gleiten, und spielen Sie damit, bis es geschmolzen ist. Und dann ... massieren Sie erneut Bodylotion in ihre feuchte Haut. Wenn sie anfängt, sich zu entspannen, ist es Zeit für einen weiteren Kälteschock, dieses Mal direkt unter einer Brust. Ziehen Sie den schmelzenden Würfel in einer Spirale bis zu ihrem Nippel. Wieder folgt ein Zwischenspiel mit heißem Wasser, dann lassen Sie einen weiteren Eiswürfel über ihren Rücken, zwischen ihren Hinterbacken hindurch bis zu ihrer Klitoris gleiten. Abwechselnd heiß und kalt, Dampf und Frost. Ihr Puls schlägt schneller, ihr Atem wird ein wenig flacher. Da sie kaum etwas sehen kann, weiß sie nicht, was als Nächstes passiert, und muss darauf vertrauen, dass Sie sie an den Rand der Lust führen ...

Und sie hinunterstoßen.

Trauen Sie sich ... die Kälte zu bringen.

Trauen Sie sich ... ihre Sinne zu erschrecken.

Trauen Sie sich ... sie nass und heiß zu machen.

59 Eisheiß

> **Zutaten:**
> 1 Dusche
> 1 Flasche Creme-Duschlotion
> 1 Schale mit Eiswürfeln
> 1 Streifen Verbandsgaze
> 3 Kerzen

Bei den aufregendsten Dingen der Welt geht es im Wesentlichen um Kontrollverlust. Achterbahnen, sich verlieben, Orgasmen – das ist deshalb so toll, weil wir es nicht steuern können. Wenn es einmal angefangen hat, werden wir mitgerissen und können nur hoffen, wieder zu Atem zu kommen, wenn es vorbei ist.

Trauen Sie sich, Ihrer Süßen diese Woche eine erotische Achterbahnfahrt zu verpassen. Die wichtigste Zutat – eine Dusche – besitzen Sie, und den Rest können Sie für ein paar Euro im Drogeriemarkt einkaufen. Stellen Sie zunächst ein paar Kerzen in Ihr Badezimmer und drehen Sie die Dusche an. Sagen Sie ihr, Sie hätten eine Überraschung für sie ... *aber sie soll zuerst in die Dusche kommen.* Lassen Sie sie in Ruhe duschen, während Sie die restlichen Dinge vorbereiten.

Zuerst brauchen Sie eine Augenbinde. Sie ist nur aus weißer Gaze, die man für erste Hilfe verwendet, und sie eignet sich perfekt für diese Überraschung. Man kann sie ohne Probleme im Wasser benutzen, und sie ist lichtdurchlässig. Das Flackern der Kerzen im abgedunkelten Raum wird Ihre Partnerin trotzdem wahrnehmen. Aber es bringt sie doch einen Schritt weiter von der Realität und der Kontrolle weg.

Die zweite Überraschung ist ein schöner, frischer Duft. Sagen Sie ihr nicht, was es ist. Treten Sie einfach zu ihr in die Dusche, und lassen Sie sie an der Duschcreme riechen. Es ist eigentlich keine Seife, sondern eine spezielle Körperlotion, die man in der Dusche auftragen kann und himmlisch riecht. Benutzen Sie sie wie Massageöl. Massieren Sie sie gründlich in ihre heiße, nasse Haut ein. Konzentrieren Sie sich dabei auf die Muskeln an ihren Schultern und ihrem Nacken.

Und jetzt zur Überraschung Nummer drei. Vor der Dusche haben Sie eine Schale mit Eiswürfeln versteckt. Mittlerweile sind sie zu runden, glatten Plättchen zerschmolzen. Nehmen Sie einen Eiswürfel und drücken Sie ihn an die Haut Ihrer Liebsten, während das heiße Wasser auf sie herunterrinnt. *Sie wird keuchen!*

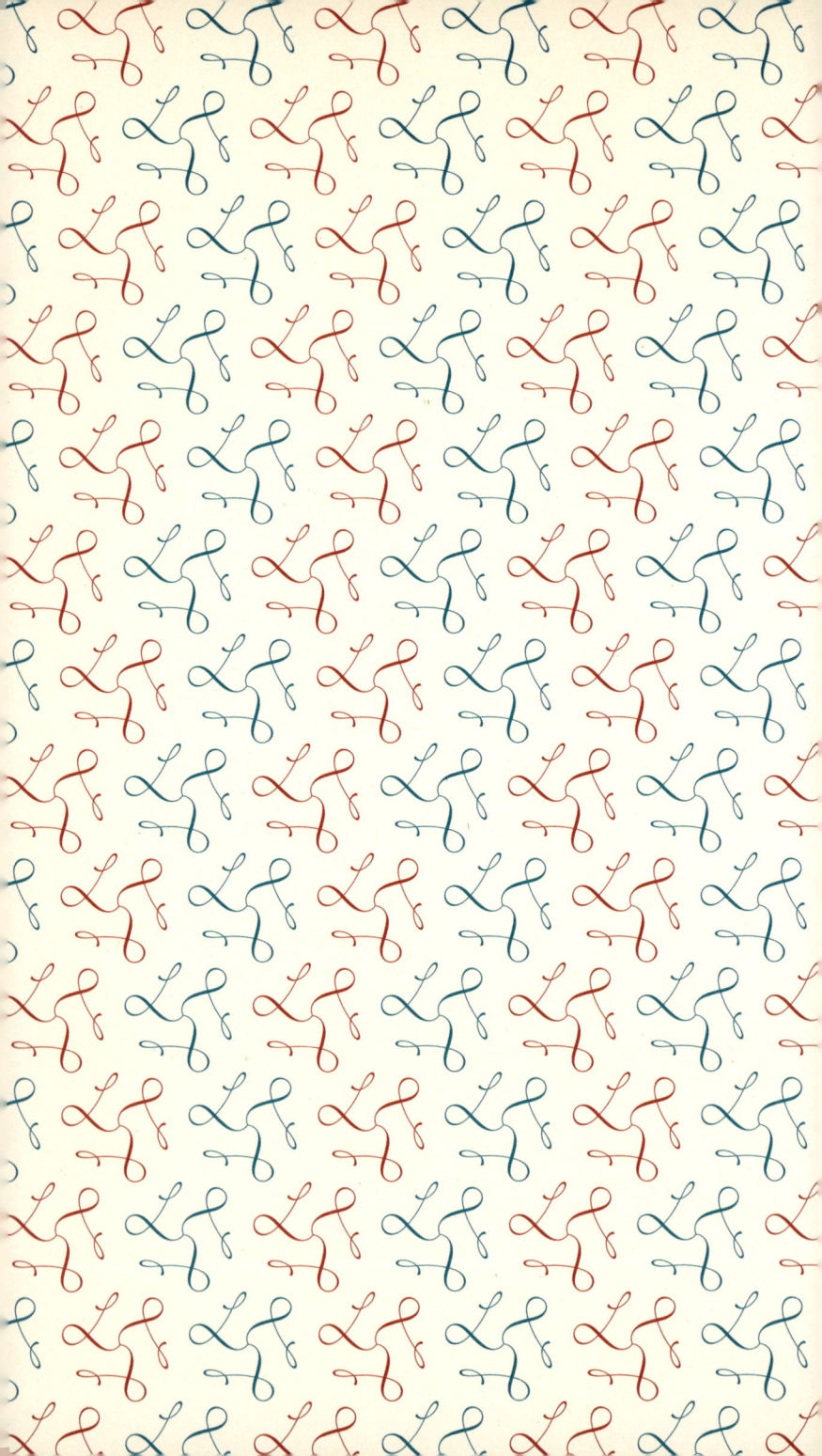

60
Verhaftet
Nur für seine Augen

ihr die Hand aufs Knie und sagen Sie: »Ich muss Sie leider nackt durchsuchen, bevor ich Sie einsperre.«

Beginnen Sie ihr die Kleider auszuziehen. Zeigen Sie dabei Autorität. Untersuchen Sie ihren Körper gründlich. Wenn Sie einen sexy Körperteil entblößen, schütteln Sie den Kopf und sagen etwa: »Nun, was haben wir denn hier? Na, na, na ... ich bin ziemlich sicher, dass das illegal ist.«

Wenn sie schließlich ausgezogen ist, wird sie genauso bereit für einen Quickie sein wie Sie. Ziehen Sie Ihre Uniform aber nicht aus – schieben Sie nur die Hose herunter, und versprechen Sie ihr, ihr Ihren Gummiknüppel zu zeigen.

Sie denkt bestimmt, noch nie einen so schönen Strafzettel bekommen zu haben ...

Trauen Sie sich ... sie für die Durchsuchung zu entkleiden.

Trauen Sie sich ... ihr Ihren Gummiknüppel zu zeigen.

Verhaftet

> **Zutaten:**
> 1 Polizisten-Uniform (erhältlich im Internet oder selbst zusammengestellt mit einem blauen Anzug, einem weißen Hemd, Sonnenbrille, einem Ausweis und Handschellen)
> 1 »Durchsuchungsbefehl«

Nach Männern in Uniform drehen Frauen sich um. Und von allen Männern in Uniform haben Polizisten die stärkste Wirkung. Vielleicht liegt es daran, dass sie sexy sind und große Macht haben – wodurch sie auch korrupt erscheinen.

Geben Sie ihr die Chance, mit dieser Herausforderung ihre Männer-in-Uniform-Fantasie auszuleben. Verwandeln Sie sich in einen Polizisten, und verpassen Sie ihr einen Strafzettel ... zu ihrer Lust. Und auch zu Ihrer eigenen.

Beginnen Sie die Herausforderung, indem Sie ihr sagen, Sie müssten rasch eine Besorgung machen. Jetzt schlüpfen Sie schnell in Ihre sexy Uniform – das können Sie entweder in Ihrem Auto oder Ihrer Garage tun, Sie können aber auch irgendwohin fahren, wenn es sein muss. Stecken Sie sich den Durchsuchungsbefehl in die Tasche, und setzen Sie Ihre Sonnenbrille auf, auch wenn es schon dunkel ist. Es verstärkt das Gefühl, Sie wären wirklich ein Polizist, wenn sie Ihre Augen nicht sehen kann, und das trägt zu Ihrer Macht und Kontrolle in dieser Rolle bei.

Stellen Sie sich gerade hin, setzen Sie ein wichtiges Gesicht auf, und klopfen Sie an die Tür. In dem Moment, wo sie die Tür öffnet, wird sie sich bestimmt erschrecken, aber dann wird sie Sie erkennen und auf andere, erotischere Gedanken kommen.

Bevor sie jedoch Zeit zum Nachdenken hat, halten Sie ihr den »Durchsuchungsbefehl« unter die Nase und sagen ihr, Sie müssten sie leider verhaften. Weswegen? Vielleicht, weil sie ein böses, böses Mädchen ist. Auf jeden Fall legen Sie ihr Handschellen an und sagen: »Sie müssen leider mit mir *kommen*.«

Dann drücken Sie sie vorsichtig (wie man das in Filmen immer sieht) auf den Rücksitz Ihres Autos und schlüpfen hinter ihr hinein. Legen Sie

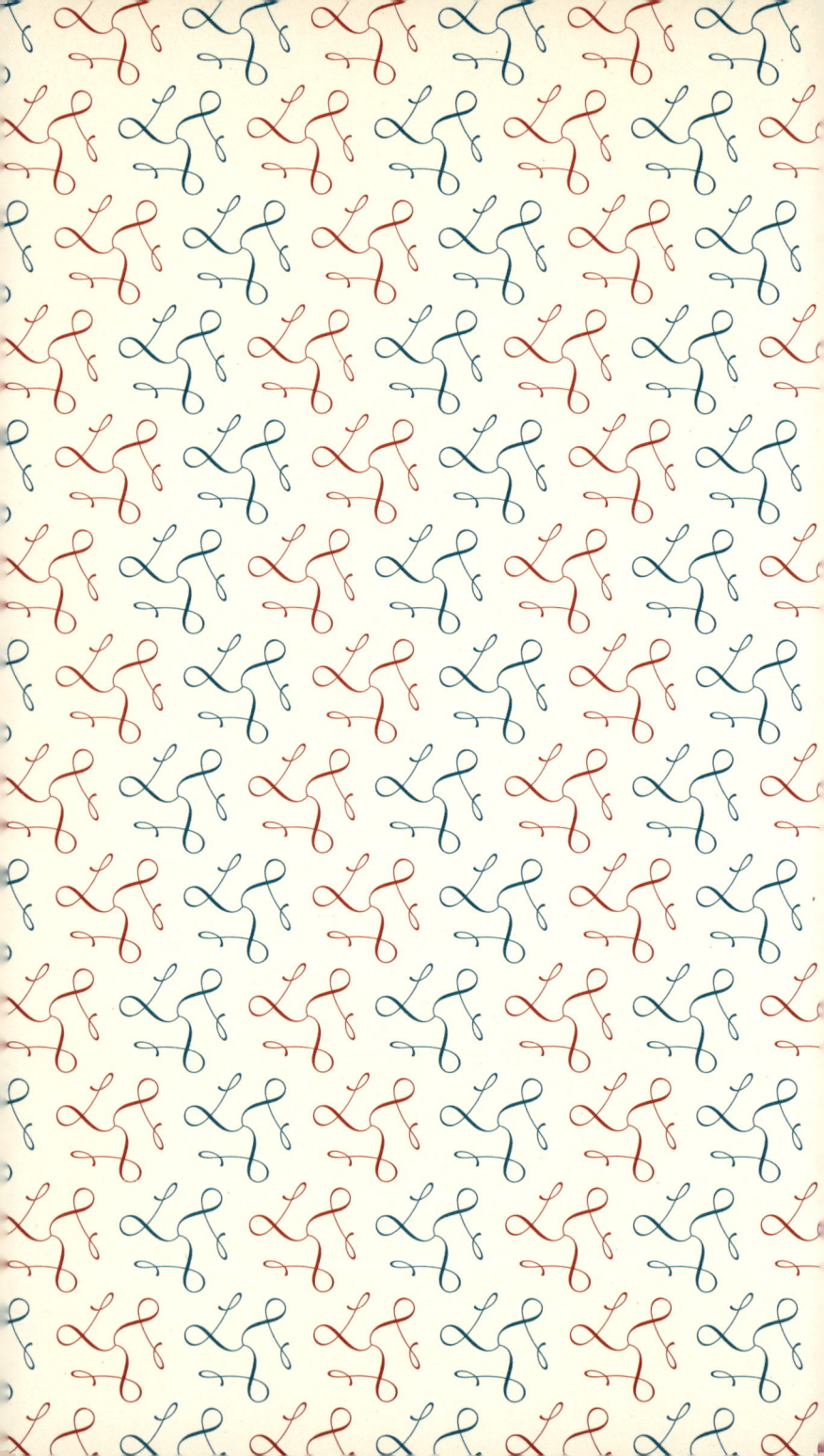

61
Vickis Geheimnis
Nur für seine Augen

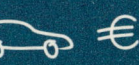

Aber Sie sind noch nicht fertig mit der Handykamera. In den nächsten zwei Stunden schicken Sie ihr weitere Fotos: Wie Sie zu Hause ankommen. Wie Sie Kerzen im Schlafzimmer anzünden. Wie Sie auf dem Bett neben einer schön eingepackten Schachtel liegen.

Sie wird wissen, was Sie meinen. Und wenn sie nach Hause kommt, haben *Sie* etwas zu gucken.

Trauen Sie sich… einen Schnappschuss zu machen.

Trauen Sie sich… ihn abzuschicken.

Trauen Sie sich… es mehrmals zu machen.

Trauen Sie sich… ihr zu zeigen, was Sie denken.

61 Vickis Geheimnis

Zutaten:
1 Handy mit Kamera
1 Wäschegeschäft
1 Geschenk

Bei Frauen spielt sich Verführung im Kopf ab. Das ist *gut*, denn es bedeutet, dass Sie Ihre Liebste erregen können, indem Sie sie dazu bringen, an Erregung zu denken. Und mit einem Handy mit Kamerafunktion können Sie ihr sexy Gedanken in den Kopf setzen, ohne ein Wort zu sagen.

Gehen Sie ins Wäschegeschäft am Ort, und suchen Sie sich eine Schaufensterpuppe, die mit einer sexy Korsage oder einem Camisole bekleidet ist. Fotografieren Sie sie mit dem Handy, und schicken Sie es Ihrer Süßen mit dem Text: »*Du würdest toll darin aussehen!*« Nächstes Foto: Strümpfe und Strumpfgürtel. »*Möchtest du das gerne haben?*« Dann werden Sie mutiger. Bitten Sie eine Verkäuferin, zwei verschiedene Korsagen für Sie hoch zu halten. Sie fotografieren sie und schicken ihr auch dieses Foto. »*Welche?*«

Jetzt rufen Sie sie an und fragen sie, ob sie Ihre Fotos bekommen hat. Erklären Sie ihr, Sie hätten nicht anders gekonnt; sie hätten die Wäsche gesehen und an die Frau gedacht, die Sie lieben, und wie toll sie darin aussähe. O ja, jetzt denkt Ihr Mädchen an Sex. Selbst, wenn sie gerade mit ihren Freundinnen zusammen ist und es nicht zugeben kann. (Wissen Sie was? Das Spiel macht sogar noch mehr Spaß, wenn Sie sie auf der Arbeit anrufen. Sie muss ernst bleiben, während Sie solche Faxen machen.)

Fragen Sie, ob sie irgendetwas gesehen hat, was ihr gefällt? Schicken Sie noch mehr Fotos, damit sie sich entscheiden kann. Legen Sie auf, und zücken Sie Ihre Kreditkarte. Ja, bitte, als Geschenk einpacken.

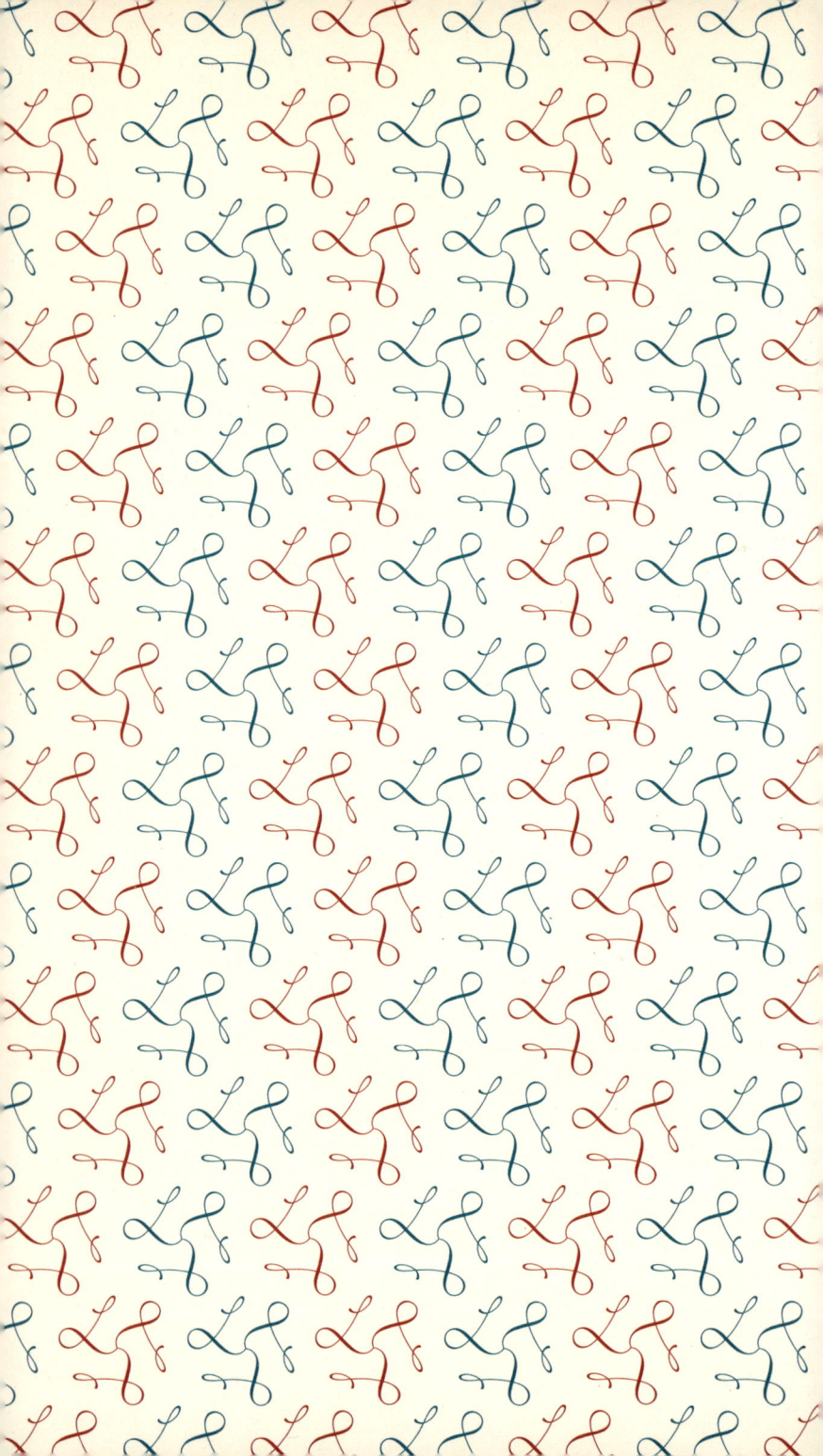

62
Kissen-Burg

Nur für seine Augen

len Flur und wird nur von dem flackernden Lichtschein geleitet, der aus dem Wohnzimmer kommt. Es dauert ein paar Sekunden, bis sie die Szene aufnimmt. Das weiße Laken ist von innen beleuchtet, und dem Schatten nach zu urteilen, sind Sie mit einer Taschenlampe darin. Sie rufen sie herein. Es ist gemütlich darin. Auf dem Boden liegen eine Decke und Kissen.

Wenn echtes Camping doch auch nur so komfortabel wäre! Sie genießt die Köstlichkeiten, die Sie vorbereitet haben, und ist völlig beeindruckt, wie viel Mühe Sie sich gemacht haben. Sie ist bereit, Sie zu küssen. Und sie ist auch zu ein bisschen mehr bereit. Sie ist bereit, mit Ihnen Liebe zu machen, ihre Beine um Ihren Rücken zu schlingen und Sie tief in sich aufzunehmen.

Und alles nur, weil Sie sich die Mühe gemacht haben, ihr ein Liebesnest zu bauen. Alles nur, weil Sie ihr das Gefühl gegeben haben, etwas Besonderes zu sein.

Trauen Sie sich ... ein Liebesnest zu bauen.

Trauen Sie sich ... eine Couch-Kissen-Burg zu bauen.

Trauen Sie sich ... es im Schein der Taschenlampe zu tun.

Kissen-Burg

Zutaten:
- 1 Platte
- 1 Blatt Papier oder 1 Karte
- 1 Sofa
- 2 hohe Stühle
- 1 Decke für den Fußboden
- 1 Taschenlampe
- Ein paar Kopfkissen und Kissen
- Kleine Köstlichkeiten

Die Männer, die ich kenne, denken gern an die Zeit der *Kissen-Burgen* zurück.

Wissen Sie noch, wie man eine baut? Wände aus den Sofapolstern. Küchenstühle als Zeltstangen. Ein Laken oder eine Decke darüber, um einen geschützten Innenraum zu schaffen. Für Kinder ist eine Kissen-Burg ein wunderbarer Ort zum Spielen. Und Erwachsene können darin herrlich ... nun ... Doktorspiele veranstalten. Trauen Sie sich.

Ich hoffe, in diesem Buch zumindest klargemacht zu haben, wie wichtig die Präsentation für eine Frau ist. Wenn sie sieht, welche Mühe Sie sich geben, um etwas Besonderes für sie vorzubereiten, leitet sie daraus ab, dass *sie* etwas Besonderes ist. Und deshalb müssen Sie sie zu diesem Spiel auch mit einer schriftlichen Einladung, die Sie ihr auf einer silbernen Platte überreichen, einladen.

Okay, vielleicht nicht aus Silber. Aber Sie müssen zumindest Ihre beste Servierplatte nehmen, weil es hier um Eleganz der alten Schule geht. In die Mitte stellen Sie eine kleine weiße Karte, gefaltet wie ein Zelt. Außen steht ihr Name auf der Karte, und wenn sie sie öffnet, liest sie:

Geh um 9 Uhr heute Abend ins Schlafzimmer, und zieh dein Nachthemd an. Warte, bis ich dich rufe. Und dann such nach mir.

Wow! Sie wird fasziniert und aufgeregt sein, und dabei hat der Abend noch nicht einmal begonnen. Wenn sie zur verabredeten Zeit ins Schlafzimmer geht, müssen Sie ins Wohnzimmer laufen und den Weltrekord im schnellen Aufbau von Couch-Kissen-Burgen brechen. (Sie sollten vorher auf jeden Fall wissen, wo sich alles Nötige befindet.) Versuchen Sie, es in weniger als zehn Minuten zu schaffen, dann rufen Sie Ihre Liebste und sagen ihr, sie könne hereinkommen.

Aha! Das Licht im Haus ist aus. Sie wandert durch den fast dunk-

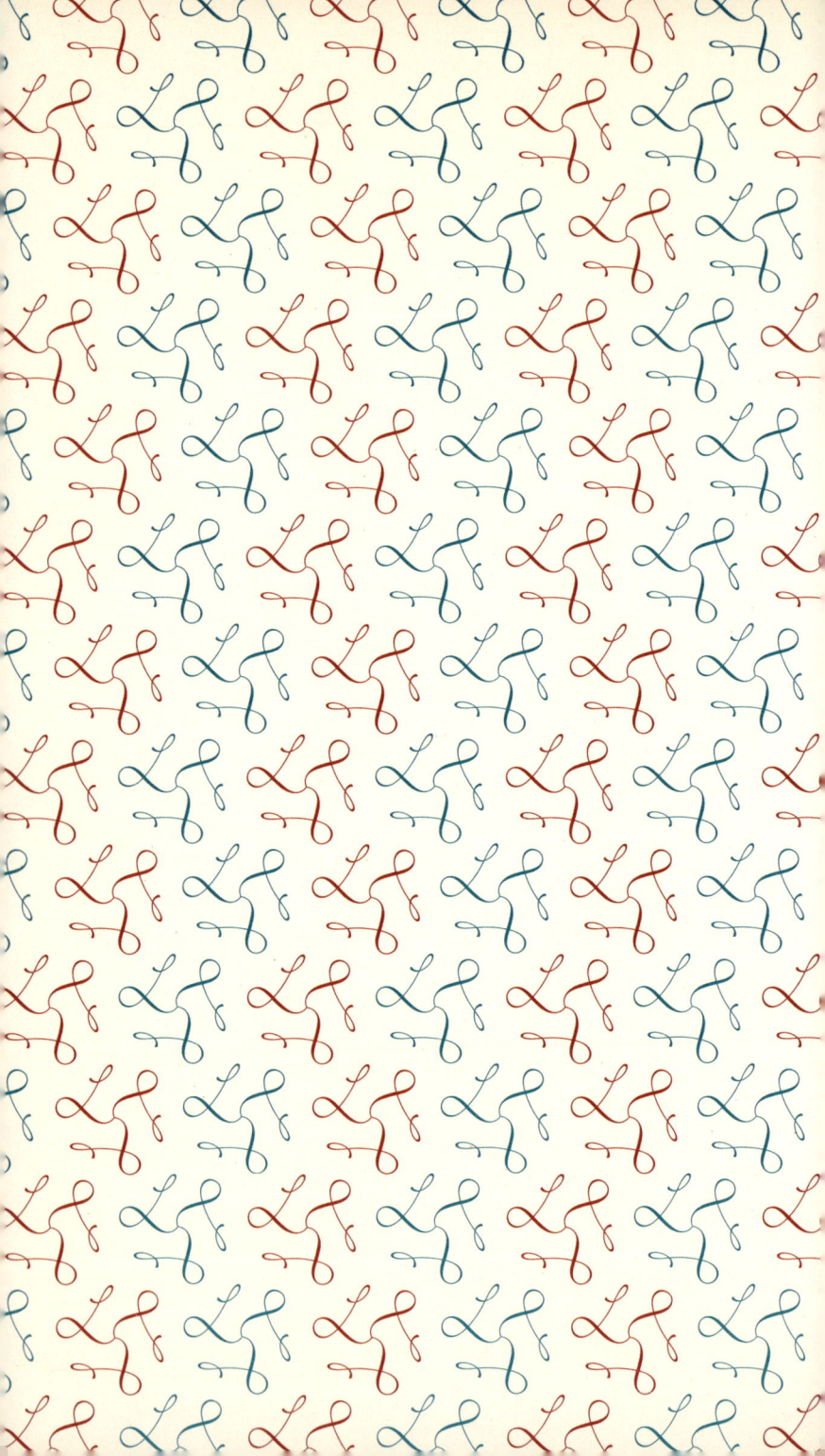

63
Auto-Erotisch
Nur für ihre Augen

Dies ist ein außergewöhnlicher Anblick, die Erfüllung aller feuchten Träume eines Mannes, und wahrscheinlich wird er stumm vor Staunen stehen bleiben. Ihre Hände gleiten zwischen Ihre Schenkel, und die leuchtende Farbe Ihres Nagellacks wird ihn hypnotisieren, wenn Ihre Finger über den winzigen Stoffstreifen streicheln, der Ihre Schamlippen kaum verdeckt. Dann kreisen Sie um Ihre Klitoris, und Sie lassen ihn ein paar Minuten gebannt zuschauen, wie Sie sich der Stelle widmen, an der er normalerweise so viel Zeit allein verbringt.

Und jetzt... fordern Sie ihn auf, Sie nach Hause zu bringen.

Trauen Sie sich... Ihren Motor ans Laufen zu bringen.

Trauen Sie sich... es bei offener Tür zu machen.

Trauen Sie sich... ihn heiß zu machen.

Trauen Sie sich... auto-erotisch zu werden.

Trauen Sie sich... es auf dem Vordersitz zu tun.

63 Auto-Erotisch

> **Zutaten:**
> 1 Tanga-Slip
> 1 Auto
> 1 sexy CD
> 1 Garage (oder keine Garage – trauen Sie sich!)

Für diese Herausforderung werden Autos und Sex kombiniert.

Für einen Mann könnte das Ganze nur noch heißer sein, wenn Sie es in aller Öffentlichkeit treiben würden.

Aber ich schlage Ihnen vor, es in Ihrer eigenen Garage zu tun, ohne Licht. Das ist schon gewagt genug (die besonders Kühnen unter Ihnen können ja die Garagentür *offen* lassen!).

An einem Abend, an dem Sie ins Kino oder zum Essen fahren wollen, sagen Sie ihm, dass Sie eine Überraschung für ihn haben. Er muss genau fünf Minuten warten und Ihnen dann zum Auto folgen. Der Anblick, den Sie ihm bieten, wird ihm das Gehirn versengen.

Die Fahrertür steht offen, und der Raum wird nur von der Innenraumleuchte des Wagens erhellt. Aus der Stereoanlage dröhnt ein heißer Song.

Und um dieses Bild noch heißer zu machen, sieht er *Sie* – oder vielmehr Ihr Hinterteil, eingerahmt von der offenen Tür. Mit den Füßen stehen Sie auf dem Boden, Ihre obere Hälfte ist voll bekleidet, und Sie beugen sich ins Wageninnere vor. Und weil Sie die Beine spreizen und Ihr Hinterteil hochrecken, sieht er, dass Sie nur einen winzigen sexy Tanga tragen.

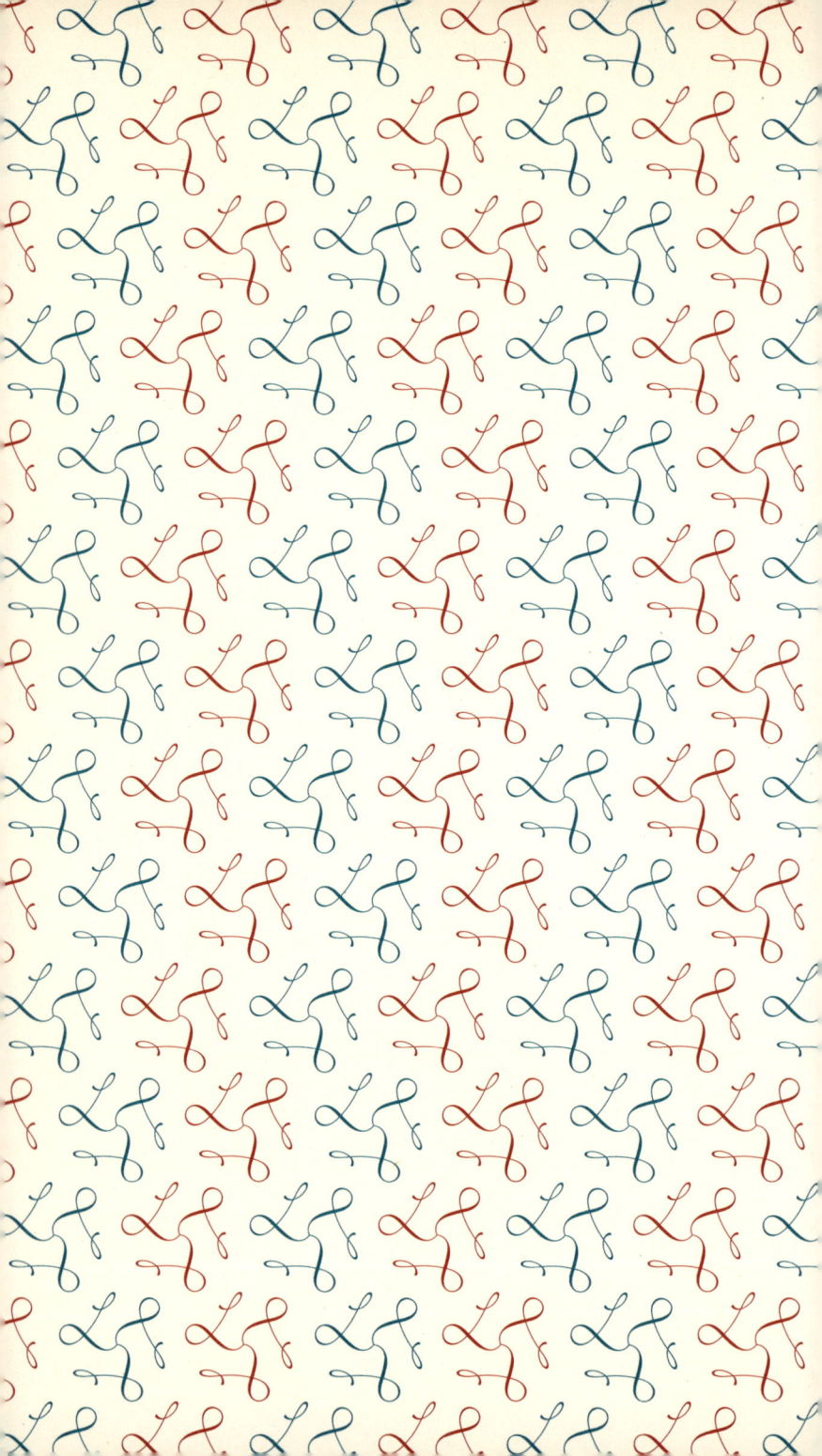

64
Ergib dich
Nur für seine Augen

Oder – noch eine Herausforderung! – kaufen Sie zusätzliche Handschellen und Fesseln, und werden Sie erfinderisch. Handgelenke an die Knöchel gefesselt... Handgelenke an die Oberschenkel... eine lange Schnur hinter ihren Schultern, die ihre gefesselten Knöchel hoch in die Luft hebt... wow, ich werde schon geil, wenn ich diese Worte nur ausspreche. Und ich verspreche Ihnen, Ihre Süße wird dahinschmelzen, wenn sie sich ergibt und für eine Nacht Ihre Sexsklavin ist.

Trauen Sie sich... die Kontrolle zu übernehmen.

Trauen Sie sich... sie zu fesseln.

Trauen Sie sich... sie zur Gefangenen der Liebe zu machen.

Ergib dich

> **Zutaten:**
> 1 Paar gepolsterte Handschellen
> (Es gibt unzählige Varianten, von preiswerten Handschellen mit Klettverschluss bis hin zu raffinierten Konstruktionen aus Pelz und Leder. Weiches Nylonband funktioniert genauso gut.)

Ich verrate Ihnen ein kleines Geheimnis über Ihre Liebste. *Sie will von Ihnen zu schmutzigen Dingen angestiftet werden. Jedenfalls ab und zu.*

Sie will es nicht von sich aus tun, weil sie sich gerne als braves Mädchen sieht – nein, Sie sollen sie anstiften und ihr die Fähigkeit nehmen, Ihren (und ihren eigenen) animalischen Impulsen zu widerstehen. Mit anderen Worten: Nehmen Sie sie gefangen! Trauen Sie sich!

Das beste Werkzeug dafür sind gepolsterte Handschellen mit Klettverschluss, die man miteinander verbinden kann. Beginnen Sie mit dem üblichen Vorspiel, und dann legen Sie ihr überraschend die Handschellen an. Mit einer Hand schließen Sie sie am Bett an, mit der anderen ziehen Sie sie aus. Sie brauchen beide Hände, um die Verschlüsse und Knöpfe zu öffnen? Dann halten Sie die Verbindungskette zwischen den Handschellen mit den Zähnen fest. Das wirkt sehr männlich, sehr sexy. Behalten Sie die Verbindungskette im Mund, während Sie sie küssen. Lassen Sie sie über einen Nippel gleiten. Wenn sie lang genug ist, wickeln Sie sie um Ihren Penis.

Diese Handschellen sind mehr als ein Sexspielzeug; sie sind ein Symbol der Unterwerfung. Sie erlauben ihr, ungezogen zu sein – schließlich kann sie sich ja nicht wehren, oder? Und das bedeutet, dass sie alles das machen kann, was ihr sonst vielleicht zu peinlich ist. Sie können ihr befehlen, sich hinzuknien und es Ihnen mit dem Mund zu besorgen. Sie können Sie von hinten nehmen. Sie können ihr sagen, sie soll sich auf den Vibrator setzen, und ihr zuschauen, während sie kommt.

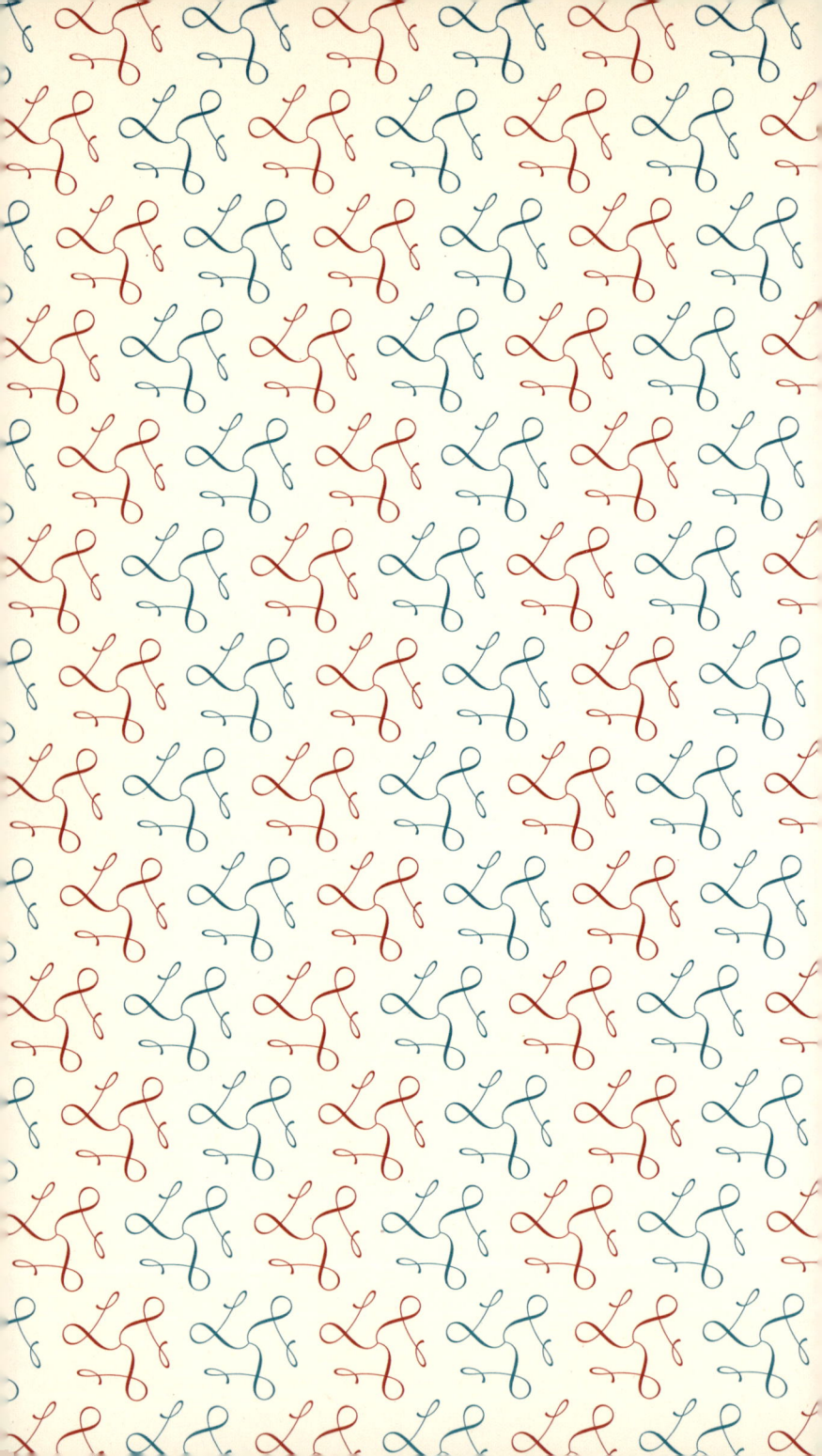

65
Kirschkuchen

Nur für seine Augen

Zehn Minuten vor Ende des Films, wenn Ihr Mädchen beinahe in Tränen aufgelöst ist, weil ihr der Film so ans Herz geht, wird ein köstliches Kirscharoma in der Luft liegen, und das – Sie müssen mir einfach vertrauen – wird sie erregen. Während der Nachspann läuft, füttern Sie sie mit leckerem warmem Kirschkuchen. Ein Bissen und noch ein Bissen. Und noch ei... uupps, jetzt habe ich gekleckert. Ja, Sie können absichtlich kleckern. Streifen Sie mit dem Kirschkuchen ihre Wange und küssen Sie es weg. Lassen Sie einen Bissen auf ihre Brust fallen und lecken Sie ihn ab. Legen Sie ihr eine Kirsche in den Bauchnabel und schlürfen Sie sie in den Mund. Küssen und füttern Sie sie, und sehen Sie zu, wie sie dahinschmilzt.

Und vergessen Sie nicht, die Schüssel auszulecken.

Trauen Sie sich... sie mit Essen zu verführen.

Trauen Sie sich... Mann genug zu sein, um ein Mädchen zu verführen.

65 Kirschkuchen

Zutaten:
- 2 Takeout-Abendessen
- 2 Teller, Gläser, Silberbesteck
- 1 Kirschkuchen
- 1 DVD von *Jennas Kuchen – Für Liebe gibt es kein Rezept*

Okay, ich gebe es gleich zu. Diese Herausforderung ist Mädchenkram. Sie enthält einen Mädchenfilm und auch noch *Backen*, um Himmels willen. Wahrscheinlich ist es also schon eine Herausforderung für Sie weiterzulesen.

Aber hören Sie nicht auf. Ich verspreche Ihnen, es lohnt sich. Ich weiß, was Frauen anmacht, und dies hier gehört dazu. Ein romantischer Film über Kuchen. Ja klar, Mädchenkram. Vor Ihren Freunden können Sie damit nicht angeben. Aber Sie werden mit Sicherheit etwas davon haben.

Laden Sie Ihre Süße zu einem romantischen Abend ein und versichern Sie ihr, dass Sie sich um alles gekümmert haben (vertrauen Sie mir, das alleine macht schon Eindruck auf sie). Sorgen Sie für das Essen, decken Sie richtig den Tisch, und servieren Sie es auf Porzellantellern (noch mehr Punkte für Sie, glauben Sie mir). Nach dem Essen feuern Sie Ihre Geheimwaffe ab. Den Film *Jennas Kuchen – Für Liebe gibt es kein Rezept*, mit Keri Russell in der Hauptrolle. Trauen Sie sich.

Ich will Ihnen nicht zu viel erzählen, aber ich finde, für einen Mädchenfilm kommt ganz schön viel heißer Sex darin vor. Und das Thema spricht Frauen an. Liebe, schlechte Wahl, Selbstwert, Stärke. *Und Kuchen.* Du lieber Himmel, es kommt eine Menge Kuchen in dem Film vor. Und deshalb müssen Sie etwa vierzig Minuten vor Ende des Films auch den Backofen anstellen. Nach zehn Minuten schieben Sie Ihren fertig gekauften Kirschkuchen zum Aufbacken hinein (Was? Sie haben doch nicht etwa geglaubt, Sie müssten auch noch selber backen?).

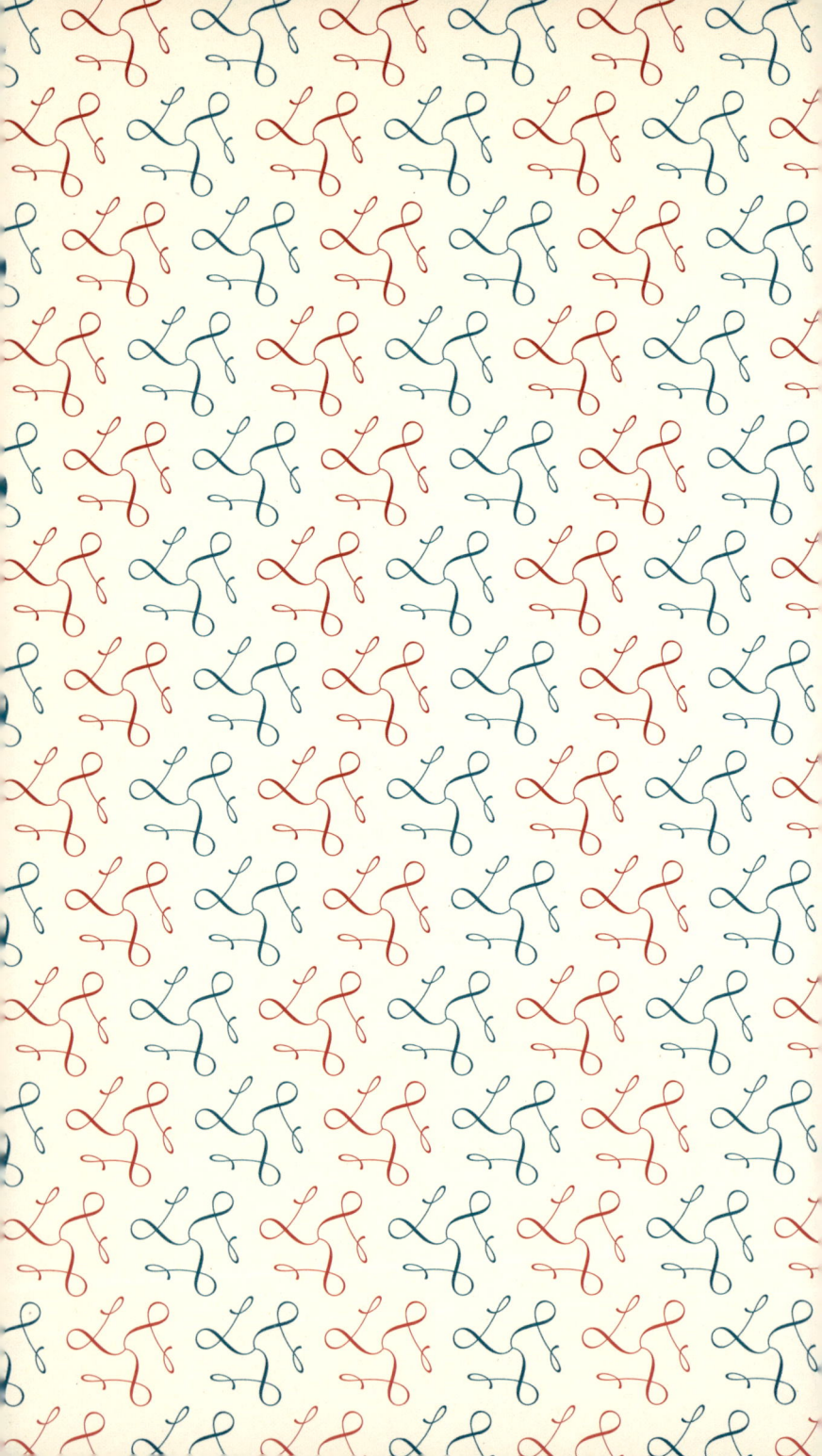

66
Die Neuner-Regel

Nur für seine Augen

☆

Trauen Sie sich, die Neuner-Regel beim Geschlechtsverkehr einzuführen. Sorgen Sie dafür, dass Ihre Partnerin es bequem hat, weil Sie Zeit brauchen. Bitten Sie sie, sich auf den Rücken zu legen, während Sie noch neben dem Bett stehen. Schieben Sie ihr ein Kissen unter den Hintern, um ihn ein wenig anzuheben. Zählen Sie auf keinen Fall laut, und bewegen Sie auch nicht die Lippen! Wenn sie Verdacht schöpft, sagen Sie ihr, Sie wollten sich heute Abend auf ihre Lust konzentrieren, und sie sollte es einfach genießen. Sie wird sich sicher wundern, aber nach einer gewissen Zeit wird sie sich dem Bann der Neuner-Regel nicht mehr entziehen können.

Trauen Sie sich… Ihre Stöße zu zählen.

Trauen Sie sich… Ihre Geschwindigkeit zu variieren, um ihr Bedürfnis zu erfüllen.

Die Neuner-Regel von Chip Rowe

Zutaten: Ihre Partnerin
Sie Ihre linke Hirnhälfte

Eine Frau schrieb an den *Playboy*-Ratgeber, ob er schon von der mythischen Regel gehört hätte, die sie wie folgt beschrieb:

»Beim Geschlechtsverkehr macht ein Mann neun flache Stöße und einen tiefen, gefolgt von acht flachen und zwei tiefen, sieben flachen und drei tiefen, und so weiter, bis er bei einem flachen und neun tiefen angekommen ist. Dann beginnt er wieder von vorne. Meiner Erfahrung nach ist dies nicht so methodisch und langweilig, wie es klingt. Die langen flachen Sequenzen erregen mich, während die tieferen Stöße meinen Mann mehr erregen.«

Die Neuner-Regel ist ein alter taoistischer Sextrick. Dabei darf der Mann sich nicht von seiner Partnerin lösen, sondern muss ständig in Verbindung mit ihr bleiben. Paaren wird geraten, ihre Atmung mit jedem Stoß aufeinander abzustimmen; er atmet aus, sie atmet ein. Alternative Methoden sind drei flache Stöße, ein tiefer; sechs flache, zwei tiefe, und so weiter. Oder auch ein Zentimeter, dann zwei, dann drei, und so weiter, oder einfach mit neun flachen und einem tiefen weitermachen, bis Sie tausend Stöße erreicht haben (viel Glück!).

Dieser Trick ist so befriedigend für Ihre Frau, weil Sie dadurch langsamer werden und die flachen Stöße ihre Klitoris stimulieren. Sie sind gezwungen, Ihre Partnerin mit Ihrer Erektion hinzuhalten, und bewirken dasselbe für sich.

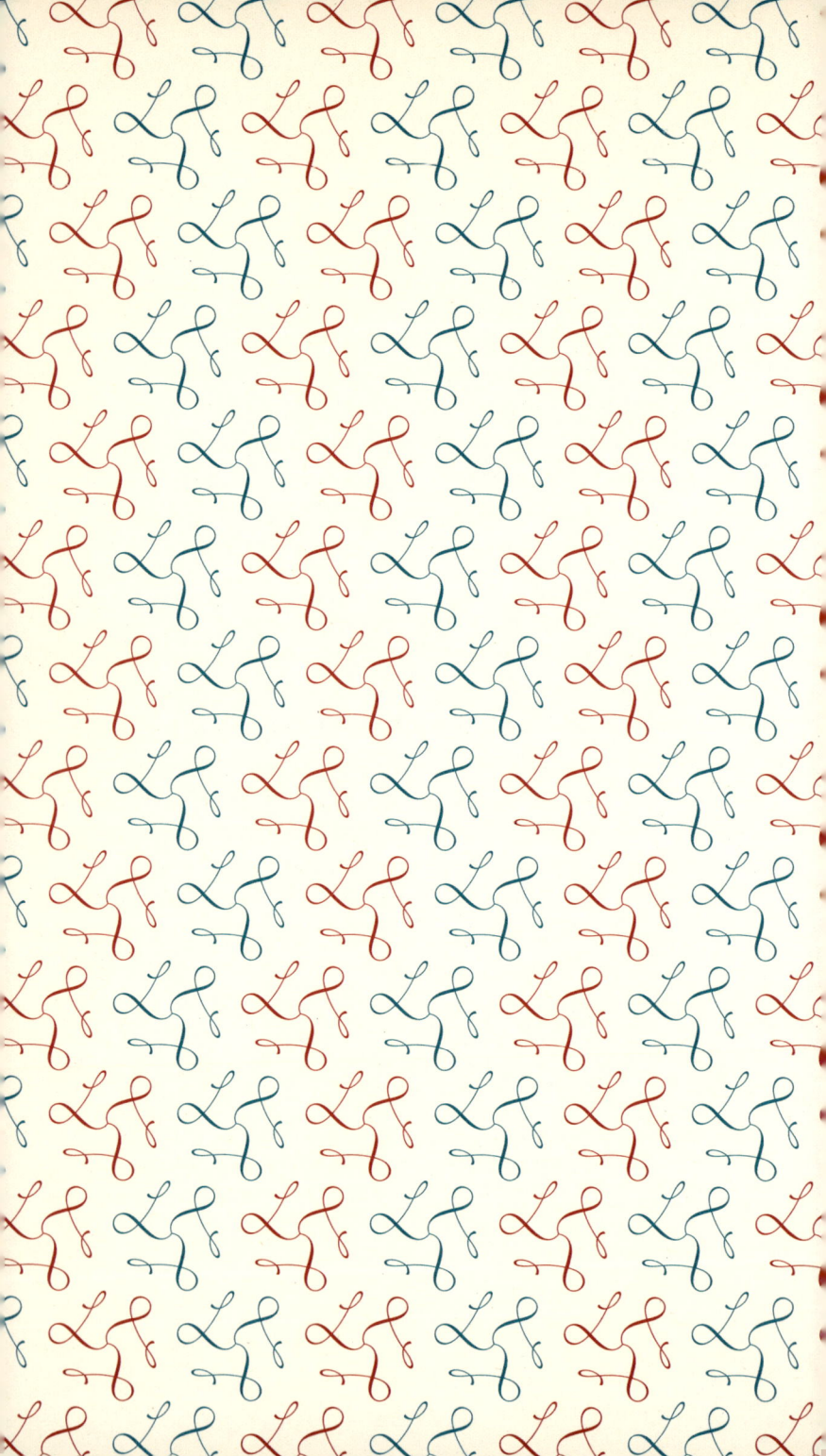

67
Nützliche Freunde
Nur für seine Augen

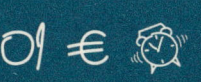

Und jetzt beeilen Sie sich! Ihre Gäste warten! Sagen Sie ihr, sie soll die Schokolade in den Mund nehmen, und im gleichen Moment stoßen Sie Ihren Schaft in sie hinein. *Oh! Ja!* Die Wirkung ist atemberaubend. Und für so einen Quickie ist Gleitmittel wundervoll, weil Sie tief und fest in sie hineinstoßen können.

Der Sex mag ja schnell gewesen sein. Aber der Nachglanz? Er wird bestimmt das Dessert überdauern (und Sie werden jedes Mal daran denken, wenn Sie Ihre Freunde sehen).

Trauen Sie sich… heimlich etwas vorzubereiten.

Trauen Sie sich… sich nichts anmerken zu lassen.

Trauen Sie sich… noch Platz fürs Dessert zu lassen.

67 Nützliche Freunde

> **Zutaten:**
> 1 Kopfkissen
> 1 Schokolade
> 2 ahnungslose Gäste zum Essen
> 3 Kerzen
> Gleitmittel

Laden Sie ein anderes Paar zum Essen ein.

Allerdings keine entfernten Bekannten, sondern wirklich gute Freunde. Freunde, denen es nichts ausmacht, wenn Sie und Ihre Süße sich entschuldigen und für zehn Minuten verschwinden. Weil Sie es diese Woche … in ihrer Anwesenheit tun werden. Trauen Sie sich.

Natürlich wissen sie nicht, was Sie vorhaben. Aber Ihre Süße weiß es. Die Tatsache, dass Ihre Freunde *direkt nebenan sind*, während sie gevögelt wird, wird die Intensität des Augenblicks noch erhöhen.

Rufen Sie Ihre Partnerin direkt nach dem Essen ins Badezimmer, damit sie Ihnen »hilft«. Sie wird wissen, dass etwas im Busch ist, sobald sie den Raum betritt. Sie haben Kerzen angezündet, auf der Ablage neben dem Waschbecken liegt ein Kissen. Und mitten auf dem Kissen liegt ein einzelnes Stück Schokolade. Sie erklären ihr, dass sie es essen muss, ohne ihre Hände zu Hilfe zu nehmen. Und ohne ihr Höschen.

Okay, jetzt versteht sie. Sie wird zwar ein wenig nervös sein, weil Sie Gäste im Haus haben, die Sie ja schließlich hören könnten, aber sie beugt sich doch über das Kissen. Greifen Sie zwischen ihre Beine und spüren Sie die Hitze, die aus ihrer Mitte aufsteigt. Geben Sie Gleitmittel auf Ihre Hand, und reiben Sie sich, um hart zu werden. Mit der anderen Hand verteilen Sie Gleitmittel auf ihrer Muschi.

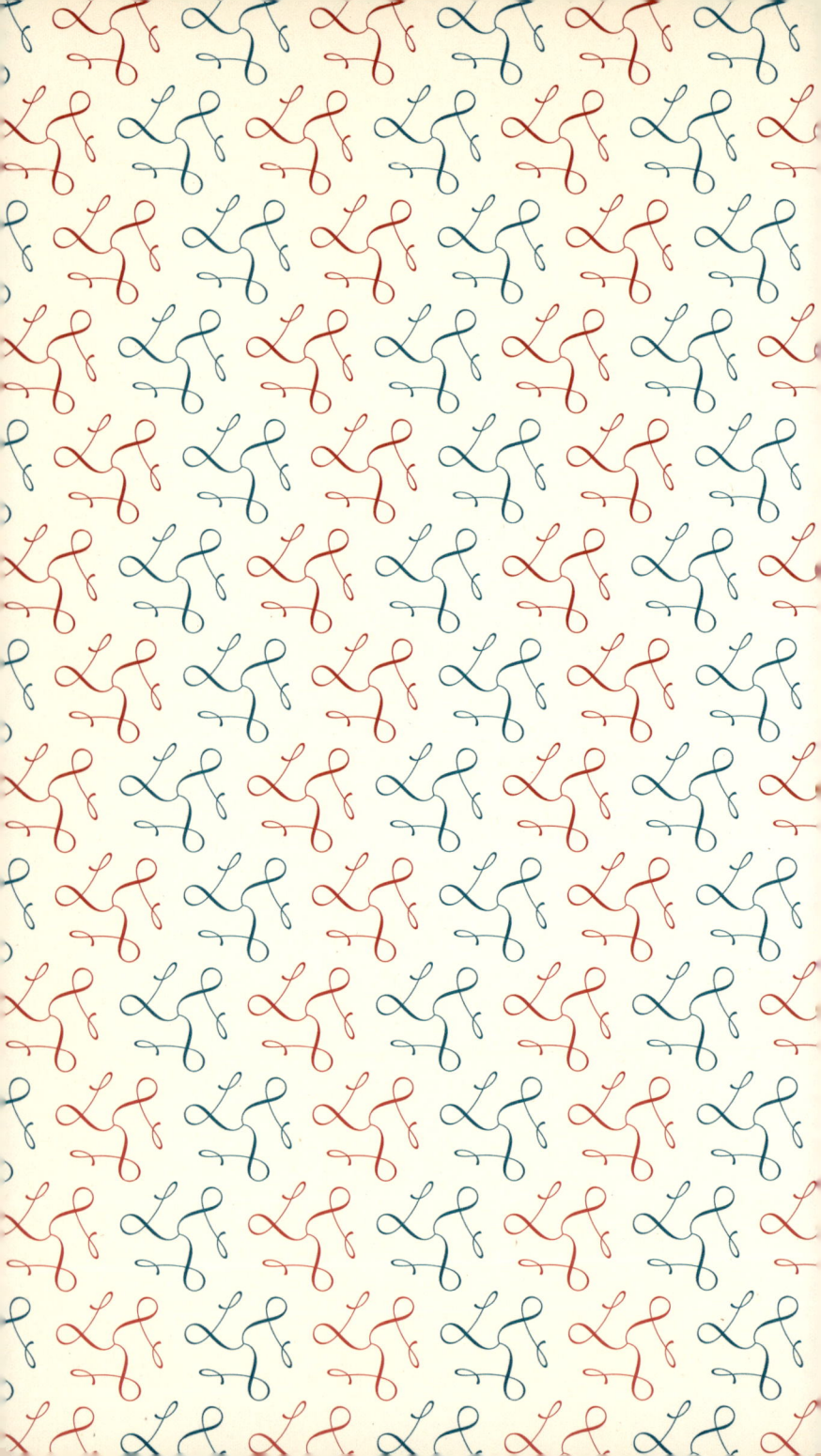

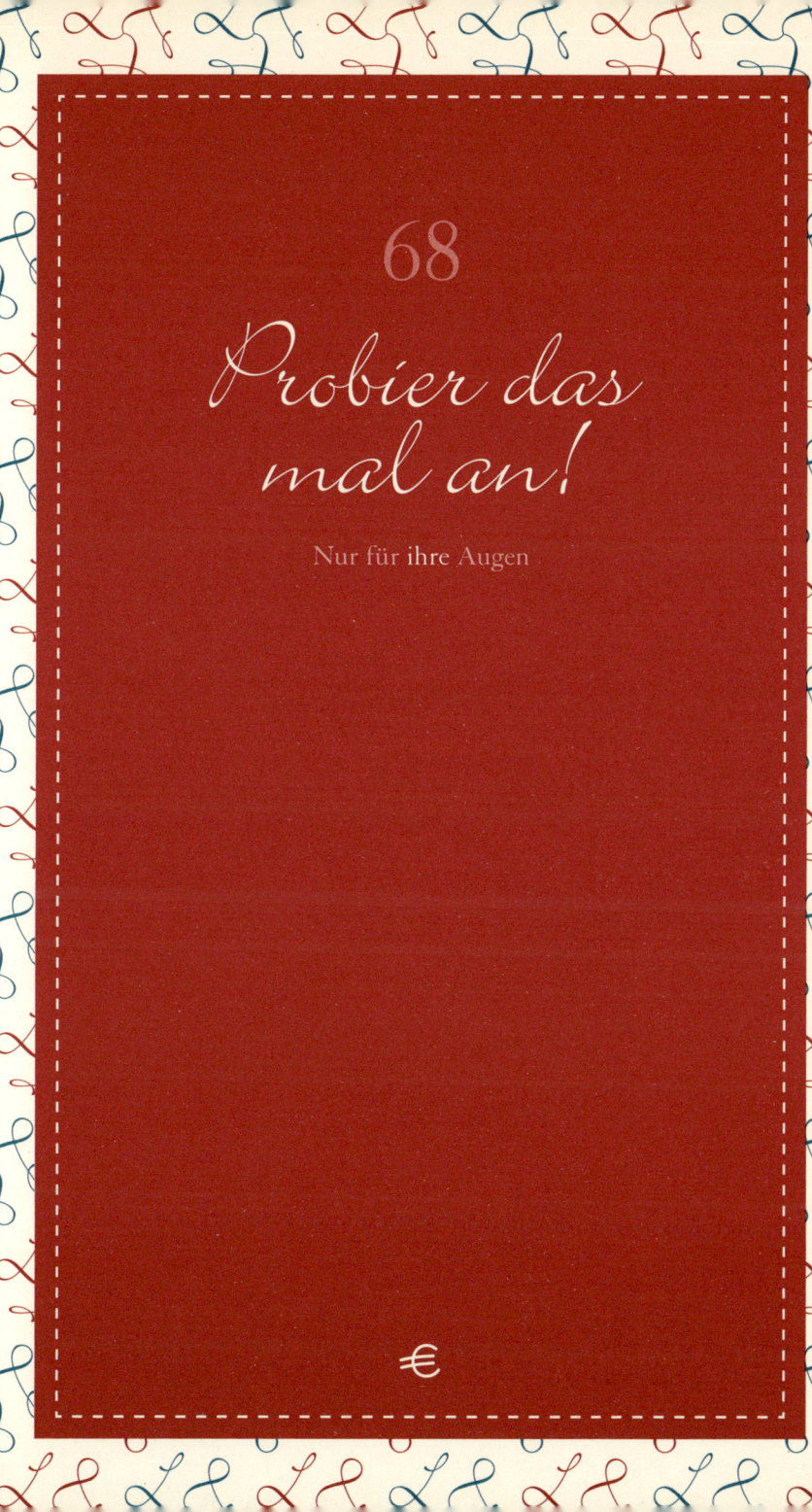

68

Probier das mal an!

Nur für ihre Augen

€

Tanzen Sie *mit* ihm. Trauen Sie sich, noch mehr auszuziehen? Und schließlich ziehen Sie ihm die Hose herunter – mit all den Verkäufern und Kunden vor der Umkleidekabine. Jetzt ist nicht der richtige Zeitpunkt, um Jeans anzuprobieren. Nein, jetzt sinken Sie auf die Knie und nehmen ihn in den Mund.

Sie müssen sich beeilen. Und leise sein! Machen Sie ihn zum glücklichsten Kunden der ganzen Stadt. Brüste und Bluejeans, welcher Mann wäre da nicht begeistert?

Ein letzter Rat: Entscheiden Sie sich für geknöpfte Jeans. Ein Reißverschluss könnte für einen Mann in seiner Verfassung ein wenig riskant sein.

Trauen Sie sich... ihm die Hose herunterzuziehen.

Trauen Sie sich... es zu tun, während er sie anprobiert.

Probier das mal an!

> **Zutaten:**
> 1 langer Mantel oder eine Jacke
> 1 Herrenbekleidungsgeschäft mit großen Umkleidekabinen

Ist es kalt draußen? Nein?

Dann sollten Sie sich diese Herausforderung vermutlich besser aufsparen. Sie könnten sie natürlich jederzeit durchführen, aber die Überraschung ist erst wirklich perfekt, wenn Sie einen langen Mantel oder eine Jacke tragen. Sie werden gleich sehen, warum.

Leiten Sie diese Herausforderung mit einer Frage ein. »*Hmm, weißt du was? Ich finde, du würdest in einer neuen Jeans toll aussehen.*« Erhöhen Sie die Wirkung dieses Satzes, indem Sie ihm helfen, seine *alte* Jeans auszuziehen.

»*Mmmm! Mir gefällt es, wie dein Hintern in dieser Jeans aussieht*«, erklären Sie und kneifen ihn in den Hintern. »*Aber du könntest wirklich mal eine neue gebrauchen. Und ich helfe dir beim Aussuchen. Samstagnachmittag gehen wir in die Stadt.*«

Er wird zustimmen, vor allem, weil Sie in diesem Moment auf ihm liegen. In einem solchen Augenblick würde er allem zustimmen, wie Sie ja sicher wissen. Zwinker, zwinker.

Gehen Sie mit ihm in einen Laden, in dem es hauptsächlich Jeans gibt. Machen Sie vorher Ihre Hausaufgaben, schließlich soll der Laden große Umkleidekabinen haben, und es darf nicht allzu viel los sein. Suchen Sie eine Jeans aus, und gehen Sie mit ihm in die Umkleidekabine, während er sie anprobiert. Es macht Spaß, mit ihm zusammen auf so engem Raum zu sein. Sie können ihn küssen und berühren und mit ihm flirten, während er sich umzieht. Und wahrscheinlich merkt er noch nicht einmal, dass Sie absichtlich die falsche Größe ausgesucht haben.

Sagen Sie zu ihm: »*Nein, die ist zu groß. Hol sie eine Nummer kleiner und komm wieder her.*« Während er weg ist, ziehen Sie Ihren Mantel aus, entblößen Ihren Oberkörper und schlüpfen wieder in den Mantel. Wenn er mit der neuen Hose zurückkommt ... *öffnen Sie den Mantel.*

Oh! Dieser Einkaufstrip verwandelt sich plötzlich in eine Fantasie. Lassen Sie ihn mit ihren nackten Brüsten spielen. Tanzen Sie für ihn.

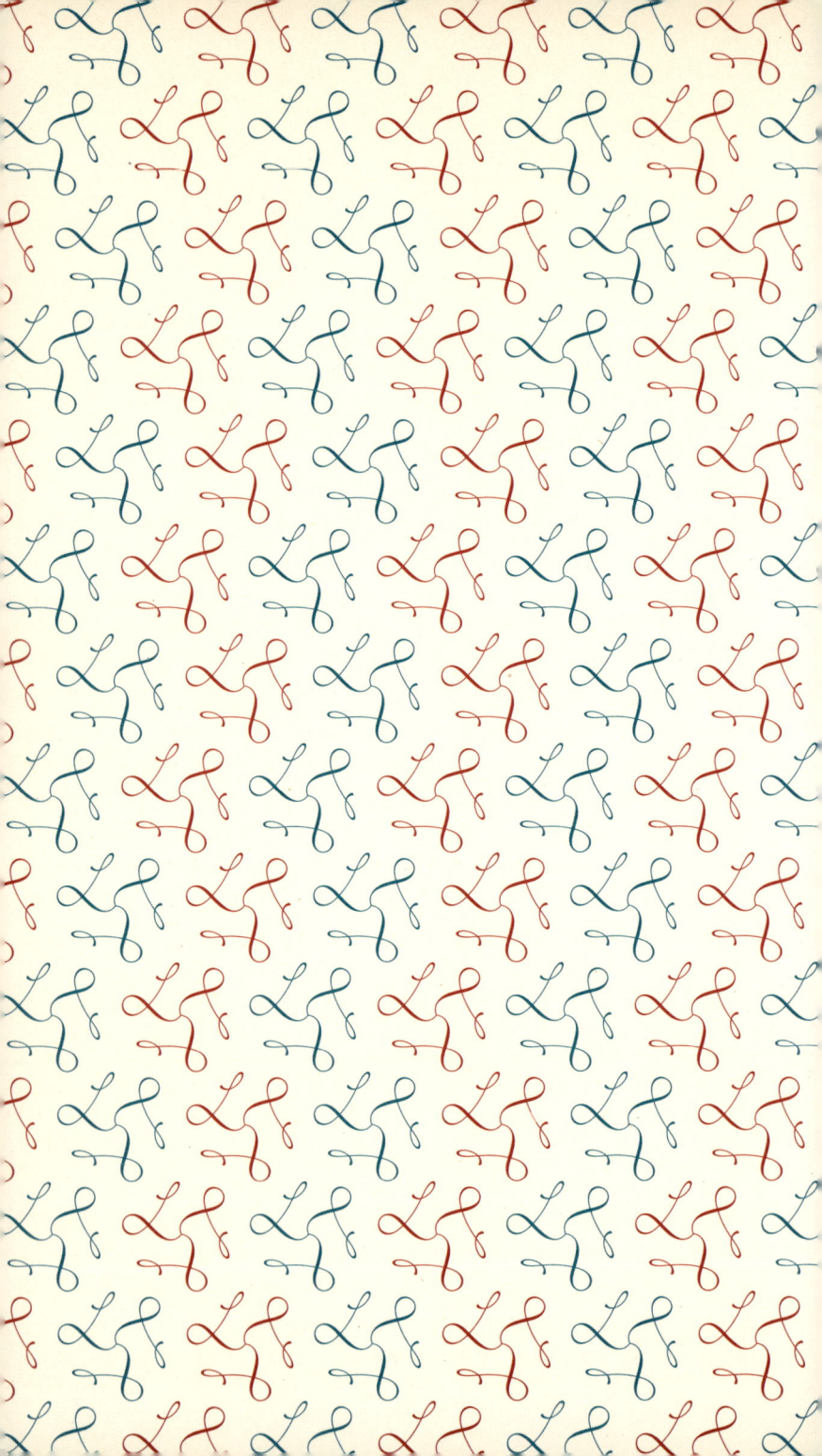

69

Tennissocken

Nur für ihre Augen

€

Zeigen Sie auf das Kissen. Dann auf seine Knie und dann wieder zum Kissen. Dazu bedarf es keiner Worte, oder? Wenn er vor Ihnen kniet, umfassen Sie seinen Kopf mit den Händen und dirigieren ihn direkt zu ihrer empfindlichen Stelle. Sie übernehmen die Kontrolle und steuern ihn. Er liebt es, wenn Sie ihm genau zeigen, wie er Ihnen Lust bereitet. Ihr Stöhnen und Stoßen wird ihn wild machen. Greifen Sie in seine Haare, und drücken Sie sein Gesicht fest an sich. Trauen Sie sich. Lassen Sie sich lecken, so lange Sie wollen.

Oh, heute Abend wird er seine Belohnung bekommen, dafür werden Sie schon sorgen. Aber jetzt lassen Sie ihn erst einmal diese weichen Baumwollsocken spüren ... hinten in seinem Nacken.

Trauen Sie sich ... ihn in die Knie gehen zu lassen.

Trauen Sie sich ... es zu machen wie ein Schulmädchen.

69 Tennissocken

Zutaten:
- 1 Paar Skatersocken
- 1 Kopfkissen
- 1 Stuhl
- 1 Büstenhalter
- 1 Rock

Tennissocken! *Tennissocken!* Wer hätte gedacht, dass sie je wieder in Mode kommen würden? In den Siebzigern trug sie jeder, in den Achtzigern waren sie die Lachnummer, und in den Neunzigern waren sie tot und begraben, ebenso wie Stirnbänder, Stulpen und vorgewaschene Jeans.

Aber plötzlich laufen überall wieder knackige Mädchen mit Tennissocken durch die Gegend. Skater, Sportler und Cheerleader tragen sie. Popstars tragen sie. Als ich sah, dass sie in *Maxim* beworben werden, wusste ich, dass ihre Zeit wieder gekommen ist.

Ihre neuen Tennissocken werden das Kernstück eines supersexy Look sein. Kurzer Rock. Durchsichtiger Büstenhalter. Weiße Tennissocken mit den obligatorischen drei Streifen. Und – muss ich es überhaupt erwähnen? – natürlich kein Höschen.

Und hier ist die Herausforderung. Rufen Sie Ihren Liebsten und lassen Sie sich von ihm anschauen. Sie sitzen auf einem Stuhl, die Beine auf den Stuhl vor Ihnen aufgestützt, die Knie an die Brust gezogen. Zwischen Ihren Füßen (und direkt vor Ihrem Rock) ist ein kleines Kissen. Lassen Sie ihn den Anblick einen Moment lang genießen. Dann lächeln Sie... und lassen das Kissen zu Boden fallen. *O ja*, jetzt kann er viel besser sehen, dass Sie kein Höschen tragen.

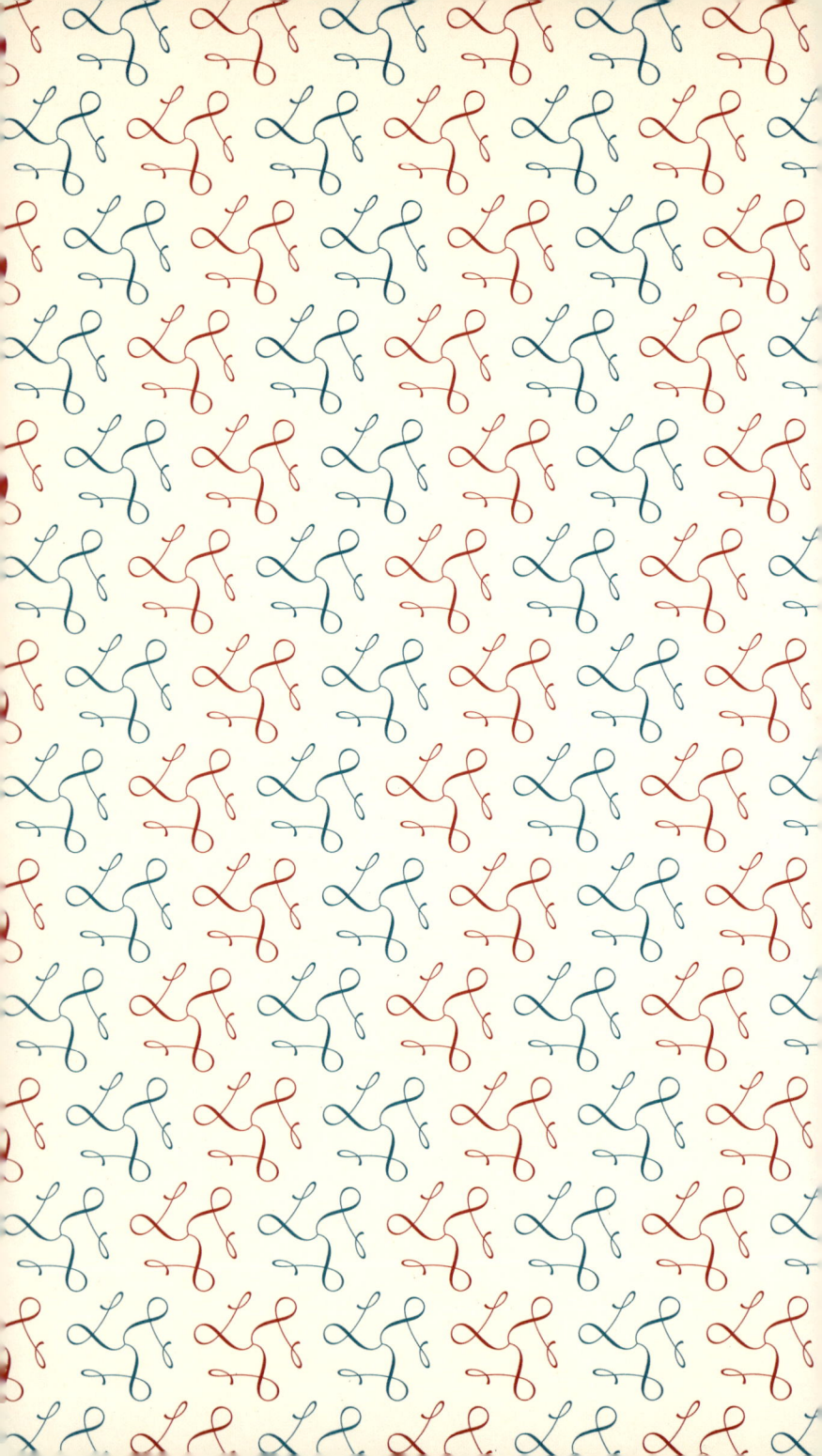

70
Seife und Jeans
Nur für seine Augen

nur ein Teil davon. Was sie in Wirklichkeit so erregt ist das Statement, das Sie abgeben, indem Sie zu ihr unter die Dusche kommen. *Ich brauche dich so sehr, dass ich noch nicht einmal mehr Zeit zum Ausziehen habe. Ich brauche dich so sehr, dass es mir egal ist, wenn ich mir die Kleidung ruiniere.* Puh, das ist aber auch eine starke Botschaft.

Aber sagen Sie es nicht laut. Coole Jungs müssen nicht reden. Trauen Sie sich, ein Mann der Tat zu sein. Lassen Sie die Hände über ihren Rücken gleiten, und kneten Sie ihre Pobacken. Beißen Sie in ihren Nippel, und schieben Sie Ihren Finger in ihre klatschnasse Möse. Eins werden Sie beide lernen: Es ist nicht leicht, eine nasse Jeans vom Leib zu bekommen. Aber Sie müssen sich ja nicht komplett ausziehen, es ist sogar heißer, wenn Sie es nicht tun. Lassen Sie sie den Reißverschluss öffnen, und dann ziehen Sie die Hose gerade so weit herunter, dass Ihr Schaft freikommt und Sie ihn so schnell wie möglich in ihr Loch schieben können.

Lieben Sie sich, bis Sie nicht mehr können. Oder bis kein heißes Wasser mehr kommt.

Trauen Sie sich… die Hosen anzubehalten.

Trauen Sie sich… sie hart und nass zu nehmen.

Seife und Jeans

> **Zutaten:**
> 1 enge, ausgebleichte Jeans
> 1 Dusche
> 1 weißes T-Shirt, Muskel-Shirt oder Unterhemd

Alles begann mit James Dean, dem Filmstar, der als junger Mann in den fünfziger Jahren bei einem tragischen Unfall ums Leben kam. Er hat diesen Look als Erster kreiert. Schon damals hatte es Wirkung auf die Frauen, wenn ein Mann Jeans und weißes T-Shirt trug, und heute finden sie es sogar noch heißer.

Es hat etwas mit Fantasie zu tun. Wir sehen einen Mann in Jeans und weißem T-Shirt und wissen einfach, dass er weiß, wie es geht. Er kann Autos reparieren und einem Mädchen einen Orgasmus verschaffen. Er nimmt sich, was er will. Vielleicht ist er sogar ein bisschen gefährlich.

Wenn Sie also diese Woche Ihre Jeans und ein weißes T-Shirt anziehen, sehen Sie scharf aus. Und Sie gehen sogar noch ein bisschen weiter: Sie sehen scharf... und nass aus (das wird sie dann auch).

Wichtig bei diesem Quickie ist nur das Timing. Sie müssen Ihre Liebste abpassen, wenn sie unter der Dusche steht, es aber nicht schrecklich eilig hat. Nichts ist weniger romantisch als versuchte Verführung, wenn Sie in zwanzig Minuten die Kinder in die KiTa bringen müssen. Aber wie wäre es zum Beispiel mit einem Morgen an einem faulen Wochenende? Oder an einem Abend, wenn sie sich zum Ausgehen fertig macht? Perfekt.

Sobald sie unter der Dusche steht, schlüpfen Sie in Ihre engsten alten Jeans und ein weißes T-Shirt oder Unterhemd. Lassen Sie sie ein paar Minuten unter dem heißen Strahl entspannen. Und dann – unterbrechen Sie sie. Öffnen Sie die Tür zur Dusche, und lächeln Sie sie an. Mustern Sie sie von oben bis unten, und sagen Sie ihr, wie gut sie aussieht. Und dann treten Sie zu ihr. Ja, Sie haben ganz richtig gehört – Sie treten völlig angezogen unter die Dusche. Trauen Sie sich.

Nass ist dieser Look noch viel aufregender. Es ist eine Szene direkt aus einem Erotikbuch für Frauen. Sie hat bestimmt schon mal von attraktiven Bauarbeitern geträumt, die sie unwiderstehlich findet, und sich gestreichelt, während sie sich so etwas vorstellte. Das sexy Outfit ist

71
Riskieren Sie eine dicke Lippe

Nur für ihre Augen

den Finger um seinen Anus kreisen. Das ist eine heiße Stelle für Männer, auch wenn sie ein bisschen Angst haben (heißer Hinweis: Der männliche G-Punkt liegt etwa zwei Fingerglieder tief. Trauen Sie sich!).

6. Werden Sie wild!

Nehmen Sie einen oder alle beide Hoden in den Mund, stöhnen Sie leise, saugen Sie sanft, und lassen Sie die Zunge darum herumwirbeln. Achten Sie darauf, dass Sie mit der anderen Hand seinen (mittlerweile pochenden) Penis umfasst halten, aber nicht zu fest.

7. Raffinierte Gesellschaft!

Formen Sie eine Hand zu einer lockeren Faust, und beginnen Sie, seinen Penis auf und ab zu pumpen, wobei Sie darauf achten müssen, dass alles schön feucht bleibt (nehmen Sie Ihre eigene Spucke als Gleitmittel oder lassen Sie ihn auf Ihre Finger spucken). Dann nehmen Sie noch Ihren Mund zu Hilfe – die Kombination von beidem macht das Gefühl exquisit.

8. Drehen und schnipsen!

Benutzen Sie Hände und Mund gleichzeitig. Drehen Sie die Faust bis zur Eichel und lassen Sie Ihre Zunge um den Kopf herumwirbeln. Mit angespannter Zunge schnipsen Sie gegen das Frenulum (das Bändchen an der Unterseite zwischen Schaft und Kopf).

9. Pfadfinder!

Wenn er *beinahe* den Point of no Return erreicht hat, ziehen Sie sich zurück, werfen ihm einen sinnlichen Blick zu und reiben dann den Penis zwischen den Handflächen, als wollten Sie mit einem Stock Feuer machen.

10. Korkenzieher-Klimax!

Und jetzt kommt das große Finale: der *Korkenzieher*. Halten Sie die Peniswurzel mit einer Hand und umfassen Sie den Schaft mit der anderen, wobei die Hände in entgegengesetzte Richtungen zeigen. Beginnen Sie an der Wurzel, und gleiten Sie kreisförmig drehend zum Kopf. Die andere Hand bewegt sich in die entgegengesetzte Richtung, von oben nach unten ... und er wird in Ekstase geraten!

Trauen Sie sich, meine Anweisungen zu befolgen, und geben Sie Ihrem Mann den oralen Sex, von dem er bisher nur geträumt hat. Er wird denken, er ist im Himmel, und er wird sich fragen, wo Sie so etwas köstlich Unanständiges gelernt haben. Und das Beste daran ist, er wird jederzeit bereit sein, die Gunst zu erwidern.

71 Riskieren Sie eine dicke Lippe von Tracey Cox

Zutaten:
- 1 heißer Mund
- 1 williger Penis
- 2 Hände
- 1 Einstellung, alles zu versuchen
- Gleitmittel oder Speichel

Es ist Freitagabend. Er kommt nach einer langen Woche nach Hause. Reichen Sie ihm ein Bier, nehmen Sie seine Aktentasche, helfen Sie ihm, sich auszuziehen, und dann sinken Sie vor ihm auf die Knie – die einzige Stellung, die Ihnen wirklich erlaubt, großartigen Oralsex auszuführen. Warum? Erstens knien Sie vor ihm und können sein bestes Stück gebührend bewundern. Und außerdem macht es Spaß, ab und zu einmal seine primitive »Ich Tarzan, du Jane«-Seite zu berücksichtigen.

Aber warten Sie! Bevor Sie Ihre wundervollen Lippen um seinen Schaft schließen, führen Sie sich diese Tipps zu Gemüte, um ihm wirklich den großartigsten Oralsex seines Lebens zu bereiten.

1. Zeigen Sie, dass Sie es lieben!

Er muss wissen, dass Sie es gerne tun. Stöhnen Sie, verziehen Sie verzückt das Gesicht, und lecken Sie mit Hingabe.

2. Bekleidet, bitte!

Lassen Sie die Kleider an, während er nackt ist. Das trägt zum Machtspiel bei – Sie liegen zwar auf den Knien, aber er ist nackt, eine köstliche Kombination aus Stärke und Schwäche.

3. Schauen Sie ihn an!

Halten Sie so oft wie möglich Blickkontakt. Die meisten Frauen schließen während der Fellatio die Augen. Dabei ist es für Sie beide erregend, wenn Sie sich dabei anschauen.

4. Wie ein Lutscher!

Spielen Sie Pornostar, und machen Sie den »Lollypop«. Übertreiben Sie ihre Bewegungen. Heben Sie seinen Penis, und strecken Sie die Zunge so weit heraus, dass er es gut sehen kann. Lecken Sie in einem langen, lasziven Zungenschlag von seinen Eiern bis zur Eichel.

5. Bewegen Sie sich wie ein ungezogener Seestern!

Greifen Sie mit einer Hand zwischen seine Beine, während die andere den Penis hält, streicheln Sie über sein Perineum, und lassen Sie

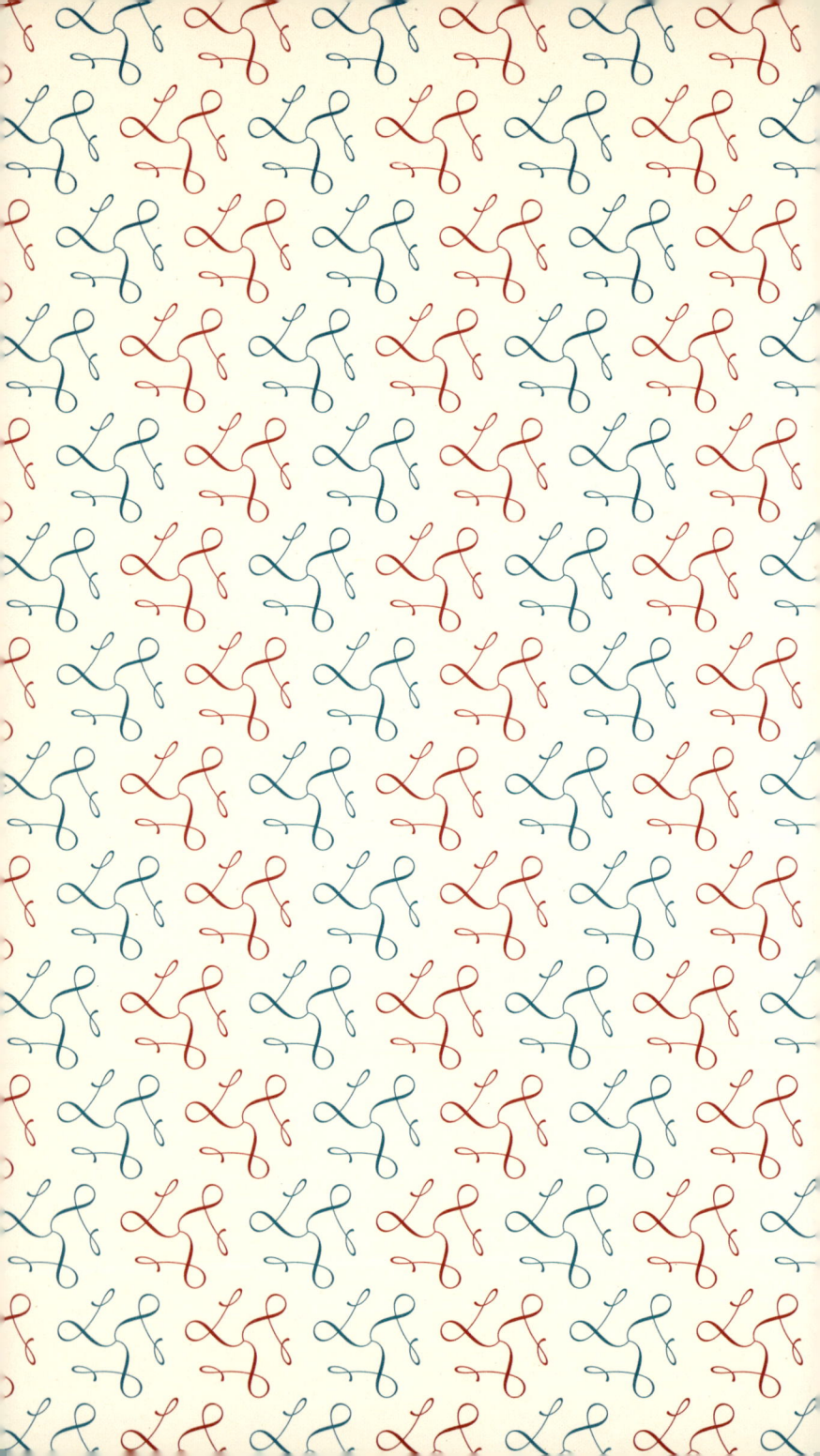

72
Lagniappe
Nur für seine Augen

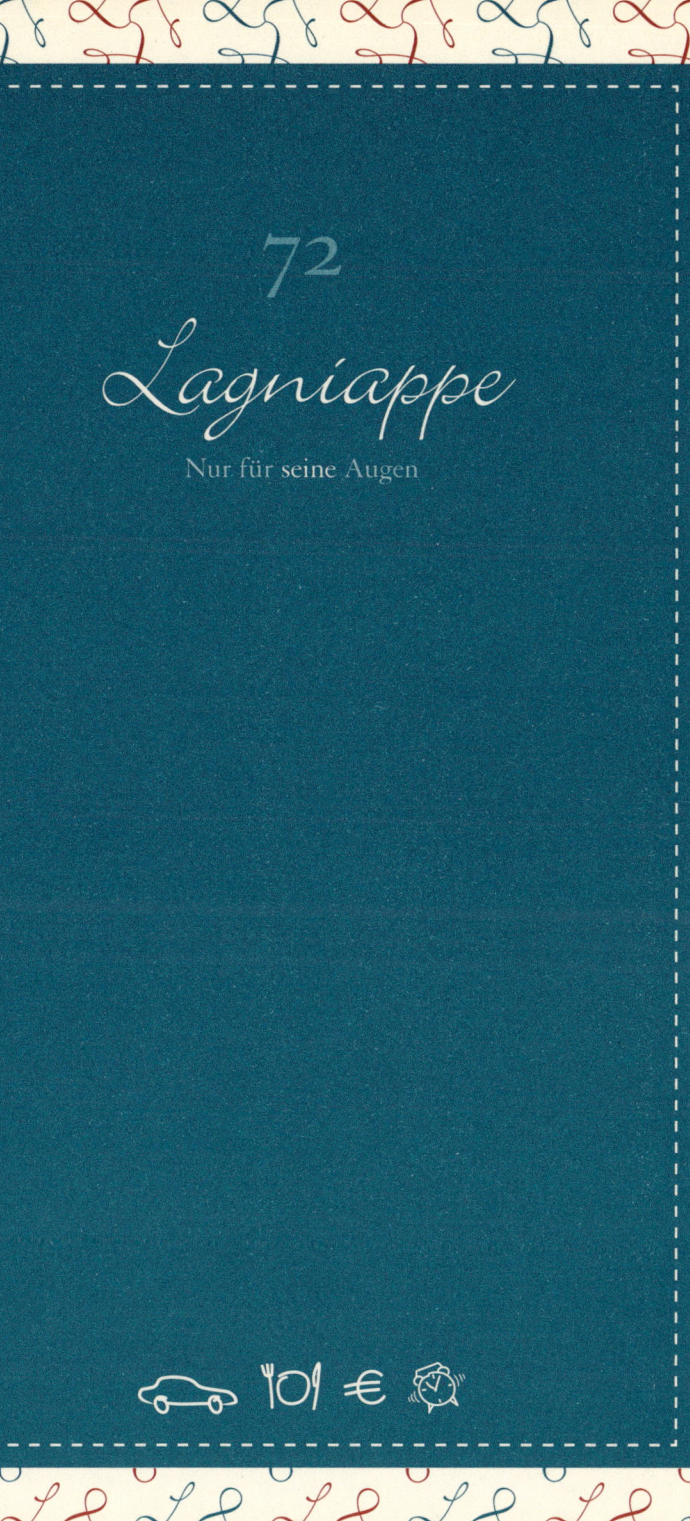

Dieser Abend wird immer interessanter. Vergeuden Sie keine Sekunde davon.

Verschließen Sie die Tür. Küssen Sie sie leidenschaftlich. Ziehen Sie Ihr Jackett aus, und legen Sie es auf die Ablage. Heben Sie sie hoch und setzen Sie sie darauf. Ziehen Sie ihr das Höschen aus, und stecken Sie es in die Tasche. Für Vorspiel und Verführung haben Sie keine Zeit, das ist ein Quickie. Es geht nur darum, dass sie die Beine breit macht, Ihre Hose öffnet und Sie in sie eindringen. Sie wird Ihnen die Fersen in die Pobacken drücken, und Sie werden den Anblick im Spiegel lieben. Wenn sie bloß an die Leute draußen denkt, wird sie nass werden, und sie wird Ihre heftigen Stöße genießen. *Sie ist auf der Toilette gebumst worden.* Wow! Das ist heiß.

Es darf nur nicht zu lange dauern. Sie wollen doch sicher nicht, dass Ihre Freunde nach Ihnen suchen.

Trauen Sie sich ... sich aus dem Staub zu machen.

Trauen Sie sich ... sie warten zu lassen.

Lagniappe

> **Zutaten:**
> 1 Restaurant mit verschließ- 1 anderes Paar
> barer Toilettentür 2 Handys

In der Gegend um New Orleans gibt es eine großartige Tradition, die man *Lagniappe* nennt. Es bedeutet, ein kleines Extra, ein unerwarteter Bonus, wenn Sie zum Beispiel im Restaurant ein kostenloses Dessert bekommen. Diese Woche gibt es ein kleines Extra zum Abendessen, etwas, mit dem Ihre Liebste nicht rechnet.

Und auch nicht die Freunde, die mit Ihnen das Restaurant besuchen.

Der Trick bei dieser Herausforderung besteht darin, ein Restaurant mit abschließbaren Toiletten zu finden. Verabreden Sie sich an einem Abend in der Woche mit Ihren Freunden dort zum Essen. Am Tag des Essens reden Sie mit Ihrer Partnerin und erklären ihr die Regeln für den Abend. Lächeln Sie dabei, aber machen Sie ihr klar, dass sie sie absolut einhalten muss: 1. Nimm überall dein Handy mit, und 2. trage einen Rock.

Achten Sie darauf, dass Sie die beiden Plätze mit Blick auf die Toiletten einnehmen. (Warum? Damit Ihre Freunde mit dem Rücken zu den Toiletten sitzen. Sie wollen doch sicher nicht, dass sie später misstrauisch werden.)

Nach der Vorspeise sagen Sie, Sie müssten kurz zur Toilette – aber der eigentliche Grund ist natürlich, dass Sie die Schlösser überprüfen und sichergehen wollen, dass die Damentoilette unbesetzt ist. Gehen Sie wieder an den Tisch, plaudern Sie mit Ihren Gästen und dann beugen Sie sich ganz beiläufig zu Ihrer Partnerin. Flüstern Sie ihr ins Ohr: »*Ich habe eine Überraschung für dich. Sie wartet in der Toilette auf dich.*«

Welche Frau könnte einer solchen Einladung widerstehen? Sobald sie aufgestanden und gegangen ist, müssen Sie ein bisschen schauspielern. »*Oh, Mist*«, sagen Sie zu Ihren Freunden, »*ich muss ja vor acht noch einen Anruf machen. Entschuldigt Ihr mich bitte für eine Minute?*« Damit nehmen Sie Ihr Handy und gehen weg. Sie wählen die Nummer Ihrer Süßen, die jetzt in der Toilette auf Sie wartet.

»*In etwa fünf Sekunden klopft es zweimal an die Tür. Trau dich, mich hereinzulassen.*«

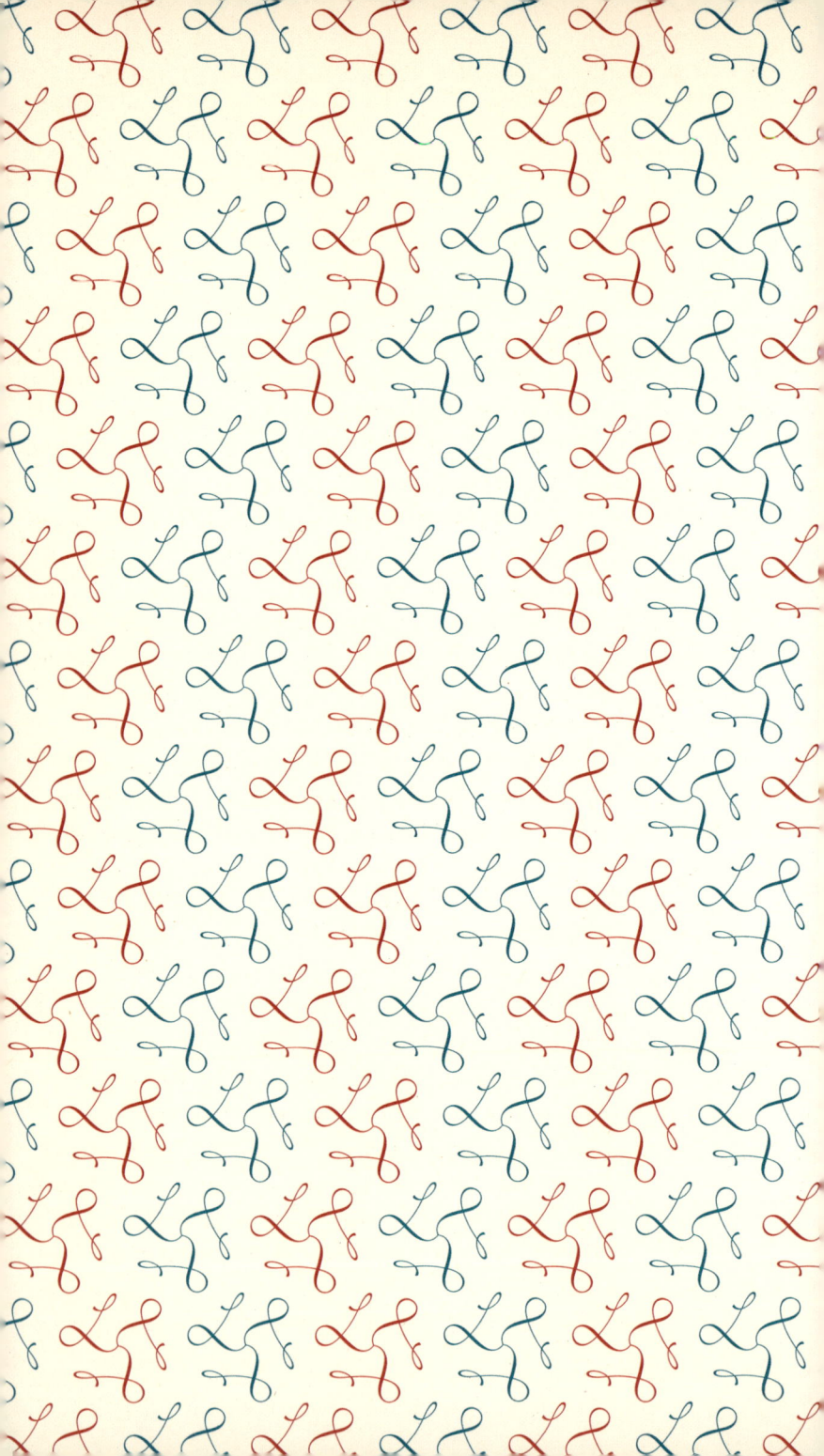

73
Ja, ich kann!

Nur für seine Augen

Und jetzt offenbaren Sie ihr eine wirklich wilde Empfindung: Oralsex durch das Höschen hindurch. Lassen Sie sie die Hitze Ihres Atems spüren. Knabbern Sie. Lecken Sie. Lassen Sie sich Zeit. Bringen Sie sie an den Rand des Orgasmus, und halten Sie sie dort, bis sie sich Ihnen entgegenbiegt. Und wenn sie kurz davorsteht zu explodieren, schieben Sie den Stoff zur Seite, damit Sie direkten Kontakt haben. Binnen kürzester Zeit wird ein gewaltiger Orgasmus sie erschüttern.

Und es wird nicht lange dauern, bis Sie dieses Höschen erneut sehen.

Trauen Sie sich... Ihr Spiel zu spielen.

Trauen Sie sich... es durchzuziehen und sie wahnsinnig zu machen.

Ja, ich kann!

> **Zutaten:**
> 1 Höschen

Glauben Sie bloß nicht, dass Höschen dem Sex hinderlich wären. *Stellen Sie sich Höschen lieber als erstklassige Gelegenheit vor, Ihr Können zu beweisen.*

Fähigkeit Nummer eins: *Detailbeachtung.* Wollen Sie wissen, warum Frauen so viel Geld für schicke Unterwäsche ausgeben? Weil wir erwarten, dass Sie sie bemerken. Nein, es steckt sogar noch mehr dahinter. Es erregt uns, wenn Ihnen auch Details nicht entgehen. Wir fühlen uns dann geliebt, begehrenswert. Und es macht uns auch scharf. Diese Woche nehmen Sie sich also die sexyste Unterwäsche vor, die sie besitzt, und studieren Sie sie. Und dann beeindrucken Sie sie.

»Hey, Baby, weißt du eigentlich, was du für scharfe Unterwäsche hast? Dieses schwarze Höschen mit der Spitze um die Beine und der roten Schleife oben?« Natürlich weiß sie das, aber es überrascht sie, dass Sie das auch wissen. »Also, ich hätte gerne, dass du das morgen Abend trägst.« Breites, lüsternes Grinsen. »Ich habe Pläne.«

Jetzt ist sie völlig fasziniert und freut sich auf den nächsten Abend. Nach dem Essen wird geküsst und angefasst und aufgeknöpft. Helfen Sie ihr beim Ausziehen – *nur die Unterwäsche behält sie an.* Denn jetzt ist es an der Zeit, die zweite Fähigkeit zu demonstrieren: die Verwendung von Höschen als sexuelles Spielzeug. Ja, ich meine, Sie können sie mit dem Höschen genauso wie mit Fingern oder Zunge zum Orgasmus bringen.

Zupfen Sie daran, so dass der Schritt zwischen die Schamlippen und über die Klitoris rutscht. Streicheln Sie sie durch den Stoff hindurch. Ich sage Ihnen, das ist heiß. Es weckt erotische Erinnerungen an die Schulzeit, als sie sich noch nicht traute, aufs Ganze zu gehen – verschwitztes Petting im Auto, Reiben und Berühren und es *fast* tun. Echt nass zu werden.

Reiben Sie sie eine Zeit lang, und schieben Sie Ihren Finger ein bisschen in ihre Möse, aber immer mit dem dünnen Stück Stoff dazwischen.

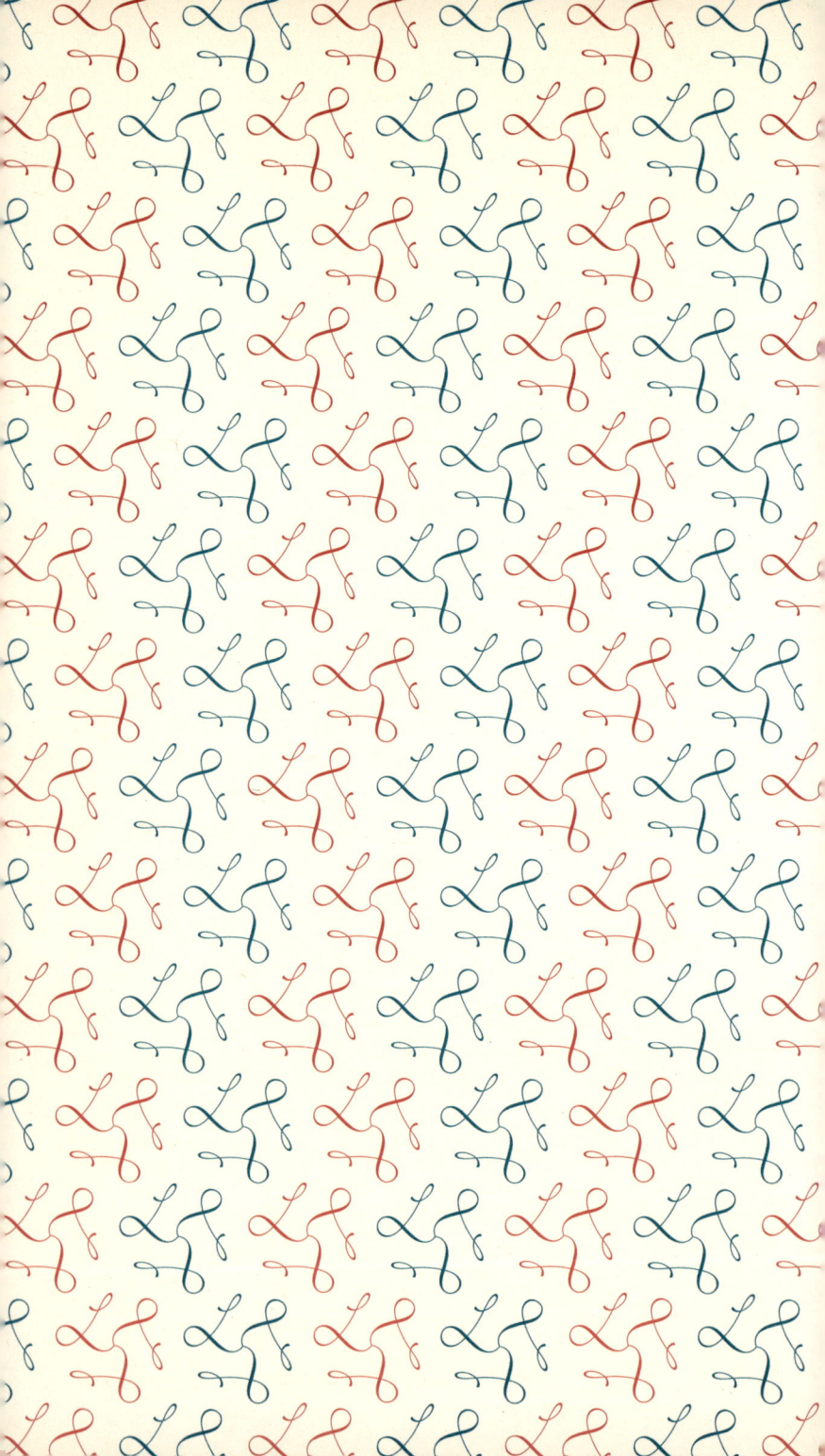

74
Power up!

Nur für ihre Augen

Schauen Sie sich erst einmal die Zeichnungen an, um ein Gefühl für die Stellungen zu bekommen. Überlegen Sie, was Ihnen an jeder Stellung gefällt – oder was Ihrem Mann daran gefallen würde. Beim »Verkehrt herum sitzenden Cowgirl« zum Beispiel wird ihm bestimmt gefallen, wie Ihr Hintern sich hebt und senkt, und Sie werden den Penetrationswinkel lieben. Beim »Schmetterling« können Sie nach Belieben Ihre Hände einsetzen – entweder um ihn an Brust und Hüften zu berühren oder um Ihre eigenen empfindlichen Stellen zu streicheln. Und dieser Anblick wird ihm auch gefallen. Dann brauchen Sie noch einen sexy Song für jede Position. Wir empfehlen Songs wie »Tease Me« von Chaka Demus & Pliers und »Take Me Sexy« von Justin Timberlake vs Dave Spoon.

Als Nächstes wecken Sie das Interesse Ihres Partners mit kleinen Hinweisen. Schicken Sie ihm sexy E-Mails mit Anspielungen. »*Ich hatte letztens solche Lust, dich wie ein Cowgirl zu reiten. Aber verkehrt herum... Sollen wir das heute Abend mal ausprobieren?*« Als ob er nein sagen würde!

Von diesem Punkt an haben Sie den Abend im Griff, von der ersten bis zur letzten Stellung. Nutzen Sie es, um Ihren Mann zu unterweisen. Sagen Sie ihm den Namen jeder Stellung und was Ihnen daran gefällt. »Das ist das verkehrt herum sitzende Cowgirl. Ich habe gelesen, der Penetrationswinkel soll so toll sein, und du kannst meinen Po gut sehen. Lass uns mal überprüfen, ob das stimmt.« Legen Sie den Song auf, den Sie dazu ausgesucht haben, küssen und berühren Sie einander ein bisschen, und dann setzen Sie sich auf Ihren Partner und machen sich bereit.

Denken Sie daran, Sie haben alles unter Kontrolle, deshalb können Sie jetzt auch die Regeln bestimmen. Und eine Regel, dass man nur drei Sexstellungen ausführen darf, kennen Sie nicht. Es gibt mehr als 500 weitere Positionen, die man erlernen kann, also legen Sie los, meine Damen!

Trauen Sie sich... die Kontrolle über Ihre Lust zu übernehmen.

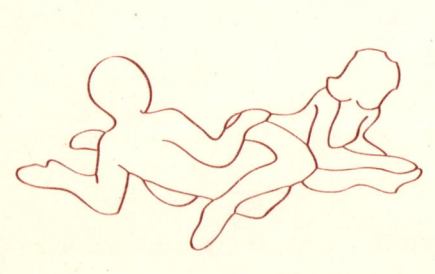
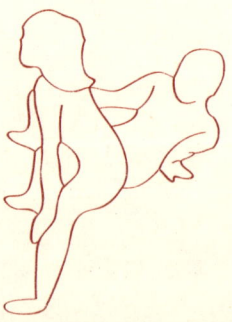

74 Power up!

> **Zutaten:**
> Illustrationen von Stellungen (»Verkehrt herum sitzendes Cowgirl«, »Schmetterling«, »Tiefer Teller«, »Umgedrehter Löffel«)
> Musik

Wann hatten Sie zum letzten Mal Sex in einer neuen Stellung? Ich meine jetzt nicht: »O Gott, ich hatte mir die Haare in seiner Armbanduhr eingeklemmt, als wir es das letzte Mal in der Missionarsstellung gemacht haben, und wir mussten improvisieren«, und ich meine auch nicht: »Wir sind umgefallen, als er mich von hinten gevögelt hat, und da haben wir es irgendwie seitlich von hinten gemacht.«

Nein, ich meine, wann haben Sie zum letzten Mal eine wirklich neue Stellung ausprobiert? Es gibt so viel mehr als die üblichen Stellungen, und doch beschränken sich die meisten von uns auf die Missionarsstellung, von hinten oder Frau oben. Denken Sie mal darüber nach: Es ist eine Tatsache, dass die meisten Paare immer in den gleichen zwei bis fünf Stellungen Sex haben. Andererseits listet das Kamasutra mehr als 529 Stellungen auf. Sie könnten fast ein Jahr lang jeden Tag zwei neue Stellungen ausprobieren – ohne Wiederholung. Das ist doch wundervoll, oder?

Mit dieser Herausforderung übernehmen Sie die Verantwortung für Ihre eigene Lust und gestalten gleichzeitig die Atmosphäre im Schlafzimmer ein wenig abwechslungsreicher.

Ich habe für Sie vier sexy Stellungen mit verführerischen Namen ausgesucht – »Tiefer Teller«, »Schmetterling«, »Umgedrehter Löffel« und »Verkehrt herum sitzendes Cowgirl« –, die Sie alle ausprobieren können. Bei allen vier Stellungen hält die Frau die Zügel in der Hand.

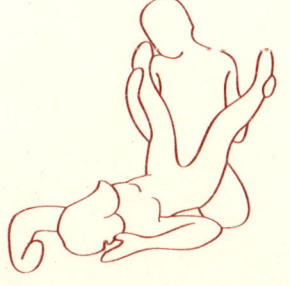
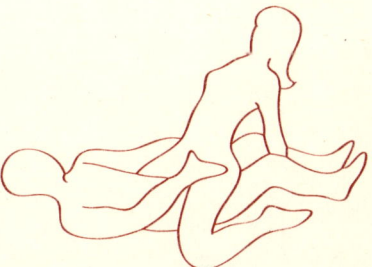

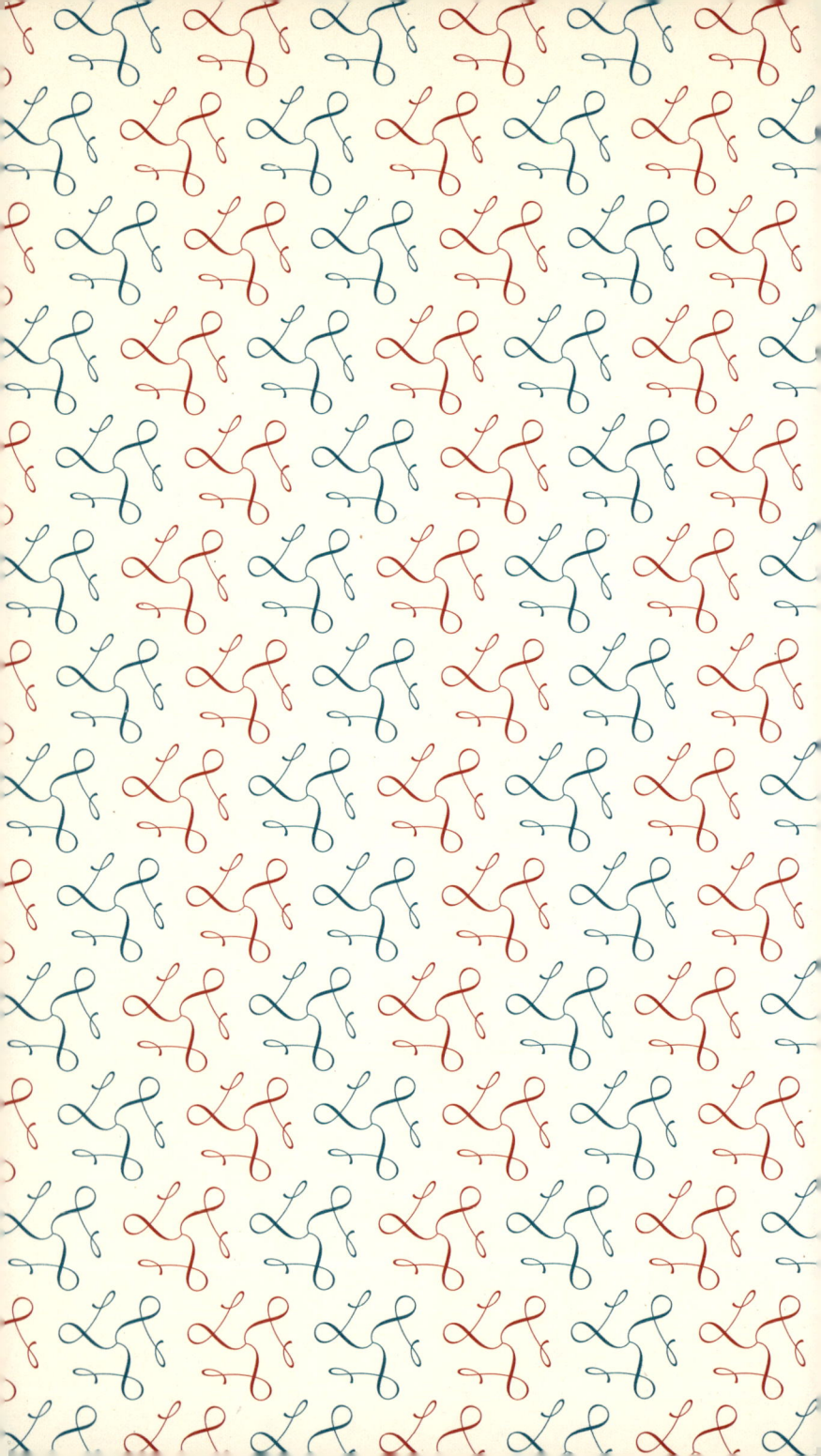

/ 75

Power Strip

Nur für seine Augen

erreicht. Kochen! Beim Kochen hat sie Sie auch noch nicht gesehen. Schicken Sie ihr ein Bild von sich in Unterhose und Schürze. Und dann noch eins, auf dem Sie nur eine Schürze tragen und sonst nichts. Machen Sie diese Aufnahme von hinten.

Nächstes Foto mit Werkzeuggürtel und einem Lächeln. Dann mit Gummihandschuhen. Schraubenschlüssel. Abflusspumpe. Machen Sie eine ganze Fotoserie, auf der Sie immer weniger tragen. Schicken Sie sie nacheinander auf ihr Handy. Gelegentlich können Sie auch etwas dazu schreiben.

Ich kann es nicht erwarten, dich zu sehen.

Ich arbeite hart.

Ich bin bereit zum Spielen.

Siehst du das nicht?

Komm bald nach Hause.

Natürlich sollten Sie zumindest eine Pflicht tatsächlich erfüllen, zum Beispiel Fensterputzen. Denken Sie daran, es ist die Arbeit, die sie scharf macht. Der Anblick Ihres bloßen Hinterteils wird sie zum Lachen bringen (vor allem, wenn sie gerade im Supermarkt ist). Aber der Gedanke daran, dass Sie ihr tatsächlich Arbeit abnehmen und dabei auch noch nackt sind, bringt ihre Muschi zum Prickeln.

Wenn sie nach Hause kommt, sollten Sie sich rasch etwas überziehen, weil Sie ihr ja schließlich dabei helfen müssen, die Einkäufe ins Haus zu bringen. Und dann können Sie Ihren Striptease live wiederholen.

Anschließend machen Sie sich an die Arbeit. An *ihr*. Gummihandschuhe sind optional.

Trauen Sie sich ... sie umzuhauen.

Trauen Sie sich ... beim Putzen zu strippen.

Power Strip

> **Zutaten:**
> 2 Handys mit Kamera-Funktion
> Reinigungsgeräte für den Haushalt
> Breites Lächeln
> Saubere Unterwäsche

Das richtige Timing ist wichtig, wenn man eine Frau erregen will. Für gewöhnlich muss man darauf achten, dass sie entspannt ist und keine Ablenkungen bevorstehen.

Aber in dieser Woche müssen Sie warten ... bis sie im Supermarkt ist. Nein, im Ernst.

Kurz nachdem sie zum Wochenendeinkauf aufgebrochen ist, beginnen Sie mit dem Hausputz. Wenn Männer Haushaltspflichten erledigen, schmelzen die Frauen dahin. Die meisten Männer vermeiden Hausarbeit instinktiv, aber es ist ihnen einfach nicht klar, wie sehr ein Mann, der Haushaltspflichten erfüllt, Frauen erregt. Diese Reality-Shows im Fernsehen, wo ganze Heerscharen von Männern alles reparieren, was im Haus nicht funktioniert, sind für Frauen die reinsten Pornos. Pure Erotik.

Lesen Sie noch? Gut. Ich hatte schon Angst, ich hätte Sie vergrault. Sie brauchen in dieser Woche auch nicht wirklich hart zu arbeiten. Sie müssen nur so tun, als ob Sie im Haushalt arbeiten – und gleichzeitig so tun, als würden Sie strippen. Und dann alles mit der Kamera aufnehmen.

Beginnen Sie mit Glasreiniger und Papiertüchern. Mit ihrem Handy fotografieren Sie sich, wie Sie ein Fenster putzen und dabei in die Kamera lächeln. Das Bild schicken Sie Ihrer Süßen aufs Handy. Was werden wohl die anderen Kunden denken, wenn sie mitten im Supermarkt laut zu lachen anfängt?

Jetzt ziehen Sie Ihr T-Shirt aus und schnappen sich einen Besen. Fotografieren Sie sich, wie sie grinsend den Boden kehren, und schicken Sie das Bild wieder auf ihr Handy. Holen Sie Ihren Werkzeugkasten und fotografieren Sie sich mit Ihrem Akku-Schraubendreher. Mittlerweile freut sie sich schon auf jede neue Nachricht, die ihr Handy

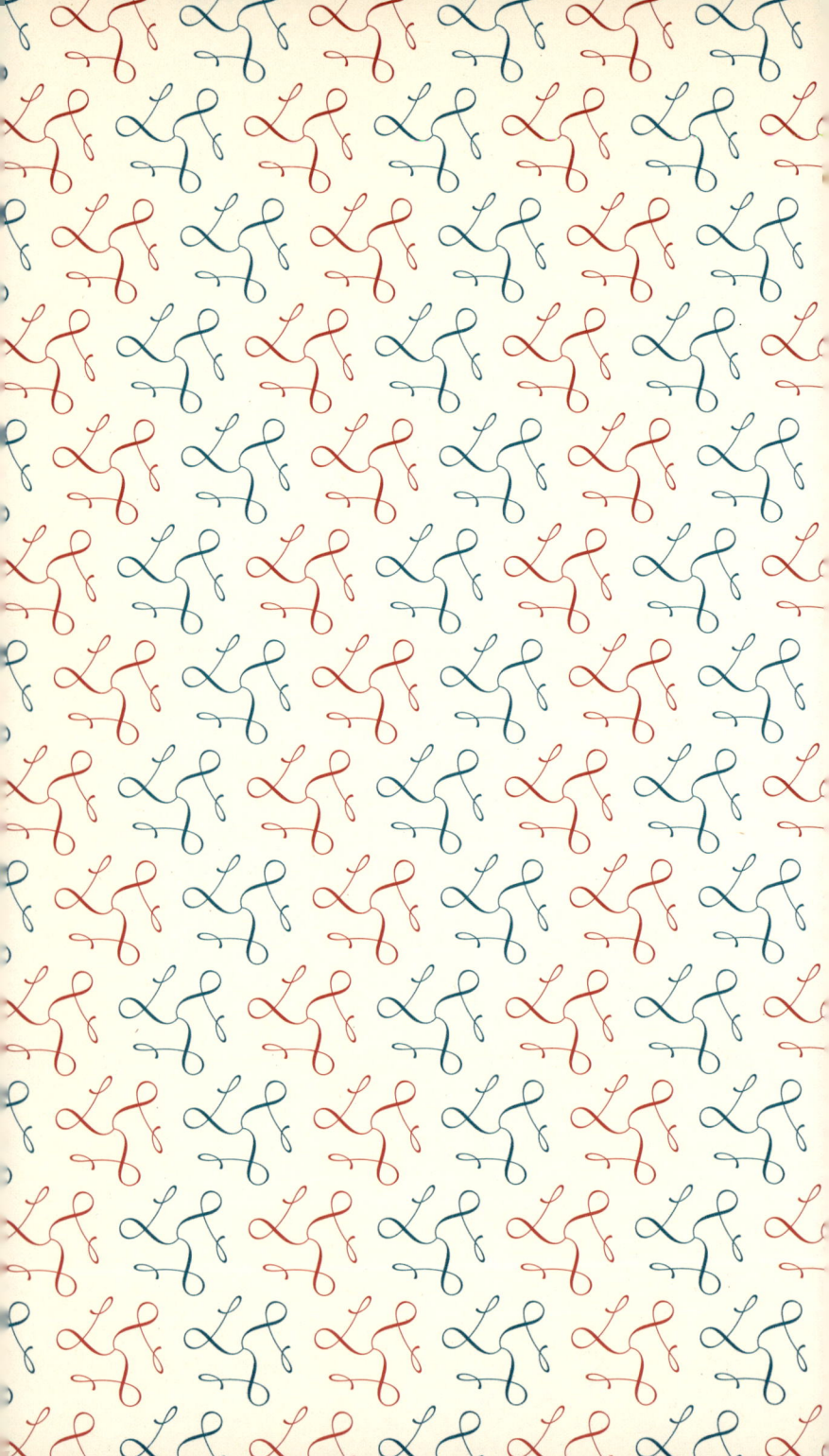

76
Französischer Kitzel
Nur für seine Augen

ein paar Wochen lang die Worte mailen: *Je vais me déshabiller pour toi* (Ich werde mich für dich ausziehen), und dann denkt sie gleich an das letzte Mal, als Sie Sex hatten.

Aber zuerst müssen Sie die Herausforderung zu Ende bringen. Verbinden Sie ihr die Augen, und führen Sie sie ins Schlafzimmer. Legen Sie sie voll bekleidet aufs Bett.

Von ihrem Spickzettel lesen Sie jetzt jeden Körperteil laut vor, während Sie sie entkleiden. Wenn Sie an ihren Zehen angekommen sind, sagen Sie *orteil*. Verweilen Sie an jedem Körperteil, und sagen Sie immer wieder den entsprechenden Begriff. Sie werden überrascht sein, wie sexy das Wort »Knie« in einer anderen Sprache klingt. Und keine Sorge, wenn Sie es nicht perfekt können – sie weiß es doch auch nicht besser, und solange Sie weitersprechen, ist es ihr egal.

Ziehen Sie ihr Stück für Stück langsam die Kleidung aus und beobachten Sie, wie ihr Körper auf die fremde Sprache reagiert – sie atmet schneller, sie fährt sich wiederholt mit der Zunge über die Lippen, ihre Nippel richten sich auf und werden hart. Sie bringen Sie an einen fremden, exotischen Ort, und sie liebt jedes einzelne Wort, das über Ihre Zunge gleitet.

Wenn Sie an ihren Lippen angekommen sind, sind Sie beide bereit für wirkliche Lust – ob nun oral oder auf andere Weise. Vielleicht haben Sie sich ja für den Moment, in dem Sie in sie eindringen, einen besonderen Satz aufgehoben, wie zum Beispiel *Laisse moi te prendre, ma chérie* (Ich will dich nehmen, Liebling). Sex hat noch nie so gut geklungen ...

Trauen Sie sich ... sie an einen neuen Ort mitzunehmen.

Trauen Sie sich ... die Sprache der Liebe zu lernen.

Trauen Sie sich ... ihren Geist und ihren Körper zu beglücken.

Französischer Kitzel

> **Zutaten:**
> Ein paar romantische und sexy Sätze auf Französisch (Suchen Sie sich welche aus bei www.claritaslux.com/love-phrases-in-french.html)
> 1 Liste von Körperteilen auf Französisch (http://french.about.com/library/begin/bl_body.htm)
> 1 Augenbinde

Wörter sind sexy. Denken Sie doch nur daran, wie Ihre Partnerin das erste Mal »*Ich will dich*« geflüstert hat. Oder wenn sie in der Hitze der Nacht schmutzige Dinge sagt.

Auch Sprache ist sexy – besonders für Frauen, und vor allem, wenn es sich um eine Fremdsprache handelt. Alle Frauen träumen davon, auf Italienisch angeschmachtet zu werden. Es ist exotisch. Es ist sinnlich. Egal was die Worte bedeuten, wir hören ihnen zu und berauschen uns an ihnen.

Dies ist Ihre Chance, der exotische Mann zu werden. Sie allein mit der Macht Ihrer Stimme und Worte in neue Höhen zu entführen.

Trauen Sie sich, Französisch zu lernen, die Sprache des Sex. Nein, natürlich nicht die ganze Sprache. Nur ein paar Sätze.

Beginnen Sie damit, einzelne Wörter in Ihren täglichen Umgang einfließen zu lassen. Schicken Sie ihr E-Mails oder SMS mit Sätzen wie *Tu es trop sexy!* (Du bist so sexy) oder *Est-ce que tu veux faire des galipettes?* (Willst du mit mir ins Bett gehen?) Wenn sie fragt, was das bedeutet, erwidern Sie, dass sie es erraten muss. Und wenn sie es richtig errät, erwartet sie eine besondere Überraschung.

Während sie noch versucht, Ihre Worte zu übersetzen, prägen Sie sich ein oder zwei der sexy Sätze ein. Außerdem machen Sie sich einen Spickzettel für die Körperteile. Nein, nicht auf Ihrem Arm, wie in der Schule – ein Blatt Papier tut es auch. Sie werden ihr sowieso die Augen verbinden, und sie wird so fasziniert von Ihrer sexy Stimme sein, dass sie es ohnehin nicht merkt. Wenn Ihnen das alles zu mühsam erscheint, denken Sie daran: Wenn sie Sie französisch sprechen hört, kommt sie sofort in die richtige Stimmung. Flüstern Sie ihr einen Satz ins Ohr, und Sie werden sehen, dass ihr die Röte in die Wangen steigt. Sie müssen nur

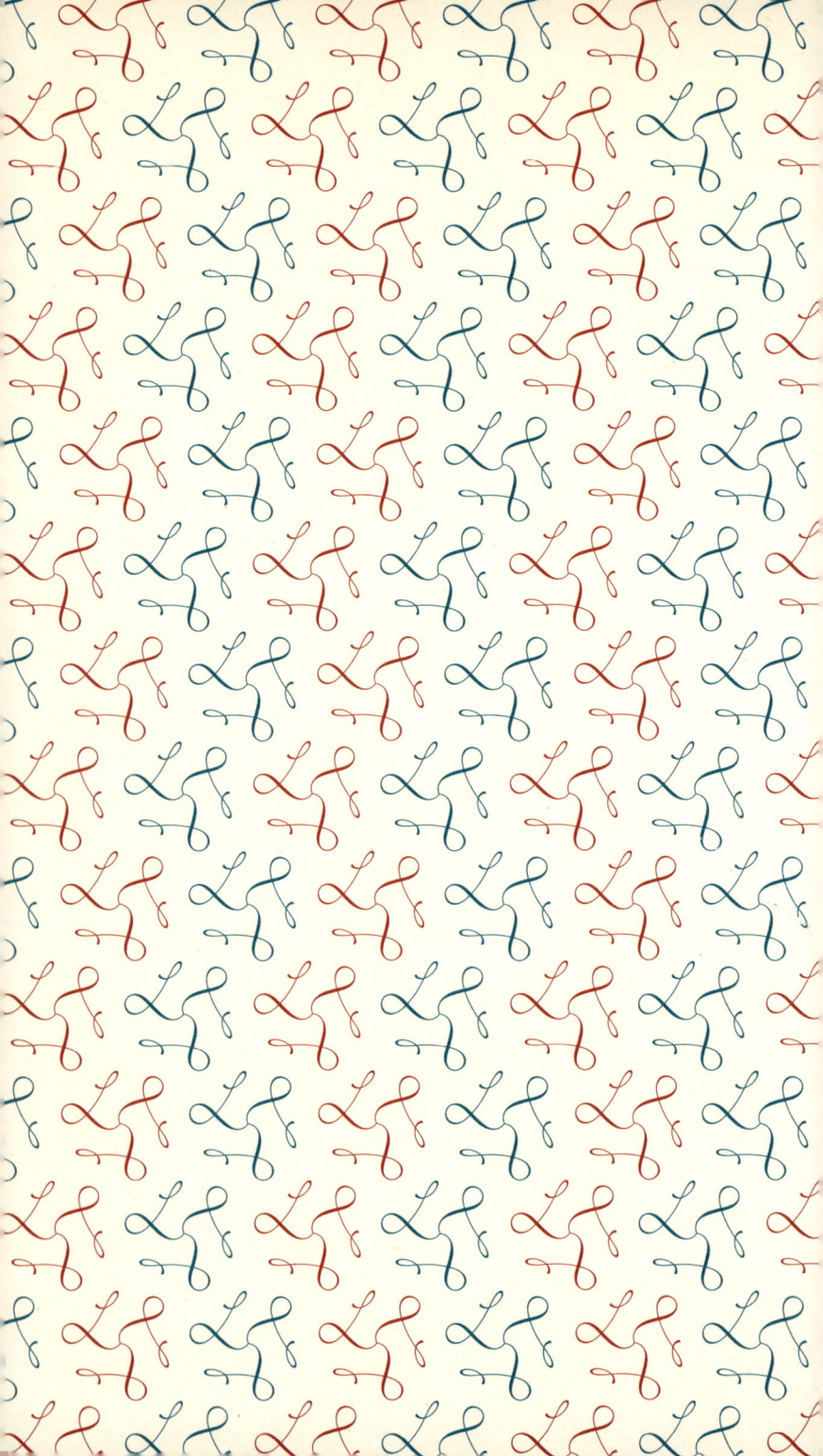

77
Smooth Operators

Nur für seine Augen

☆

der Gürtellinie zu rasieren, müssen Sie Vorbereitungen treffen. Trimmen Sie den Wildwuchs über und um die Familienjuwelen herum mit einer Schere, damit Ihre Liebste sich nicht durch den Urwald hacken muss.

Hinweis Nr. 2: Es ist zwar in Ordnung, dass Sie sich einen genehmigen, bevor sie sich an die Arbeit macht (es ist sogar ratsam), aber von ihr sollten Sie Alkohol möglichst weit entfernt halten, bis sie fertig ist.

Hinweis Nr. 3: Geben Sie sich ihr völlig hin. Das Vertrauen, das Sie in sie setzen, wird sie erregen.

Trauen Sie sich… sich von ihr einseifen zu lassen.

Trauen Sie sich… Ihre Klinge zu wetzen.

77 Smooth Operators von Steve Almond

> **Zutaten:**
> 1 Rasiermesser Waschlappen und Schüssel
> Rasiercreme Nerven aus Stahl

Mit der Zeit verändern sich die Pflegegewohnheiten. In den siebziger Jahren zum Beispiel war ein üppiger Busch üblich, aber heutzutage wird von den Damen erwartet, den Busch zu stutzen, damit wir Männer uns ungehindert am Anblick erfreuen können.

Aber was für die Frauen gilt, gilt natürlich auch für den Mann. Und deshalb werden Sie Ihrer Liebsten die einmalige Gelegenheit geben, eine Art Landschaftsgärtnerei zu betreiben. Ihre Bereitschaft, sich in die sanften Hände Ihrer Partnerin zu begeben, führt wahrscheinlich zum heißesten (und glattesten) Sex Ihres Lebens.

Wie bei allen sinnlichen Szenarien ist Vorbereitung das A und O. Sagen Sie Ihrer Süßen, Sie möchten gerne ein Bad mit ihr nehmen, und sorgen Sie dafür, dass Sie genug Duschgel und Shampoo zur Verfügung haben. Waschen Sie ihr die Haare, und massieren Sie ihr dabei ausgiebig die Kopfhaut. Wenn Sie sich das Shampoo herausgespült hat, sagen Sie ihr, dass eine Überraschung auf sie wartet.

Führen Sie sie ins Schlafzimmer und breiten Sie Handtücher auf dem Bett aus. Dann holen Sie Ihre Rasierutensilien: ein Rasiermesser, Ihre Lieblingsrasiercreme, einen Waschlappen und eine Schüssel mit warmem Wasser. Legen Sie sich nackt aufs Bett.

Wahrscheinlich kann sie sich jetzt schon denken, was Sie von ihr wollen. Sagen Sie ihr, wie gerne Sie ihre intimen Teile betrachten und dass Sie schon immer die Fantasie hatten, das Gleiche für sie zu tun.

Fordern Sie sie auf, Sie so glatt wie möglich zu rasieren, dabei aber langsam und vorsichtig vorzugehen. Sie darf Sie einseifen, und dann geht es los. Wenn sie fertig ist, erklären Sie ihr, dass Sie ihr gerne demnächst den gleichen Gefallen erweisen würden.

Denken Sie daran, das Licht anzulassen, wenn Sie sich anschließend aneinanderkuscheln. Schließlich wollen Sie ja etwas sehen können. Und vergessen Sie nicht die Feuchtigkeitscreme!

Hinweis Nr. 1: Wenn Sie nicht daran gewöhnt sind, sich unterhalb

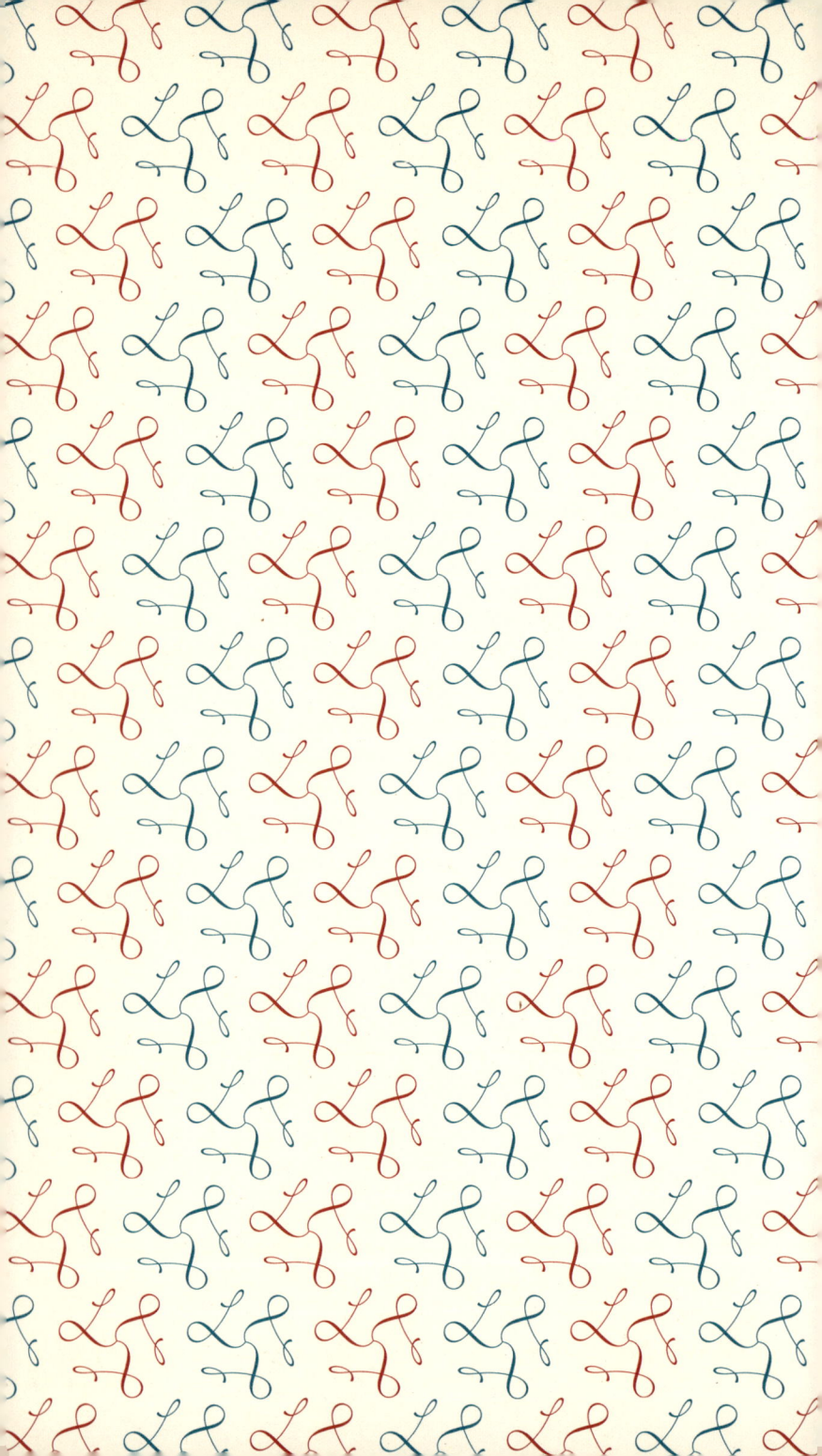

78

Lippenstift-Fieber

Nur für ihre Augen

drücken. Nehmen Sie einen Lippenstift in einem anderen Farbton und wiederholen Sie den Vorgang mit der anderen Brust.

Und jetzt hat er selbst Lippenstift auf den Lippen. Stellen Sie sich vor den Spiegel und sagen Sie ihm, Sie wollten auch einen Lippenabdruck, aber Sie wollten ihn genau ... *hierhin*. Dabei zeigen Sie auf Ihre Hüfte, und nachdem er Ihrem Wunsch entsprochen hat, bewundern Sie den Abdruck, den er hinterlassen hat. Zeigen Sie auf Ihre Hinterbacken und bitten Sie ihn um einen weiteren Lippenabdruck. Und jetzt werden Sie kreativ. Lassen Sie ihn Ihren gesamten Körper mit seinen Lippen dekorieren. Wenn die Farbe nachlässt, frischen Sie sie mit einer neuen Schicht auf Ihren Nippeln auf.

Dekorieren Sie auch seinen Körper. Knöpfen Sie sein Hemd auf und drücken Sie Küsse in allen Lippenstiftfarben auf seine Brust. In kürzester Zeit haben Sie ein Kunstwerk geschaffen, ein hocherotisches Bild im Kerzenschein. Bewundern Sie sich im Spiegel. Vielleicht führt die Körperbemalung ja zu wilden Fantasien. (Versuchen Sie einmal den Regenbogen: Kreieren Sie mit Ihren Lippen vielfarbige Ringe um seinen Schaft. Es sieht hübsch aus! Und ziemlich scharf.)

Trauen Sie sich ... Abdrücke bei ihm zu hinterlassen.

Trauen Sie sich ... ihn überall zu küssen.

Lippenstift-Fieber

> **Zutaten:**
> 1 Stuhl
> 1 großer Spiegel
> Mehrere Lippenstifte
> Ein paar Kerzen
> Tablett-Tisch

Ich liebe es, einem Mann beim Rasieren zuzuschauen. Es ist so präzise und so intim. Der nasse, weiße Schaum. Die geraden Linien, die das Rasiermesser zieht, die glatte Haut, die zum Vorschein kommt. Wenn mein Mann sich rasiert, starre ich ihn an und bewundere sein Aussehen. Für einen so gewöhnlichen Akt ist es eine ziemlich scharfe Angelegenheit.

Männer empfinden das Gleiche, wenn Frauen sich schminken. Sie lieben es zuzuschauen, wenn wir uns die Lippen anmalen. Vielleicht stellen sie sich ja dabei vor, was diese Lippen mit ihnen machen können. Sie wollen sie küssen, das perfekte Rot zerstören. Und genau das kann Ihr Mann in dieser Woche tun, in einer der visuell erregendsten Szenen, die man je außerhalb eines Films gesehen hat.

Lassen Sie Ihren Mann auf einem bequemen Stuhl im Schlafzimmer Platz nehmen. Kerzen tauchen den Raum in ein warmes, flackerndes Licht. Neben dem Stuhl steht ein Tablett mit einigen Ihrer Lieblings-Lippenstifte, einer Schachtel mit Papiertüchern und etwas zu trinken. Und genau vor dem Stuhl befindet sich ein hoher Spiegel, so dass er gut sehen kann, was passiert. Sie tragen etwas, das sexy aussieht, ein Camisole oder ein Bustier. Ergreifen Sie einen Lippenstift, und stellen Sie sich so dicht vor den Spiegel, dass er Ihr Spiegelbild sehen kann, während Sie sich die Lippen schminken.

Dann setzen Sie sich auf seinen Schoß und küssen ihn auf die Wange. *Oh, sieh nur!* Kichernd zeigen Sie auf den Lippenabdruck, den Sie hinterlassen haben. Küssen Sie ihn auf die Stirn. Schon wieder ein Lippenabdruck! Ergreifen Sie den Lippenstift, um sich die Lippen nachzuziehen, und dann ...

... *bemalen Sie Ihren Nippel.* Entblößen Sie eine Brust, und ziehen Sie langsam einen roten Kreis darum. Füllen Sie ihn aus, bis der gesamte Hof angemalt ist wie ihre Lippen. Er wird fasziniert hinschauen. Heben Sie den Nippel an seinen Mund und bitten Sie ihn, einen Kuss darauf zu

79
Dreifache Bedrohung

Nur für ihre Augen

Schlafzimmerrepertoire gehören. Wenn Ihr schlafender Riese sich aufgerichtet hat, trinken Sie einen Schluck Tee aus der Tasse, die Sie auf dem Nachttisch bereitgestellt haben, und behalten ihn einen Moment im Mund. Und dann nehmen Sie seinen Schaft in Ihren heißen, nassen Mund. *Ahhhh* ... Necken Sie ihn, indem Sie Ihre orale Behandlung immer wieder abbrechen, erneut einen heißen Schluck nehmen und ihn wieder zum Kochen bringen.

Nachdem Sie jetzt die dreifache Bedrohung gemeistert haben, werden Sie noch kreativer. Trauen Sie sich, selbst Rezepte für großartigen Sex zu erfinden.

Es heißt, Frauen könnten von Natur aus viele Dinge gleichzeitig tun. Und wir können auch viele Orgasmen haben. Trauen Sie sich in dieser Woche, es zuzulassen (und tun Sie es vor dem Frühstück!).

Trauen Sie sich ... Ihre Herausforderung auf Ihren Partner zuzuschneiden.

Trauen Sie sich ... mit etwas Heißem anzufangen.

79 Dreifache Bedrohung

Zutaten:
- 1 Paar weiße, schenkelhohe Strümpfe
- 1 weiße Unterwäsche
- 1 weißer Rock
- 1 Wecker
- 1 Tasse heißer Tee oder sonst ein heißes Getränk

Ich liebe die Monate, in denen ich wie jetzt ein neues Buch schreibe. Wirklich, ich *liebe* sie, weil dann mein persönliches Liebesleben so gut ist wie nie zuvor. Ich recherchiere über Sextricks, rede mit anderen Leuten über ihre Lieblingstipps aus dem Schlafzimmer, denke mir erotische Herausforderungen aus und schreibe sie auf. Es ist zwar nicht so einfach, aber es bedeutet, dass ich viel über Sex nachdenke. Und wissen Sie was? Dann hat man auch öfter Sex!

Ich wette, es wird Ihnen genauso gehen. Während Sie dieses Buch lesen und die Herausforderungen durchführen, werden Sie ständig daran erinnert, wie sehr Sie die Intimität, die Erregung und den Spaß am Sex mit dem Mann Ihrer Träume lieben.

Vor ein paar Tagen bin ich früh und geil aufgewacht. Und ich beschloss, einen, nein, zwei – nein, warten Sie, *drei* meiner Lieblingstricks zugleich auszuprobieren. Und jetzt fordere ich Sie heraus, seine Lust in dieser Woche zu verdreifachen.

Schritt eins: Ziehen Sie sich sexy an. Das muss nicht kompliziert sein, sondern hat viel damit zu tun, wie viel Mühe Sie sich geben, um Ihren Liebsten zu beeindrucken. Meine Empfehlung: weiße Baumwollunterwäsche. Weiße Bluse, nicht zugeknöpft. Und das Tüpfelchen auf dem i, *halterlose weiße Strümpfe.* Ah, was für ein Look. So rein und jungfräulich, und doch so sexy.

Schritt zwei: Sex am Morgen. Lassen Sie Ihren Mann schlafen, während Sie rasch ins Badezimmer huschen, um Ihr unschuldiges Outfit anzuziehen. Positionieren Sie sich so im Bett, dass er Sie anschaut, wenn er die Augen aufschlägt. Was er tun wird, kurz nachdem Sie angefangen haben, sein Gesicht mit Ihren Zehen (die in den weißen Strümpfen stecken) zu kitzeln. Wenn er wach wird, lassen Sie Ihr Bein über seine Brust gleiten. Lächeln Sie, und lassen Sie ihn den Anblick bewundern.

Schritt drei: Die Samtzunge. Das ist ein Klassiker und sollte zu jedem

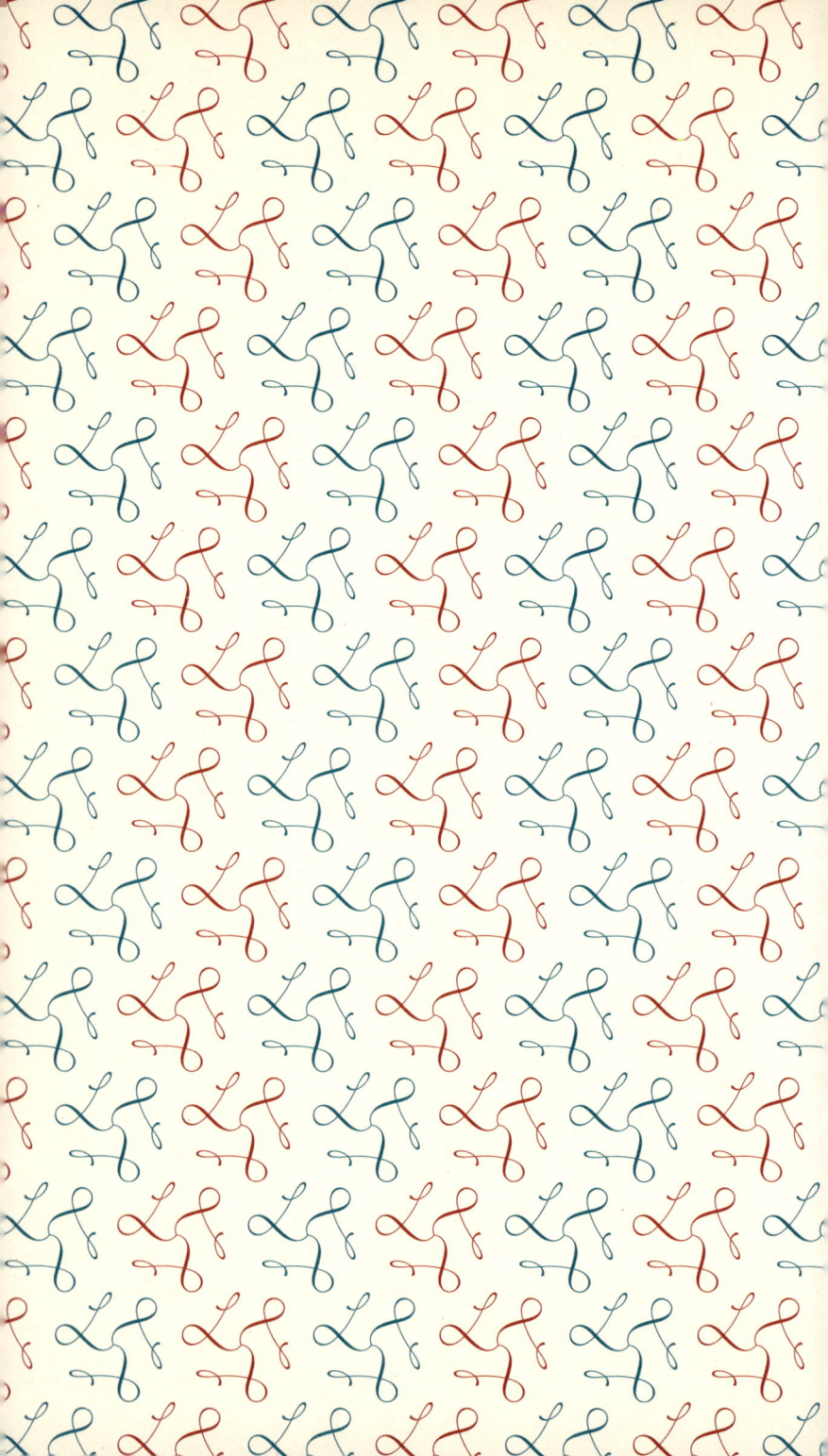

80

Die perfekte Kulisse

Nur für seine Augen

€

spannt sind, bitten Sie sie, sich an der Bettkante auf alle viere niederzulassen, Gesicht ins Kissen gedrückt, Hintern in die Luft gereckt. Jetzt können Sie beginnen, ihre zarteren Stellen zu bearbeiten ... *von hinten*.

Aber marschieren Sie nicht direkt auf die Klitoris los. O nein. Das machen große Künstler nicht. Fahren Sie mit Ihrer Zunge über ihre Schamlippen. Auf und ab. Saugen Sie zart daran, küssen Sie ihre Schenkel, und dann ziehen Sie Ihre dramatische Überraschung aus der Tasche: einen kleinen Vibrator. Das ist der Moment, in dem ihr Publikum aufstöhnt. Wieder meiden Sie die Klitoris. Lassen Sie stattdessen den Vibrator um ihre Schamlippen, über ihr Perineum und ihre Hinterbacken summen. Lecken Sie ein wenig mit der Zunge, dann summen Sie wieder. Lecken, summen, lecken – immer schneller und stärker, ohne sie jedoch zu erlösen. Noch nicht.

In dieser Geschichte muss nämlich erst noch eine weitere Figur eingeführt werden, bevor sich der Höhepunkt aufbauen kann: *der tapfere Held, der als Retter erscheint*. Er ist stark, aber stumm. Er ist steinhart und lebt nur für eine Sequenz wie diese. Und er ist bereit, einzudringen und alles zu einem guten Ende zu führen.

Trauen Sie sich ... sie zu erleuchten.

Trauen Sie sich ... sie um Gnade betteln zu lassen.

Trauen Sie sich ... es dauern zu lassen.

Die perfekte Kulisse

> **Zutaten:**
> 2 Ketten mit kleinen, weißen Weihnachtslichtern
> Massageöl (angewärmt auf Körpertemperatur)
> Heiße Musik
> Vibrator

Die größten Kunstwerke brauchen Zeit, um ihren Zauber zu entfalten. Die berühmtesten Filme, Musikstücke oder Bücher ziehen einen langsam in ihren Bann, und häufig macht gerade das, was *nicht* enthüllt wird, große Kunstwerke so interessant. Der Künstler weiß, dass er eine größere Wirkung erzielt, wenn er Sie warten lässt.

Nun, in dieser Woche werden *Sie* der Künstler sein. Wenn Sie diese Herausforderung annehmen, verwandle ich Sie in den Beethoven des Betts. In den Picasso des Penis. Und das Überraschende daran ist, dass dieses Meisterwerk des Liebesakts mit zwei Ketten Weihnachtslichtern beginnt. Ja, das ist richtig: Weihnachtskerzen werden Ihnen dabei helfen.

Ich bin wahrscheinlich nicht die Erste, die Ihnen erzählt, wie romantisch Weihnachtslichter sind, aber ich kann Ihnen als Erste erklären, warum das so ist. Weil alle Frauen wissen, wie gut sie in deren diffusem, weichem Licht aussehen. Und wenn wir glauben, gut auszusehen, ziehen wir uns lieber aus.

Hängen Sie die Lichterketten an die Wände um Ihr Bett. Die winzigen weißen Glühbirnen wirken wie Hunderte von Kerzen, die Ihr Bett wie einen Altar beleuchten. Legen Sie Musik auf. Drehen Sie die Heizung ein wenig höher (Frauen ziehen sich auch lieber aus, wenn es warm ist). Und jetzt holen Sie das Massageöl und bitten Ihre Frau ins Schlafzimmer.

Machen Sie ihr klar, dass es in der nächsten Stunde nur um sie geht. Seien Sie großzügig mit dem Öl. Massieren Sie es ihr in Schultern und Rücken ein. Drücken Sie die Spannung aus ihren Füßen und Waden. Mit der Zeit wird sie merken, dass Sie wie ein großer Künstler auf ein größeres Ziel zusteuern. Sie bauen Spannung auf und nähern sich dem Thema unter einem anderen Blickwinkel. Wenn ihre Muskeln ent-

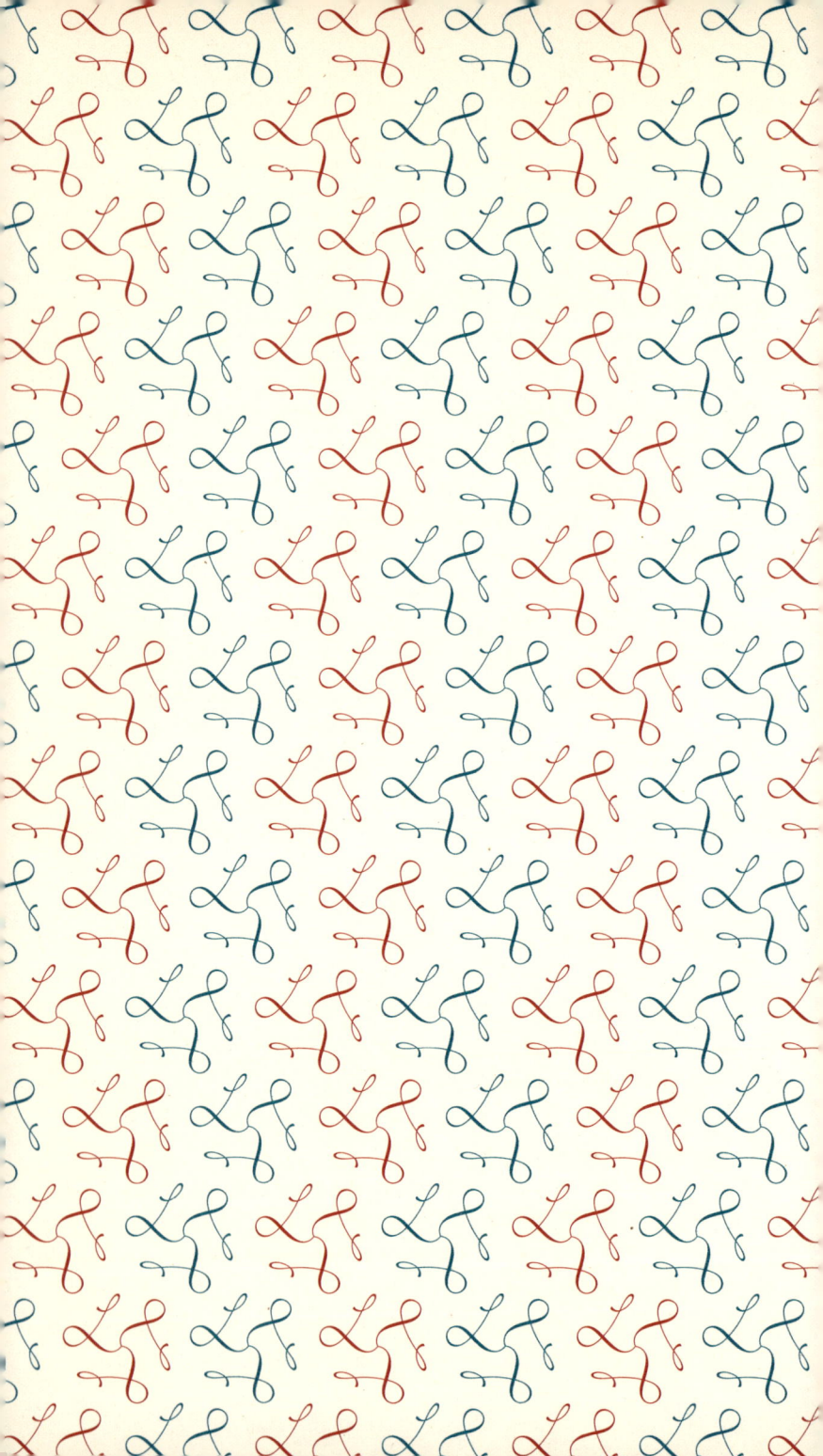

# 81
Nackte Rätsel

Nur für seine Augen

Das Ziel Ihrer Partnerin ist die Benennung der Stellungen aus dem Kamasutra, die Sie beschreiben.

Ihr Ziel ist es, Ihren Körper und Ihre Hände so einzusetzen, dass sie die Stellungen anhand der Zeichnungen raten kann. Sie dürfen zwar nicht reden, dürfen Ihre Partnerin aber quasi als Hilfsmittel benutzen. Für eine Stellung wie »Die Beilage« zum Beispiel legen Sie sie auf dem Bett zurecht, die Beine in die Luft gestreckt. Dann hocken Sie sich davor und tun so, als ob. Natürlich können Sie sie dabei auch ein wenig küssen und »anknabbern«.

Wenn sie die richtige Antwort weiß (es muss nicht der genaue Wortlaut sein – wenn sie »Tiefer Teller« statt »Die Beilage« sagt, ist sie schon nahe genug dran!), ziehen Sie ein Kleidungsstück aus. Und zwar nicht hastig, sondern langsam und genießerisch. Wenn sie jedoch nach ein paar Minuten den Namen der Stellung nicht weiß, muss sie ein Kleidungsstück ablegen (machen Sie es ihr nicht zu schwer, sie soll nicht nackt vor Ihnen sein).

So gehen Sie von Position zu Position, und wenn Sie mit allen vier Stellungen fertig sind, sollten Sie beide nackt sein – und Sie sind auch sicher beide erregt von dem Spiel mit den Körperteilen und Stellungen, die Sie jetzt ausprobieren können.

Trauen Sie sich… sich in eine großartige Position zu begeben.

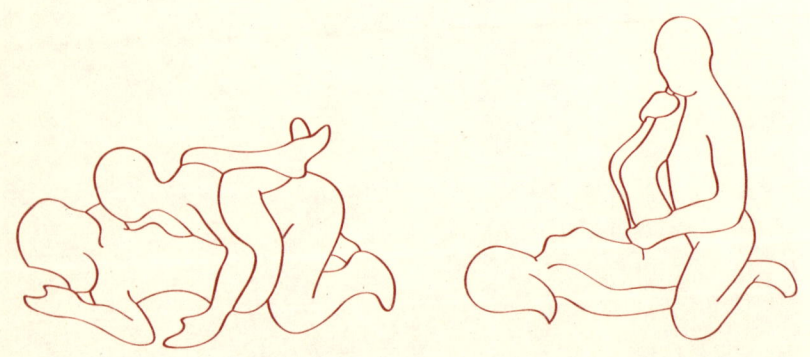

81 Nackte Rätsel

> **Zutaten:**
> Räucherstäbchen oder Kerzen (Die Perle, Der faule Hund,
> Illustrationen von Stellungen Die Muschel, Die Beilage)

Jeder weiß, dass das Kamasutra *das* Buch der Liebe ist – der erotischen Liebe. Aber hatten Sie jemals Gelegenheit, die unzähligen Stellungen auszuprobieren, die darin beschrieben werden? Wissen Sie, wie »Der faule Hund« funktioniert? Haben Sie Ihre Partnerin schon einmal in »Die Perle« gesehen, wenn sie sich auf Ihrem Schoß so positioniert, dass sie großartige Orgasmen bekommt? Würden Sie nicht gerne einmal erleben, wie sie in »Die Muschel« die Beine weit gespreizt hält?

Mit dieser Herausforderung können Sie diese exotischen, erotischen Stellungen mit ihr ausprobieren. Sehen Sie das Ganze als Spiel. Machen Sie sich zunächst mit den Illustrationen vertraut, die hier und auf der nächsten Seite dargestellt sind. Zünden Sie Räucherstäbchen oder Duftkerzen in Ihrem Schlafzimmer an, beziehen Sie das Bett mit rotgoldener Bettwäsche, falls vorhanden, und sorgen Sie für gedämpftes Licht. Dann führen Sie sie hinein und sagen ihr, dass Sie jetzt erotisches Rätselraten mit ihr spielen.

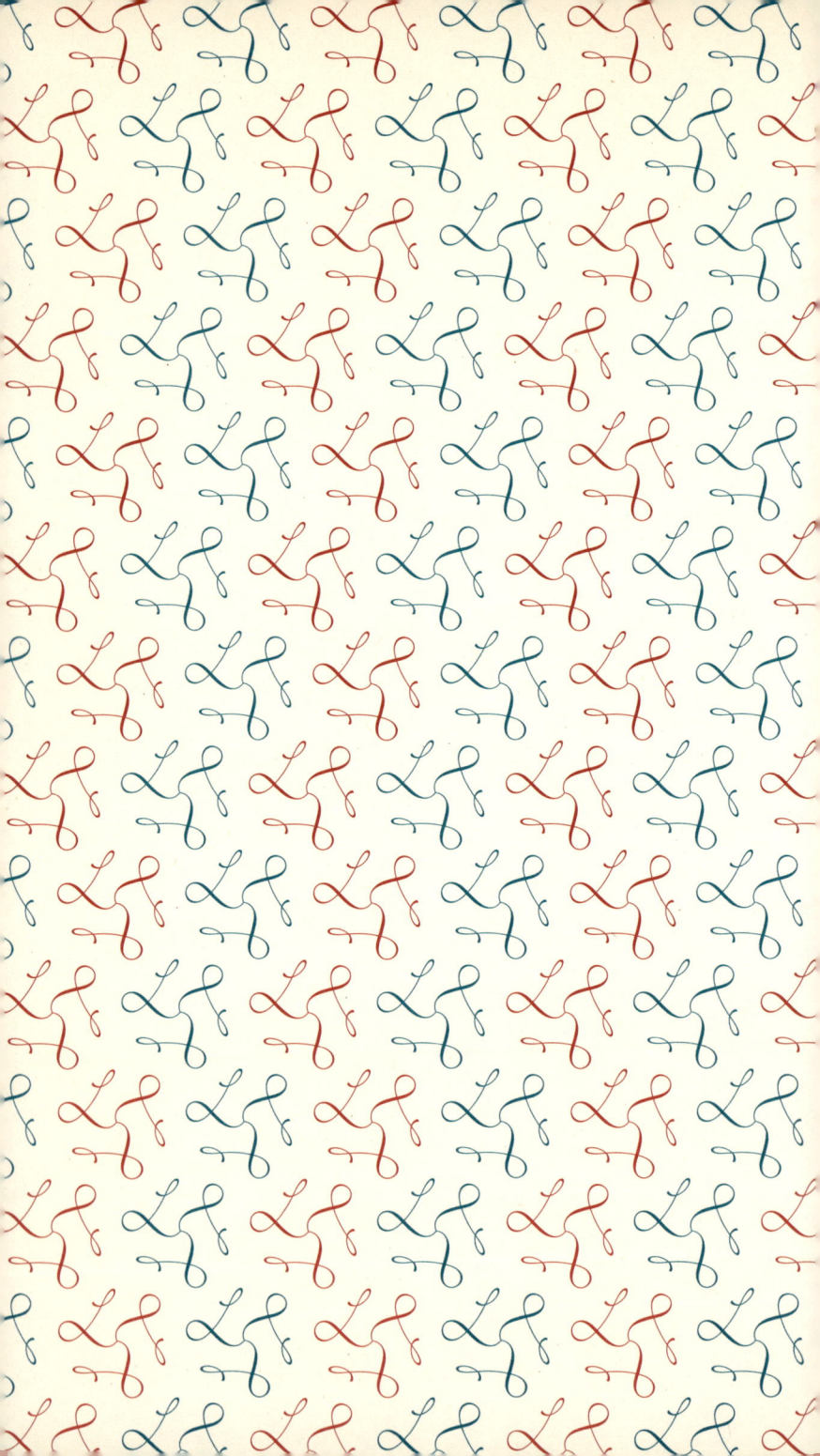

82

Schwanz in der Schachtel

Nur für seine Augen

Wenn sie die Augen öffnet, bewegen Sie die Lippen zu dem Song und wackeln dabei mit den Hüften – und gleichzeitig auch mit Ihrem Geschenk. Wenn Sie wollen, reichen Sie ihr das Glas Champagner und fahren mit der Rose über ihr Gesicht wie im Video.

Wenn sie dann so sehr lacht, dass sie kaum noch Luft bekommt, lassen Sie sie den Deckel öffnen.

Ihr humorvoller Auftritt hat sie schon erregt, und das »Geschenk« wird seinen Teil dazu beitragen. Jetzt können Sie ihr sagen, dass Sie nun gerne mit Teil zwei der Überraschung beginnen würden.

Führen Sie sie ins Schlafzimmer, wo Sie bereits Kerzen angezündet und die Bettdecke zurückgeschlagen haben. Jetzt darf sie Ihr wahres Paket öffnen ... und dann konzentrieren Sie sich nur noch auf sie.

Trauen Sie sich ... aus der Kiste zu kommen.

Trauen Sie sich ... Ihr Paket zu zeigen.

Trauen Sie sich ... sich lächerlich zu machen.

Schwanz in der Schachtel

> **Zutaten:**
> Musikvideo der SNL-Parodie »Dick in a Box« (Sie finden es bei http://www.youtube.com/watch?v=WhwbxEfy7fg)
> 1 Glas Wein oder Champagner (optional)
> 1 langstielige rote Rose (optional)
> 1 Geschenkschachtel
> 1 Dildo

Auf der Top-Ten-Liste dessen, was Frauen an einem Mann sexy finden, stehen alle Attribute, die man auf so einer Liste erwartet: Augen, Waden, Hintern, Lächeln. Aber wussten Sie, dass auch Humor zu den sexy Zügen eines Mannes zählt?

Zeigen Sie ihr mit dieser wundervollen, erregenden Herausforderung, wie humorvoll Sie sind. Zuerst einmal schauen Sie sich die preisgekrönte Parodie »Dick in a Box« aus *Saturday Night Live* an, wenn Sie sie noch nicht kennen. Und, wie hat sie Ihnen gefallen? Haben Sie sich kaputtgelacht? Ja, natürlich. Und wissen Sie was? Sie werden sie für Ihre Liebste nachspielen. Sie werden zu Andy Samberg oder Justin Timberlake, und zwar mit allem Drum und Dran.

Und so machen Sie es:

Schneiden Sie ein Loch in einen Karton (es sollte so groß sein, dass der Dildo genau hindurch passt). Lassen Sie die in Geschenkpapier eingepackte Schachtel auf dem Tisch stehen, damit sie sie sehen kann. Sagen Sie ihr, es ist ein besonderes Geschenk für sie, aber sie kann es erst am Abend haben.

Legen Sie Ihr Würstchen in die Schachtel (den Dildo, nicht das echte Würstchen. Für einen Superspezialeffekt können Sie den Dildo mit Angelschnur am Deckel befestigen, so dass er sich aufrichtet, wenn sie den Deckel abnimmt.)

Bitten Sie sie ins Wohnzimmer, wo ihr besonderes Geschenk auf sie wartet. Sie soll sich auf die Couch setzen und die Augen schließen. Im anderen Zimmer starten Sie das Video auf Ihrem Computer und befestigen die Schachtel vorne an Ihrer Hose (am einfachsten geht es mit Draht, den Sie durch die Schachtel führen und an Ihrem Gürtel befestigen. Sie können auch starkes Klebeband benutzen).

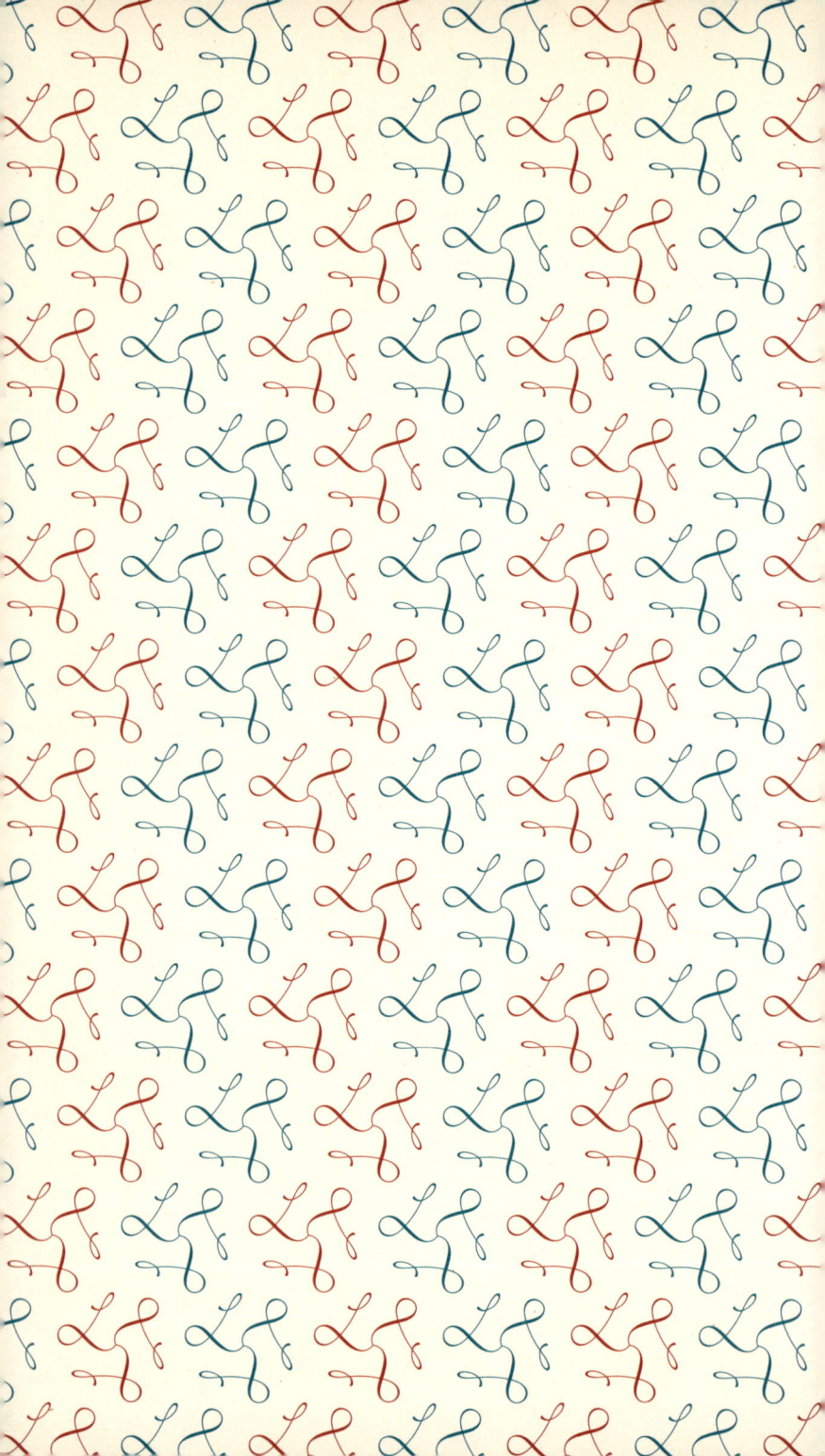

83

Motzen Sie sich auf!

Nur für seine Augen

Aber ich muss Sie warnen. Einer wird Ihnen wahrscheinlich nicht genug sein, wenn Sie es erst einmal ausprobiert haben.

Trauen Sie sich... ihr zusätzlich etwas hineinzuschieben.

Trauen Sie sich... sich zu schmücken.

Trauen Sie sich... das Familiensilber zu polieren.

Trauen Sie sich... zu Accessoires zu greifen.

Trauen Sie sich... ihr eine Überraschung zu präsentieren.

83 Motzen Sie sich auf!

> **Zutaten:**
> 1 oder mehrere Penisringe (in jedem Erotik-Shop)
> (Bonus-Idee: Tragen Sie einen an der Wurzel, einen an der Spitze. *Scharf!* Aber tragen Sie sie nicht länger als eine Stunde am Stück)

Haben Sie fünf Euro?

Mehr brauchen Sie nicht, um ein großes Lächeln auf ihr Gesicht zu zaubern, wenn sie Sie das nächste Mal auspackt. Kaufen Sie einfach ein bisschen Penis-Schmuck.

O ja, das gibt es. Es gibt eine ganze Menge Accessoires, um Ihre Familienjuwelen aufzumotzen, von einfach über wundervoll bis hin zu schockierend teuer und einfach nur schockierend!

Diese Accessoires machen in vielerlei Hinsicht Spaß. Für eine Frau ist es immer eine nette Überraschung, wenn sie feststellt, dass ihr Mann sich für sie geschmückt hat. Und wenn Sie sich etwas über den Penis streifen, na ja, dann bedeutet das, dass Sie wirklich vorhaben, es ihr schön zu machen (außerdem sind Penis-Spielzeuge so süß!).

Und auch für Sie kann es eine deutliche Steigerung der Lust bedeuten. Es sieht heiß aus. Es fühlt sich toll an. Also kaufen Sie sich einen Penisring. Es gibt preiswerte Modelle aus Plastik und edlere, die bis zu hundert Euro kosten können, aber glauben Sie mir: Für den Anfang brauchen Sie nur einen weichen Gummiring. Wenn Sie ihn hinter der Penisspitze tragen, spürt sie ihn beim Stoßen, und wenn Sie ihn an die Peniswurzel schieben, spüren *Sie* ihn, weil er dazu beiträgt, die Erektion lange hart zu halten. Vor Viagra war es das Beste, was die Wissenschaft anzubieten hatte.

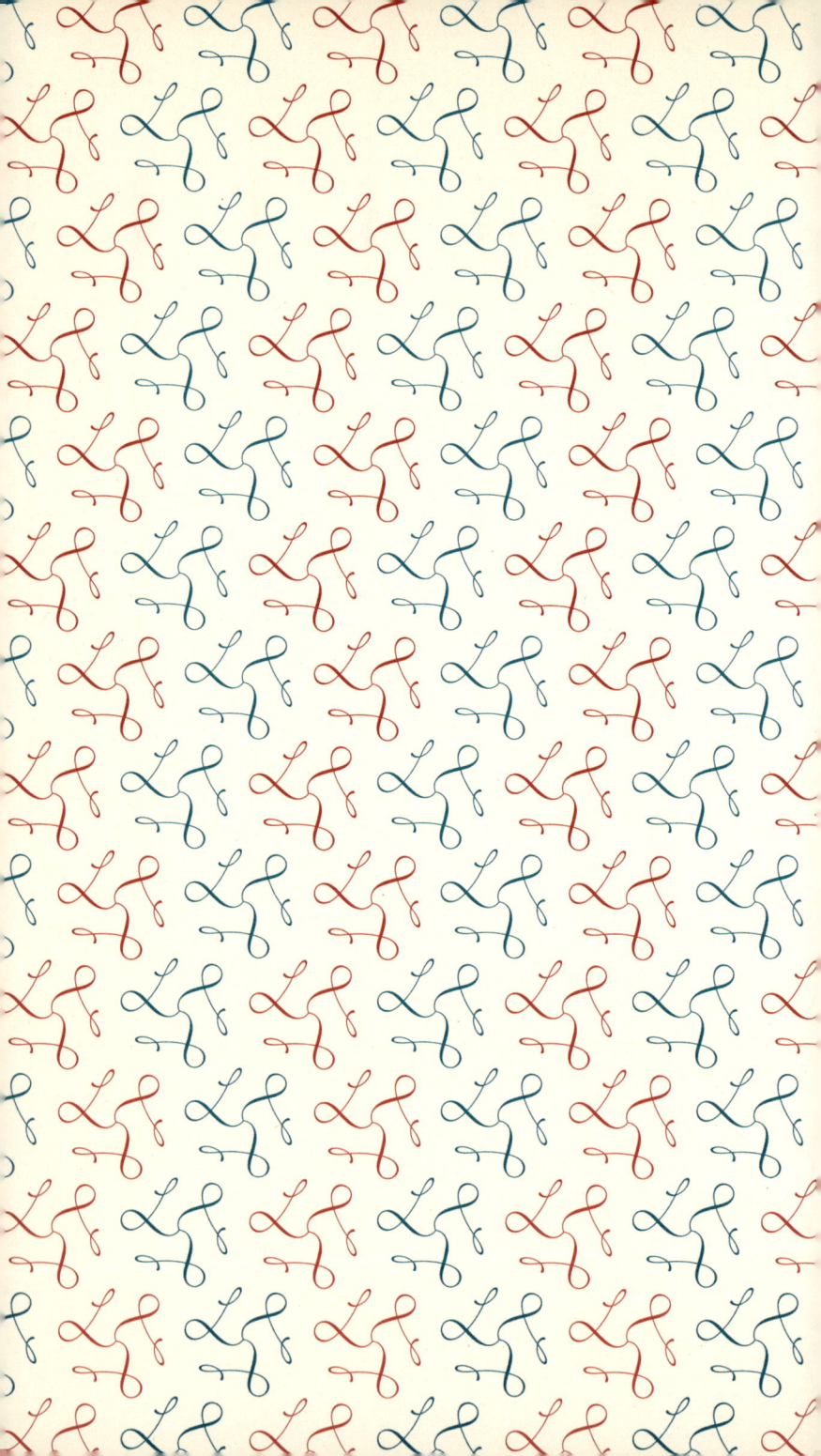

84

Scharfe Fotos

Nur für ihre Augen

Die letzten Aufnahmen kommen aus Ihrem Schlafzimmer. Machen Sie sie so gewagt, wie Sie möchten. *»Komm und hol es dir«,* schreiben Sie dazu, und da Sie nun schon viel Zeit hatten, um scharf zu werden, ist es nur fair, ihm dabei zu helfen, dass er aufholt. Öffnen Sie also sofort seinen Reißverschluss, wenn er durch die Tür tritt, und nehmen Sie seinen großen, bösen Jungen in den Mund. Knien Sie sich so vor ihn hin, dass er einen ungehinderten Blick auf Ihren Hintern, Ihre Schenkel und Ihre schönen Brüste hat. Bringen Sie ihn zum Zittern. Besorgen Sie es ihm wie ein Pornostar.

(Aber die Handykamera schieben Sie besser unter das Bett – es sei denn, Sie wollen tatsächlich ein Pornostar werden.)

Trauen Sie sich… Schnappschüsse zu machen.

Trauen Sie sich… sie zu verschicken.

Trauen Sie sich… auf den Auslöser zu drücken.

Trauen Sie sich… sich darzustellen.

Trauen Sie sich… dabei zu lächeln.

Scharfe Fotos

> **Zutaten:**
> 2 Handys mit Kameras

Handys mit Kameras haben die Welt verändert. Man kann mittlerweile fast jeden Moment mit anderen teilen. Sie können online jedes Ereignis aus unzähligen verschiedenen Blickwinkeln miterleben, dank all der Menschen, die Handys mit winzigen Kameras dabeihaben.

Aber die zahllosen Fotos, die ständig gemacht werden, sind alle nicht so interessant wie die Aufnahmen, die Sie in dieser Woche Ihrem Partner übermitteln werden. Und das liegt daran, dass es nicht nur Fotos sind. Es sind *Hinweise*. Und sie führen ihn auf eine erotische Schatzsuche, direkt zu der Frau, die er liebt.

Stellen Sie sich das Lächeln auf seinem Gesicht vor, wenn sein Handy ihm das erste Foto ankündigt, während er auf der Arbeit ist. Das Bild zeigt nicht Ihr Gesicht (niemals Ihr Gesicht!). Es ist eine Aufnahme Ihrer Jeans, mit offenem Knopf und Reißverschluss. *»Wo bin ich?«*, steht darunter. Interessant. Er hat noch einiges zu tun, aber sein Arbeitstag hat eine Wendung zum Besseren genommen. Sie haben einen glücklichen Angestellten aus ihm gemacht.

Eine Stunde später schicken Sie ein weiteres Foto, auf dem Sie die Hose ein wenig heruntergezogen haben, so dass er Ihr süßes Höschen sehen kann. *»Weißt du, wo ich bin?«* In der nächsten Stunde werden Sie noch expliziter: Lassen Sie ihn sehen, wie Ihre Finger unter das Höschen gleiten. *»Willst du?«* O ja, natürlich will er.

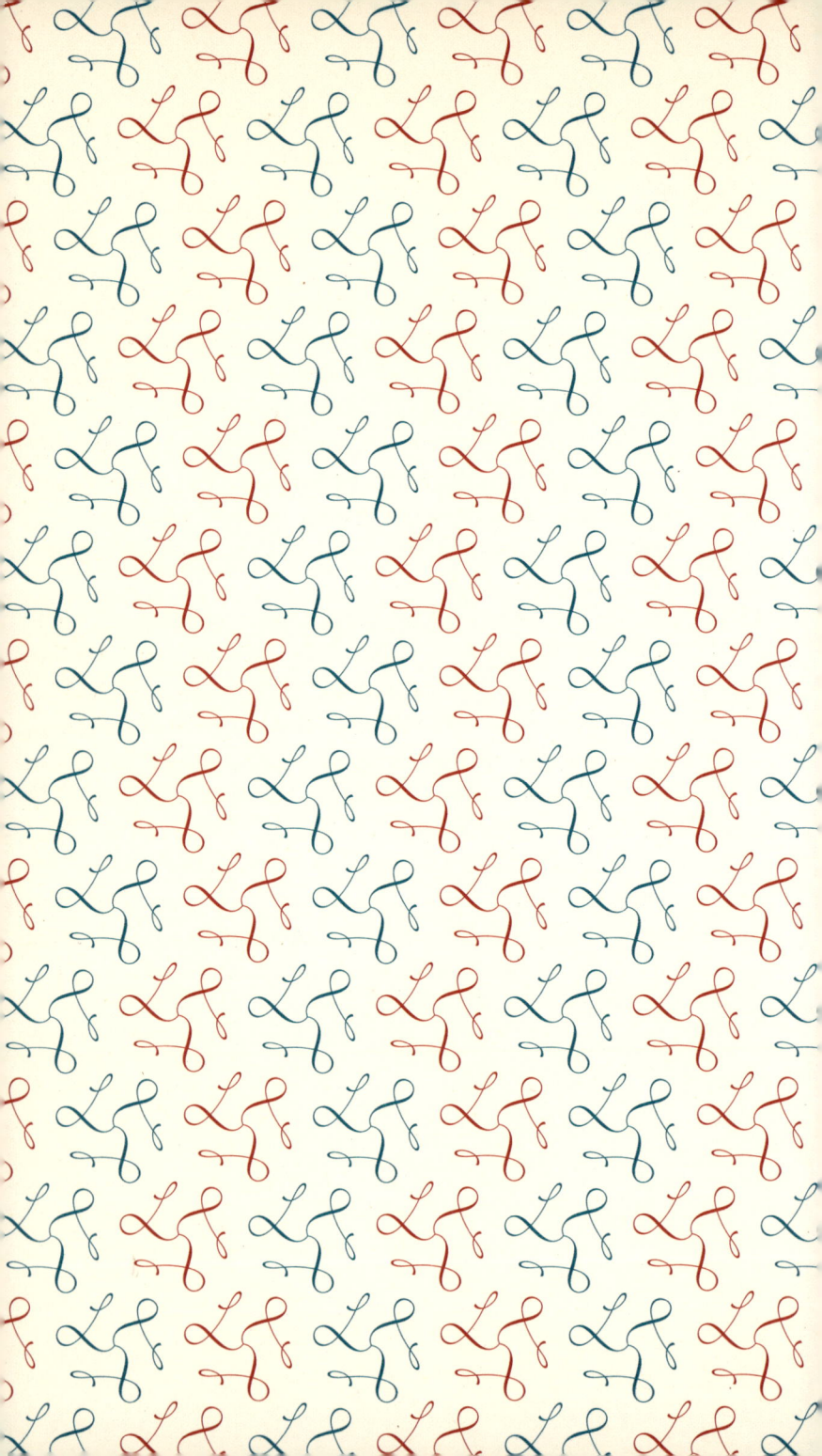

85 Pinselstriche

Nur für seine Augen

€

Oder ist es eher ein verwischter Eindruck Ihrer Körper, Seite an Seite, einer rot und einer blau? Was auch immer, es sieht bestimmt interessant aus. Künstlerisch. Und für Sie beide sieht es scharf aus, weil Sie wissen, wie es entstanden ist.

Trauen Sie sich, es aufzuhängen. Natürlich nicht die gesamte Fläche, es sei denn, Sie haben eine riesige Wand zur Verfügung. Fotografieren Sie es einfach und hängen Sie das Foto an Ihre Schlafzimmerwand. Ihren Gästen können Sie ja erzählen, Sie hätten es gekauft.

Aber *Sie* werden es wissen. Und es wird Sie inspirieren. Wie jedes große Kunstwerk.

Trauen Sie sich... großartigen Sex zu pinseln.

Trauen Sie sich... ein Meisterwerk zu erschaffen.

85 Pinselstriche

> **Zutaten:**
> 1 großes Stück Papier Fingerfarben
> (oder Leinwand) Mehrere Handtücher
> Pinsel, verschiedene Größen Kamera

Ihre Süße ist schön, nicht wahr? Ja, natürlich! Sie ist großartig! Ein Kunstwerk!

Nun, diese Woche wird sie tatsächlich eins werden. Trauen Sie sich, ein Porträt von sich und Ihrer Liebsten zu malen. Nackt.

Dazu brauchen Sie erst einmal ein großes Blatt Papier. Sie können auch Leinwand aus einem Geschäft für Malbedarf nehmen oder Abdeckpapier von einem Anstreicher.

Sie brauchen auch Farbe. Sie muss hautverträglich und abwaschbar sein. Am besten nehmen Sie Fingerfarben für Kinder oder, noch besser, *Körperfarbe*.

Schreiben Sie Ihrer Frau zu Anfang der Woche eine Einladung und lassen Sie sie auf dem Küchentisch liegen: *Bitte hilf mir, im Schlafzimmer eine große Schweinerei zu veranstalten. Samstagabend um acht. Ich mache hinterher sauber.* (Bonuspunkte, wenn Sie Ihre Einladung mit Farbe und Pinsel schreiben. Noch mehr Bonuspunkte, wenn sie dann auch noch gut aussieht.) Bevor Ihre Süße zu Ihrer Porträtsitzung erscheint, bauen Sie alles auf. Achten Sie darauf, dass es warm ist im Zimmer. Wenn Frauen nackt sind, haben sie es gerne warm. Und legen Sie einen Weg mit Handtüchern von Ihrem Arbeitsbereich zur Dusche. Sie wollen doch sicher keine bunten Fußabdrücke auf dem Teppichboden.

Ziehen Sie sich aus, und bitten Sie sie, das Gleiche zu tun. Setzen Sie sie mitten auf die Leinwand, und bemalen Sie sie. Buchstäblich. Tragen Sie Farbe auf ihrem Körper auf. Lassen Sie sich ebenfalls von ihr bemalen. Dann legen Sie sich hin. Drücken Sie Ihre bemalten Hände an die Ecken. Machen Sie einen Poabdruck. Machen Sie einen Busenabdruck. Drücken Sie Ihre Gesichter gegen die Leinwand. Und zum Schluss … *lieben Sie sich auf der Leinwand.*

Was für ein Bild entsteht? Ist es eine bunte Kopie Ihrer Rückseite, mit ihren Knien und Zehen auf jeder Seite? Sieht es aus wie Ihr Hinterteil?

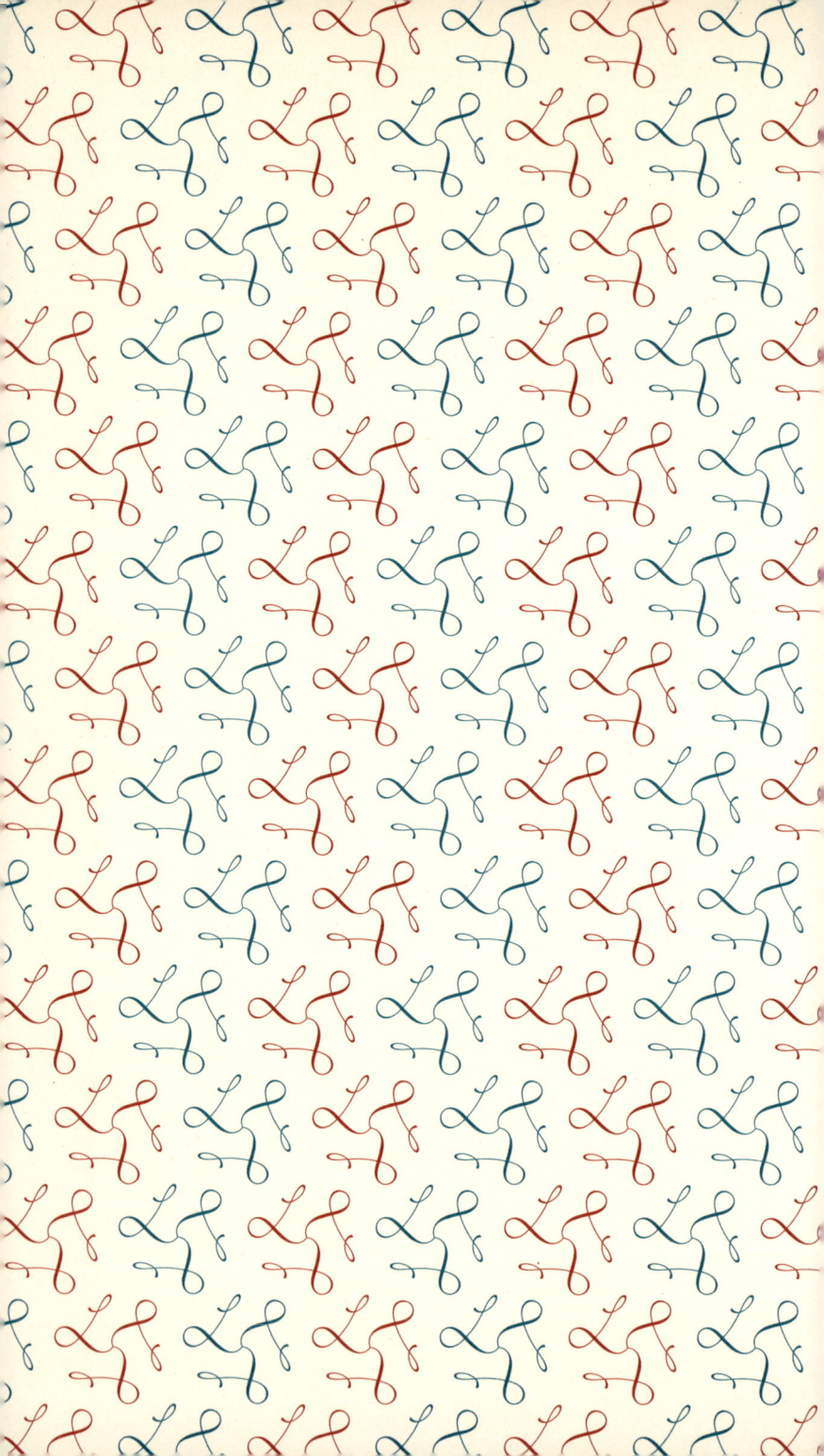

86
Ein unbezahlbarer Schwung

Nur für **ihre** Augen

Flirten Sie mit ihm. Necken Sie ihn. Zeigen Sie ihm nackte Haut, wenn keiner hinschaut. Trauen Sie sich (und wenn Sie sich noch mehr trauen, lassen Sie sich von ihm berühren). Sein Putter wird in Habt-Acht-Stellung stehen.

Auf der Heimfahrt lassen Sie ihn genauer sehen, was unter Ihrem Rock ist. Quälen Sie ihn noch ein bisschen. Spielen Sie an sich, während er auf die Straße schauen muss.

Es ist aber auch eine Qual für einen Mann. Nicht nur, dass Sie ihn schon den ganzen Tag necken, Sie haben ihn auch beim Golf geschlagen! Also lassen Sie Gnade walten. Sobald Sie in der Garage stehen, ziehen Sie seinen Reißverschluss auf und holen das Neuner-Eisen heraus. Geben Sie ihm Unterricht wie ein Profi.

Passen Sie nur auf den letzten Schwung auf. Er wird wild werden! *Feuer!*

Trauen Sie sich ... seinen Blick vom Ball loszueisen.

Trauen Sie sich ... ihn auf dem Abschlag zu necken.

Ein unbezahlbarer Schwung

> **Zutaten:**
> 1 Minigolfplatz
> 1 Rock
> Bälle

Wann haben Sie zum letzten Mal Minigolf gespielt? Das ist bestimmt schon eine Weile her. Na ja, es ist immer noch so einfach und lustig wie früher. Und Ihr Liebster wird eindeutig im Nachteil sein, wenn Sie an diesem Wochenende mit ihm eine Runde auf dem Minigolfplatz spielen.

Sie werden nämlich schmutzig spielen. Und ihm wird es nichts ausmachen.

Gehen Sie noch einmal kurz auf die Damentoilette, wenn Sie sich Ihre Ausrüstung geliehen haben. Danach geben Sie Ihrem Partner seine Bälle. *Eingewickelt in Ihr Höschen.* Beobachten Sie das Grinsen, das sich auf seinem Gesicht ausbreitet, wenn er kapiert, was vor sich geht.

Sie werden diese Runde gewinnen, denn welcher Mann kann sich schon auf sein Spiel konzentrieren, wenn er weiß, dass Sie unten herum nackt sind?

Sie haben diese Woche vor dem Spiegel geübt, deshalb wissen Sie genau, wie Sie den Rock zu Ihrem Vorteil einsetzen können. Sie müssen keinesfalls alles zeigen. Schließlich sind Sie eine Dame, und Sie befinden sich an einem öffentlichen Ort. Lassen Sie ihn nur ab und zu erahnen, was sich unter dem Rock verbirgt. Legen Sie Ihren Ball auf den Abschlag und beugen Sie sich leicht darüber.

Necken Sie ihn die ganze Zeit. »*Was ist los, mein Großer? Du solltest lieber auf den Ball gucken!*«

Kurz bevor er zu einem Schlag ausholt, stupsen Sie ihn mit Ihrem Schläger im Schritt leicht an. »*Was ist das denn? Ein Golfball? Oder freust du dich nur, mich zu sehen?*«

Gibt es auf diesem Minigolfplatz große Bauten, hinter denen man sich verstecken kann? Ziehen Sie ihn hinter die Windmühle, außer Sichtweite, und heben Sie Ihren Rock. »*Oh, Mann, heute ist es aber auch windig!*«

Zupfen Sie an seinem Reißverschluss und lächeln Sie ihn an. »*Du hast es heute aber auch schwer, das Loch zu finden, was?*«

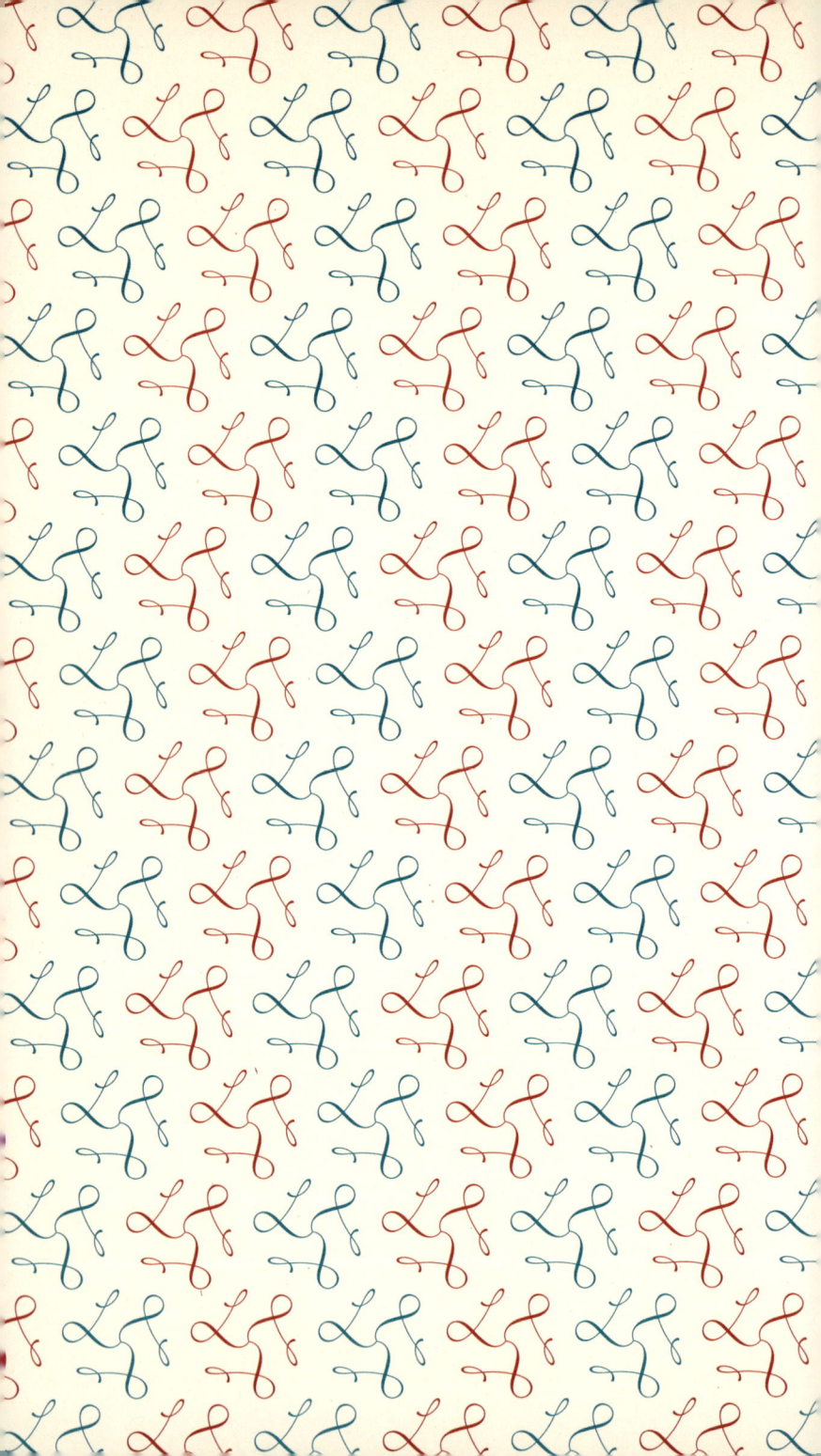

87
Ein X markiert die Stelle

Nur für seine Augen

€ ☆

Als Nächstes dirigieren Sie sie zu einem Raum mit einem Spiegel! Dort findet sie ein Päckchen mit Aufklebern. Nehmen Sie Herzen und Lippen, irgendetwas Lustiges, was sexy ist. Auf die Karte schreiben Sie:
Stell dir vor, wie schön es ist, wenn ich dich überall küsse. Zieh dich aus, und nimm die Aufkleber, um die Stellen zu markieren, an denen ich dich küssen soll, wenn du mich findest.

Und schließlich Ihre letzte Überraschung. Die Stelle ist mit einem X markiert! Sie wird in Ihr Schlafzimmer geleitet, wo Sie sie bei sanfter Beleuchtung und leiser Musik ... und der größten Erektion, die sie je gesehen hat, erwarten.

Trauen Sie sich ... Ihr eine Spur zum Schatz zu legen.

Trauen Sie sich ... zu wissen, was sie will, und es ihr zu geben.

Ein X markiert die Stelle von Megan Hart

> **Zutaten:**
> 5 Registerkarten
> 5 Überraschungen –
> entweder die aufgeführten
> oder solche, die Sie sich selbst
> ausgedacht haben

Sie brauchen kein Pirat zu sein, um einen verborgenen Schatz zu entdecken. Trauen Sie sich, mit Ihrer Herzensdame auf eine sexy Schnitzeljagd zu gehen, die sie erschauern lässt.

Auf jede Karte schreiben Sie Anweisungen, wie sie Ihre sexy Überraschung verwenden soll. Vergessen Sie nicht den Ort, an dem die nächste Karte zu finden ist. Sie könnten auch ein kleines Rätselgedicht verfassen. Gestalten Sie das Spiel anspruchsvoll, aber nicht so schwierig, dass sie aufgibt.

1. Die erste Karte liegt dort, wo sie sie sofort sieht, wenn sie nach Hause kommt. Sie können sie auch in einen Umschlag mit ihrem Namen stecken und an die Haustür kleben, schließlich soll sie sie auf keinen Fall übersehen. Was steht sonst noch darauf? Zählen Sie zehn wichtige Gründe auf, warum Sie sie sexy finden. Sagen Sie ihr, wie sehr Sie sie lieben, wie begehrenswert sie ist. Dann führen Sie sie zum Kühlschrank ...

2. Dort findet sie eine weitere Karte sowie eine eisgekühlte Flasche ihres Lieblingsgetränks. Nehmen Sie die hier aufgeführten Anweisungen oder verfassen Sie selbst eine:

Schenk dir ein Glas Wein ein. Lass dir Zeit, und genieß ihn. Konzentrier dich auf seinen Geschmack. Entspann dich, während du trinkst. Wenn du bereit bist, nimm dein Glas, und befolge die Anweisungen, um die nächste Karte zu finden.

Schicken Sie sie zu einem bequemen Sitzplatz, wo sie ein eingepacktes Päckchen entdeckt. Was ist darin? Ihr Lieblingsvibrator oder ein schönes neues Spielzeug (vergessen Sie nicht die Batterien!). Wieder können Sie entweder den vorbereiteten Text oder einen eigenen nehmen:

Schalte den Vibrator an. Spüre, wie er in deiner Hand summt, wie er über deine Schenkel gleitet. Über deinen Bauch, deine Brüste und schließlich zwischen deine Beine. Stell dir dabei meinen Mund an deiner Klitoris vor. Lockere deine Kleidung, und mache es dir bequem ... aber erlaube dir noch keinen Orgasmus! Es »kommt« noch mehr ...

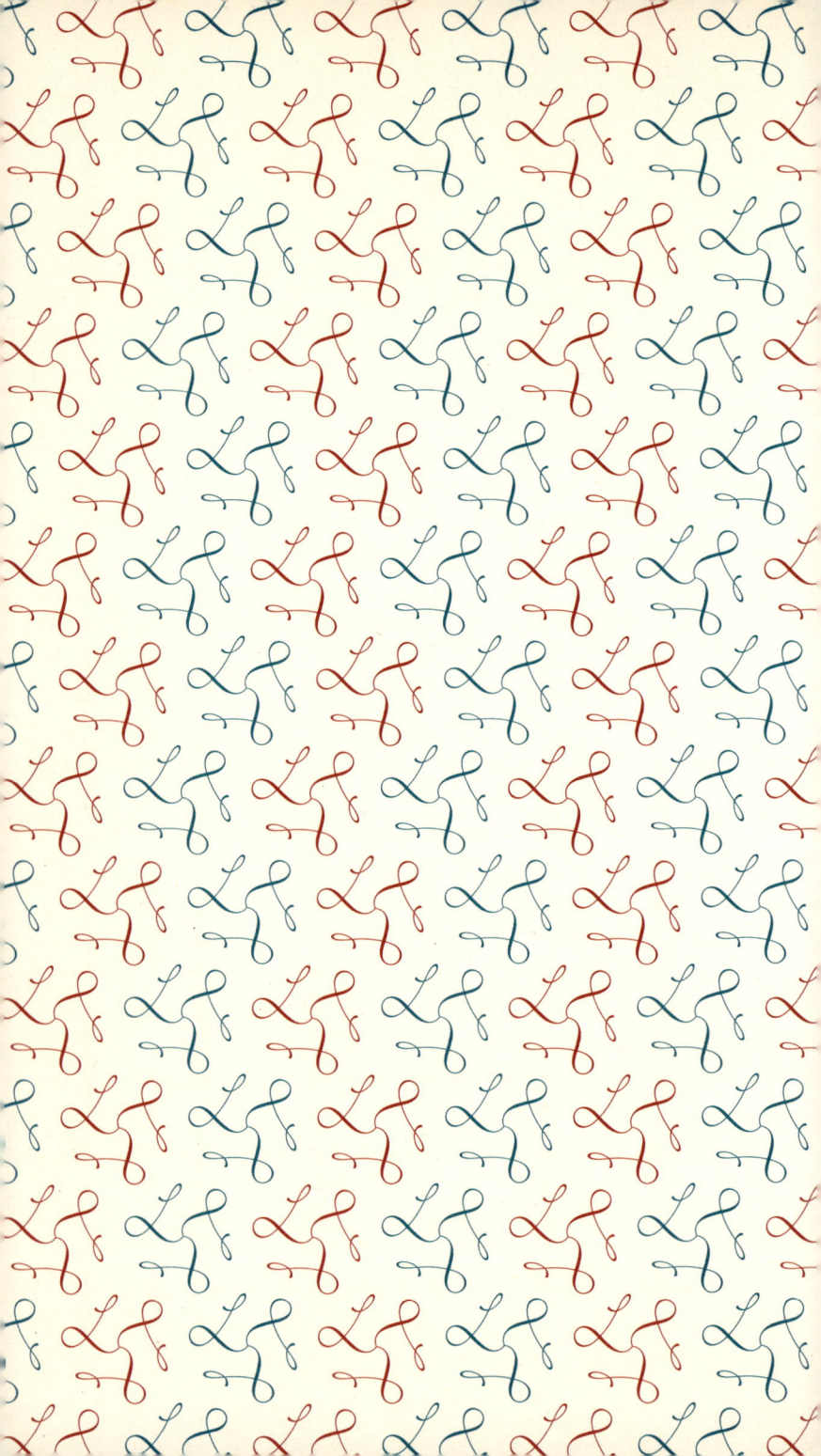

88
Rein und raus

Nur für **ihre** Augen

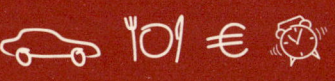

Sie haben nicht den ganzen Tag Zeit, und schließlich befinden Sie sich in einem Fast-Food-Restaurant. Also drehen Sie sich um, ziehen Sie sich die Jeans bis zu den Oberschenkeln herunter und stützen Sie sich mit den Ellbogen auf der Waschtischablage auf. Und beobachten Sie seinen Gesichtsausdruck im Spiegel. *Wow!* Ihre sexuelle Aggressivität erregt ihn aufs Äußerste. Der Anblick Ihres bloßen Hinterns, fast in der Öffentlichkeit, überwältigt ihn.

Diese Bestellung will er in *Supersize!*

Trauen Sie sich… schnell zu sein.

Trauen Sie sich… »zum Essen ausgehen« neu zu definieren.

Trauen Sie sich… wirklich gut zu stoßen.

Trauen Sie sich… das zu tun, was Sie wollen.

Rein und raus

> **Zutaten:**
> 1 Fast-Food-Restaurant
> (die großen Ketten sind normalerweise makellos sauber, aber überprüfen Sie es bitte vorher – Sie brauchen eine Einzeltoilette mit Riegel an der Tür)

Manchmal will ich etwas, und zwar auf der Stelle. Es spielt keine Rolle, ob es sich dabei um fettiges Essen oder wilden Sex handelt (überraschenderweise will ich häufig beides gleichzeitig).

Und manchmal muss man einfach die Regeln brechen. Hier ist ein Quickie, der dem Begriff *Fast Food* eine ganz neue Bedeutung verleiht.

Fahren Sie mit Ihrem Liebsten zu seinem Lieblings-Fast-Food-Restaurant. Flirten Sie mit ihm während des Essens, streicheln Sie unter dem Tisch seine Schenkel mit den Zehen. (Ich kenne eine Frau, bei der schon die Bewegung, mit der sie sich ein wenig Sauce vom Kinn wischt, zu Pornografie wird. Versuchen Sie es doch einfach mal. Trauen Sie sich!) Wenn Sie gegessen haben, sagen Sie zu ihm, Sie bräuchten ihn, um einen anderen Hunger zu stillen.

Fordern Sie ihn heraus, bis sechzig zu zählen und Ihnen dann zur Toilette zu folgen. Wackeln Sie aufreizend mit den Hüften, wenn Sie vom Tisch aufstehen. Gehen Sie so, als ob er auf Ihren Hintern starren würde – was er auch tatsächlich tut.

Wenn er bei Ihnen in der Toilette ist, verschließen Sie die Tür. Und machen Sie schnell. Schlingen Sie einen Arm um seinen Nacken, und legen Sie die Hand auf seine Hose; küssen Sie ihn hart, während Sie ihn hart machen. Holen Sie seinen Whopper aus der Hose, und drücken Sie ihn. Ziehen Sie seine Hand unter Ihre Bluse, damit er Sie in einen Nippel kneifen kann. *Ah ja, genau so!*

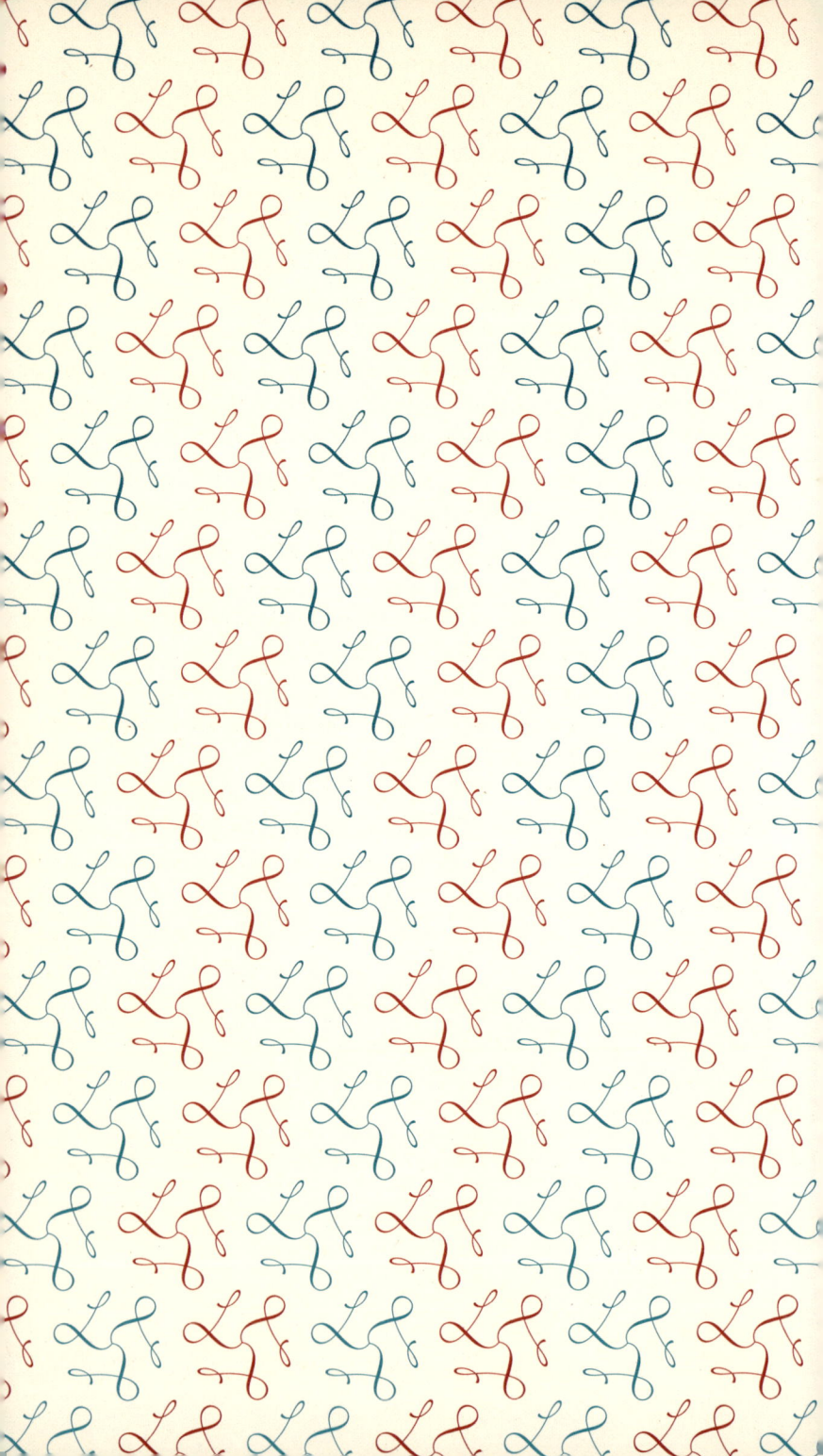

89

Bingo am Strand

Nur für ihre Augen

cken Sie ihn an Ihre Brüste, und lassen Sie ihn über Ihre glänzenden Nippel gleiten.

Dann legen Sie sich wieder hin und spielen weiter mit dem Ball, während Ihr Mann von Minute zu Minute erregter wird. Beine hoch in die Luft, und dann lassen Sie den Ball bis zu Ihrem Schritt hinunterrutschen. Oh, was für ein Anblick!

Jetzt reiben Sie den Ball an Ihrem Schambein. Lassen Sie Ihren Partner spüren, wie sehr es Sie erregt, dass der Plastikball über Ihre Klitoris gleitet. Schließlich blicken Sie ihm in die Augen, sagen »*Fang!*« und werfen ihm den Ball zu. Und dann bitten Sie ihn, sich zu Ihnen auf die Decke zu legen.

Das Bingo-Spiel ist vorbei. Jetzt wird auf dem Strandtuch gevögelt.

Trauen Sie sich... sich in Schale zu werfen.

Trauen Sie sich... sich einzuölen.

Trauen Sie sich... Ihren Hintern am Strand zu zeigen.

89 Bingo am Strand

> **Zutaten:**
> 1 Decke
> 1 Beachball
> 1 Sonnenbrille
> 1 Bikini-Oberteil
> 1 Flasche Sonnenöl
> (das auch für intimen
> Gebrauch geeignet ist)
> 1 Pareo

Sie werden eine kleine Runde Bingo spielen. Das ist zwar nicht das Spiel, das die alten Leute immer spielen, aber wenn Sie es korrekt machen, werden Sie tatsächlich am Ende laut schreien.

Wenn ich am Strand bin und all das nackte Fleisch sehe, muss ich einfach an Sex denken. Aber diese Herausforderung findet drinnen statt, so dass Sie all das tun können, was Sie sich am Strand nie trauen würden.

Necken Sie Ihren persönlichen Rettungsschwimmer die ganze Woche über mit dem Thema Strand, indem Sie sich nach Kokos duftendes Öl auf Handgelenke und Nacken tupfen. Es wird ihn an Sonnenöl erinnern, und dann muss er an den letzten Urlaub denken. Am großen Tag bereiten Sie Ihren Strand vor, indem Sie eine Decke ausbreiten, einen Beachball darauf legen und Ihre Lieblingsstrandmusik auflegen.

Setzen Sie die Sonnenbrille auf, und ziehen Sie ihr winzigstes Bikini-Oberteil an. Um die Hüften binden Sie sich einen bunten Schal wie einen superkurzen Rock. Darunter tragen Sie nichts. Wenn Ihr Mann kommt, bitten Sie ihn, Sie einzuölen, aber er muss die Reihenfolge von BINGO einhalten: Beine, Innenseiten der Oberschenkel, Nippel und Gesäß – und das »O« am Ende steht für *Orgasmus*. Lächeln Sie ihn verschmitzt an, und dann drehen Sie ihm den Rücken zu, damit er an Ihren Hintern und Ihre Oberschenkel kommt. Machen Sie es ihm leicht, indem Sie sich vorbeugen und die Beine spreizen, während er das Öl einmassiert. Unterstützen Sie ihn ein wenig mit Worten wenn er eine Stelle berührt, die sich besonders gut anfühlt, stöhnen oder seufzen Sie leise. Nach ein paar Minuten legen Sie sich auf das Strandtuch, damit er auch die übrigen Körperteile einölen kann.

Wenn er fertig ist, stehen Sie auf und ergreifen Ihren Beachball. Verwenden Sie ihn als Utensil, um damit zu tanzen und zu posieren. Drü-

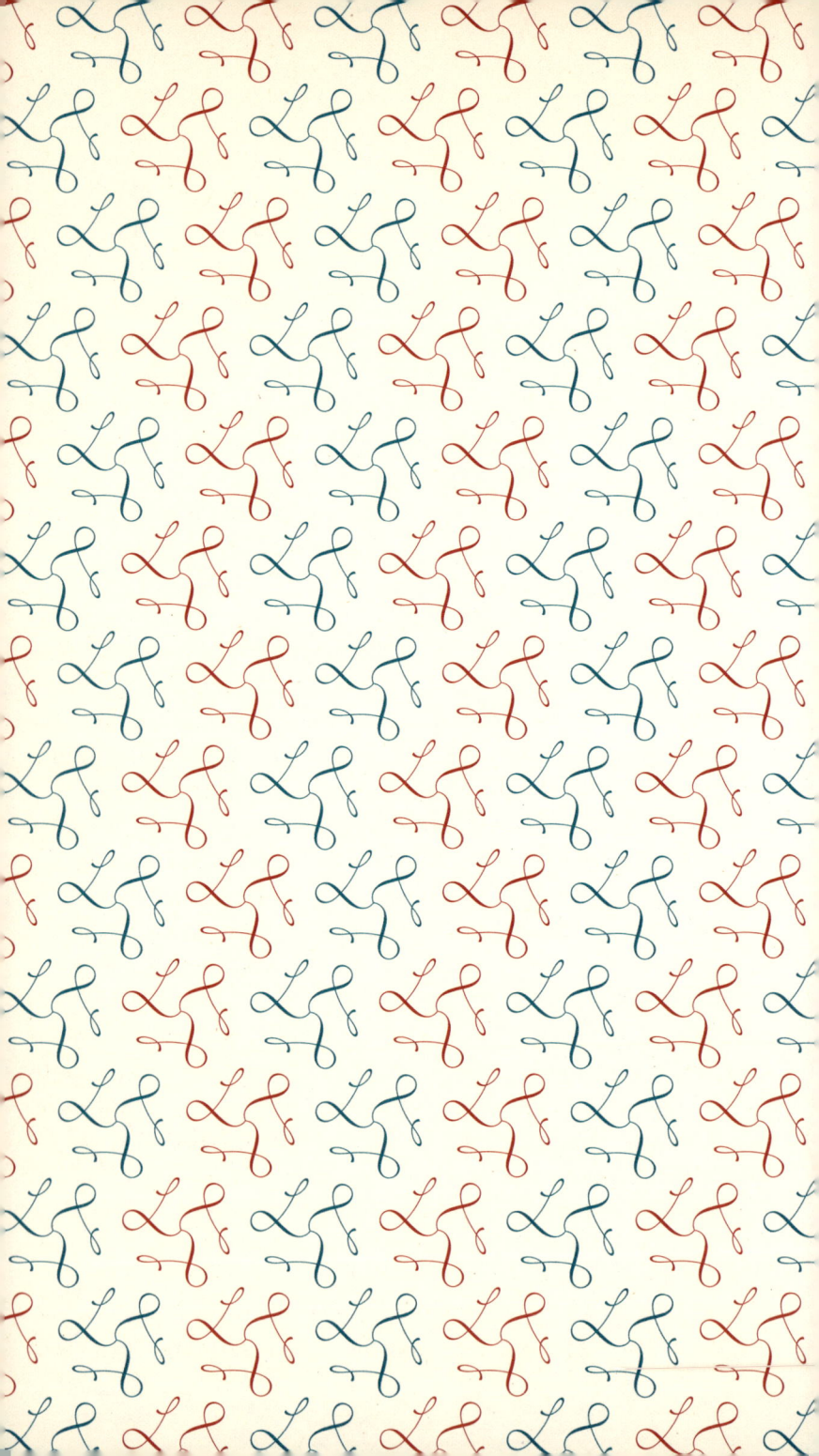

90
Sahnesteif

Nur für seine Augen

Schritt vier: Werfen Sie ein paar Handtücher aufs Bett, legen Sie sich hin und bringen Sie sich in einen halb erregten Zustand. Schütteln Sie die Dose mit der Sahne. Ziehen Sie einen Sahnekreis um Ihren Penis. Packen Sie die Schokoküsschen aus (ich finde, sie sehen schon so aus wie angeschwollene Nippel, oder sehe nur ich das so?) und platzieren Sie je eins auf Ihren Nippeln. Die Schokolade hält besser mit einem Klecks Sahne.

Schritt fünf: Rufen Sie Ihre Süße ins Zimmer. Und lächeln Sie.

Trauen Sie sich... sich zu trimmen.

Trauen Sie sich... sich zu rasieren.

Trauen Sie sich... die Sahne zu schütteln.

Trauen Sie sich... sie zu verspritzen.

Sahnesteif

> **Zutaten:**
> 1 Dose Schlagsahne
> Schoko-Küsschen
> Gemischte Bonbons oder Pralinen, wie Sie wollen
> Genügend heißes Wasser, damit zwei duschen können (es wird schmutzig!)

Kommen Sie! Sie wissen doch, dass Sie gerne lacht. Und welche Frau kann schon ein leckeres Dessert ablehnen? Also... trauen Sie sich, sich mit Sahne zu bespritzen. Und dann fordern Sie sie heraus, die Sahne abzulecken.

Schritt eins: Rufen Sie sie auf der Arbeit an (oder schicken eine E-Mail) und sagen ihr, dass Sie heute Abend ein besonderes Dessert für sie zubereiten werden. Hmm, lecker. Zwinker, zwinker ;-)

Schritt zwei: Duschen Sie. Hey, das ist *immer* eine gute Idee, wenn Sie einen Ihrer Körperteile in einen der Körperteile Ihrer Liebsten stecken wollen.

Schritt drei: Betreiben Sie ein wenig Landschaftsgärtnerei und stutzen Sie die Büsche in Ihrem Garten. Nicht dass Sie es nötig hätten, Sie wildes Tier, aber es trägt zu der Überraschung, die Sie für Ihre Partnerin in petto haben, nur positiv bei.

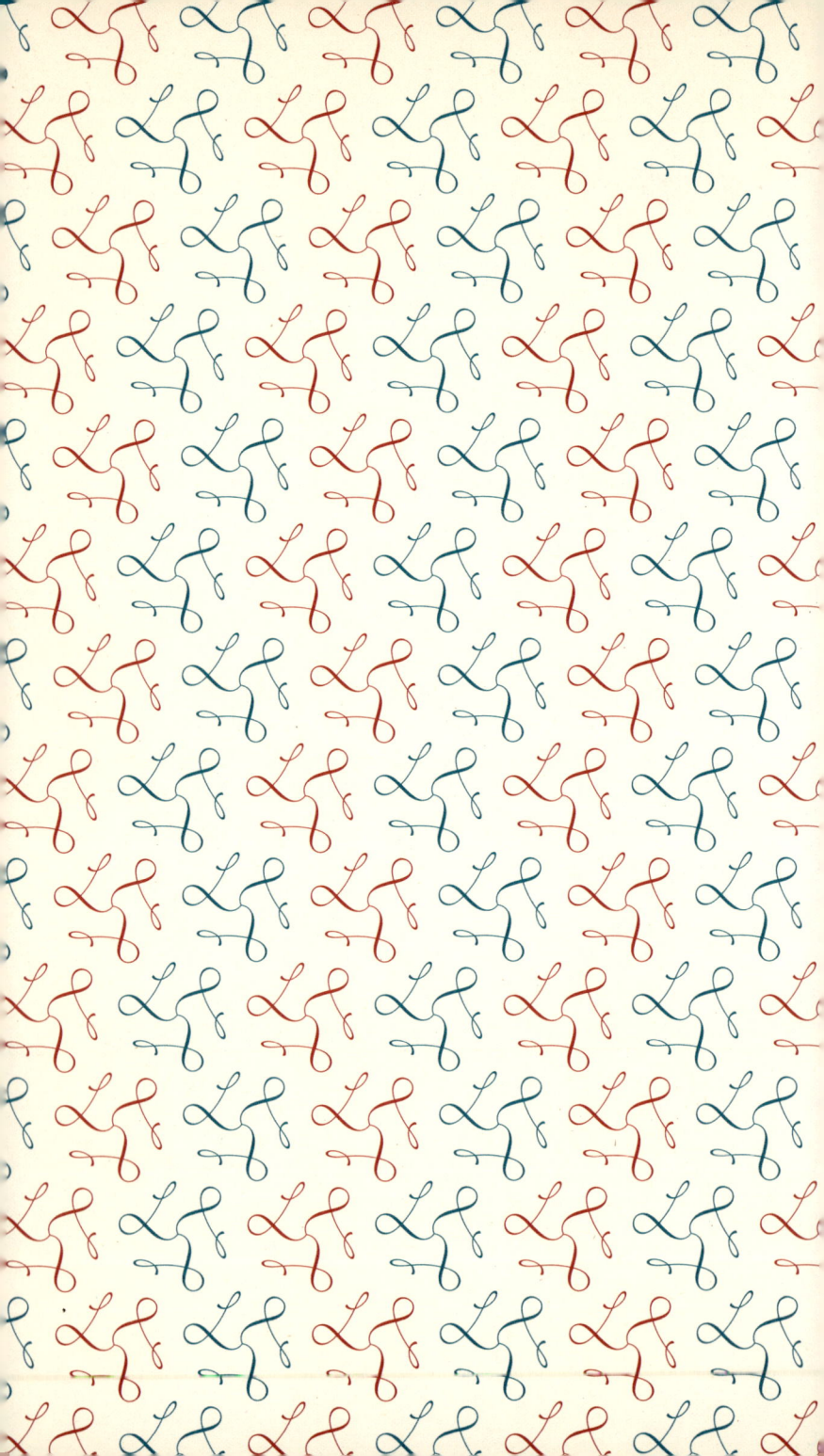

91
Gesucht!
Nur für seine Augen

Wenn Sie Ihre persönlichen Kontaktanzeigen geschrieben haben, drucken Sie sie aus und kleben sie in die entsprechende Spalte Ihrer Lokalzeitung. Es ist nicht so wichtig, ob sie wirklich passen, Ihre Partnerin soll es ja auch nicht so schwer haben, sie gleich zu entdecken. Bevor Sie zur Arbeit fahren, reichen Sie ihr die Zeitung, und sagen Sie ihr, sie sollte die Anzeigen lesen, aber erst, wenn Sie weg seien. »Ruf mich an und sag mir, was deine Wahl ist«, sagen Sie zum Abschied.

Natürlich wird sie sofort die Zeitung aufschlagen, um zu sehen, was Sie gemeint haben. Stellen Sie sich ihre Reaktion vor, wenn sie merkt, dass diese sexy Anzeigen nur für ihre Augen bestimmt sind. Sie wird sich selbst in jeder einzelnen wiederfinden und auch sehen, auf wie viele verschiedene Arten Sie sie begehren.

Wissen Sie, was sie als Nächstes tut? Sie wird sich den Rest des Tages die verschiedenen Szenarien vorstellen – heißer Nachmittagsquickie in diesem kurzen Rock, den sie letztes Jahr gekauft hat, die Chance, gefesselt und von einem sexy, dominanten Mann verwöhnt zu werden, oder eine lange, sinnliche Massage ... Die Entscheidung fällt ihr schwer ...

Wenn sie Sie schließlich anruft, fragen Sie sie, welche »Person« sie denn gerne kennen lernen möchte. Sie können auch vom Telefon weggehen und als entsprechende Person wiederkommen. Stellen Sie ihr dann auch die passenden Fragen zu den Anzeigen: Hat sie tolle Kurven und braucht sie eine feste Hand? Lässt sie sich nicht nur die Hände fesseln, sondern auch die Augen verbinden? Möchte sie den Quickie lieber an der Küchenwand oder an einem Baum?

Wie auch immer ihre Antworten ausfallen, sie weiß ja bereits, dass sie Ihre erste Wahl ist. Verabreden Sie sich also und fahren Sie nach Hause.

Sie wird sich begehrt, gewollt und geschätzt fühlen, und es gibt kein stärkeres Aphrodisiakum. Sie werden eine Begegnung der sehr persönlichen Art haben.

Trauen Sie sich ... persönlich zu werden.

Trauen Sie sich ... sie zu begehren.

91 Gesucht!

> **Zutaten:**
> Die Kontaktanzeigen
>   in der Zeitung

Jeder möchte sich begehrt fühlen. Für Frauen gibt es nichts Schöneres, als zu wissen, dass der Mann, den man liebt, einen begehrt und einen will. Der Satz »Ich will dich« – besonders wenn er einem ins Ohr geflüstert wird – erfüllt einen mit köstlichen Schauern.

Aber wie oft zeigen Sie ihr wirklich, dass Sie sie begehren? Ich wette, nicht oft genug. Das ist das Geniale an dieser Herausforderung – wenn sie beendet ist, wird Ihre Liebste *wissen*, dass Sie sie begehren. Und dann wird sie Sie ebenfalls begehren.

Beginnen Sie damit, dass Sie Kontaktanzeigen entwerfen – Nur für ihre Augen. Ja, sicher, Sie haben die Frau Ihrer Träume bereits gefunden, aber tun Sie einfach so, als ob sie noch nicht da wäre. Nehmen Sie das, was Sie an Ihrer Partnerin wirklich lieben – und erschaffen Sie eine Fantasie, die Sie beide genießen können. Hier ein paar Beispiele.

Langsame Hände Sexy Mann sucht kurvige, verspielte Frau für sinnliche Massage. Ich liebe es, großartige Rundungen – vor allem Hüften, Po und Brüste – mit meinen Händen ... und anderen Körperteilen zu massieren. Ich: lange, feste Finger, warmes Massageöl, saubere Laken. Du sollst sein: entspannt, erregt und bereit, stundenlang nackt vor mir zu liegen. MassageMann, #101

Zitternde Knie Dunkeläugiger Mann mit Liebe zu Quickies sucht braunhaarige Schönheit für einen Nachmittagsquickie an der Wand. Kurzer Rock und hohe Absätze erwünscht. Ich verspreche, Stehvermögen zu zeigen und dich mit meinen starken Armen festzuhalten. Schnellabergut, #102

Unterwirf dich mir Dominanter Mann sucht unternehmungslustige Frau für eine Nacht mit erotischen Spielen. Muss bereit sein, sich ans Kopfende fesseln zu lassen, sich stundenlang verwöhnen zu lassen und erst einen Orgasmus zu bekommen, wenn ich es erlaube. Erfahrung nicht nötig, da ich auch neu darin bin. Möchtest du gerne mit mir zusammen lernen? JungerMaster, #103

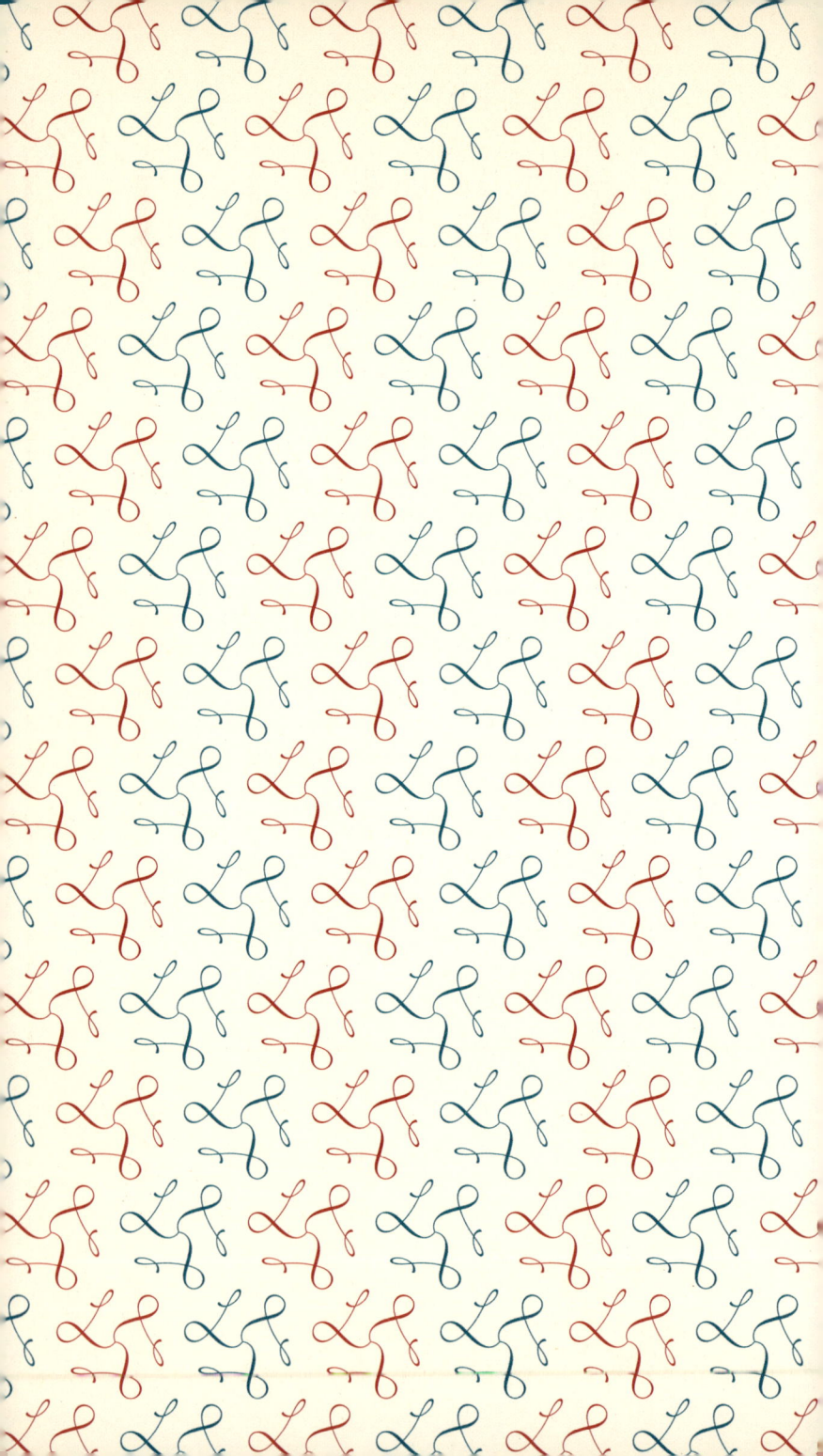

92
Bälle und Schläger

Nur für ihre Augen

Ach, Quatsch! Schlüpfen Sie einfach aus Ihrem Röckchen, während er sich umschaut, um sicherzugehen, dass keiner Sie beobachtet. Und dann schleichen Sie sich an die Rückseite des Clubhauses und breiten dort Ihre Decke aus. Und dann kann er in aller Ruhe in Ihr Zuhause eindringen.

Trauen Sie sich... Punkte zu machen.

Trauen Sie sich... ein paar Bälle zu schlagen.

Trauen Sie sich... den Schläger zu halten.

Trauen Sie sich... bis zum Ende zu spielen.

Bälle und Schläger

> **Zutaten:**
> Tennishemd
> Kurzes Tennisröckchen
> Decke
> Ein paar eisgekühlte Getränke

Diese Herausforderung kombiniert den Kick, möglicherweise erwischt zu werden, mit sportlicher Betätigung an der frischen Luft. Sie gehen nämlich mit Ihrem Liebsten auf den Tennisplatz (oder einen anderen Sportplatz)! Trauen Sie sich!

Sagen Sie zu Ihrem Mann an einem schönen Abend, Sie bräuchten noch ein wenig Bewegung und ob Sie nicht ein paar Bälle und Tennisschläger mitnehmen könnten. Tragen Sie ein Tennishemd und ein Tennisröckchen (*so kurz wie möglich!*). In Ihre Sporttasche packen Sie die Schläger, die Bälle, etwas zu trinken oder auch zu essen (damit Sie sich die Zeit bis zum Einbruch der Dunkelheit vertreiben können) und eine Decke.

Nach der sportlichen Ertüchtigung sagen Sie, während Sie picknicken: »Weißt du noch, wie wir früher auf dem Sportplatz immer herumgealbert haben? Ich hätte jetzt wirklich Lust, mich ein wenig um deinen Schläger und deine Bälle zu kümmern.«

Lassen Sie Ihre Hand in seine Hose gleiten, bis er hart ist. Und wenn Sie sich trauen, öffnen Sie seine Sporttasche und lecken Bälle und Schläger. Eigentlich müssten Sie ja jetzt nach Hause gehen, um sich einander in aller Ruhe widmen zu können.

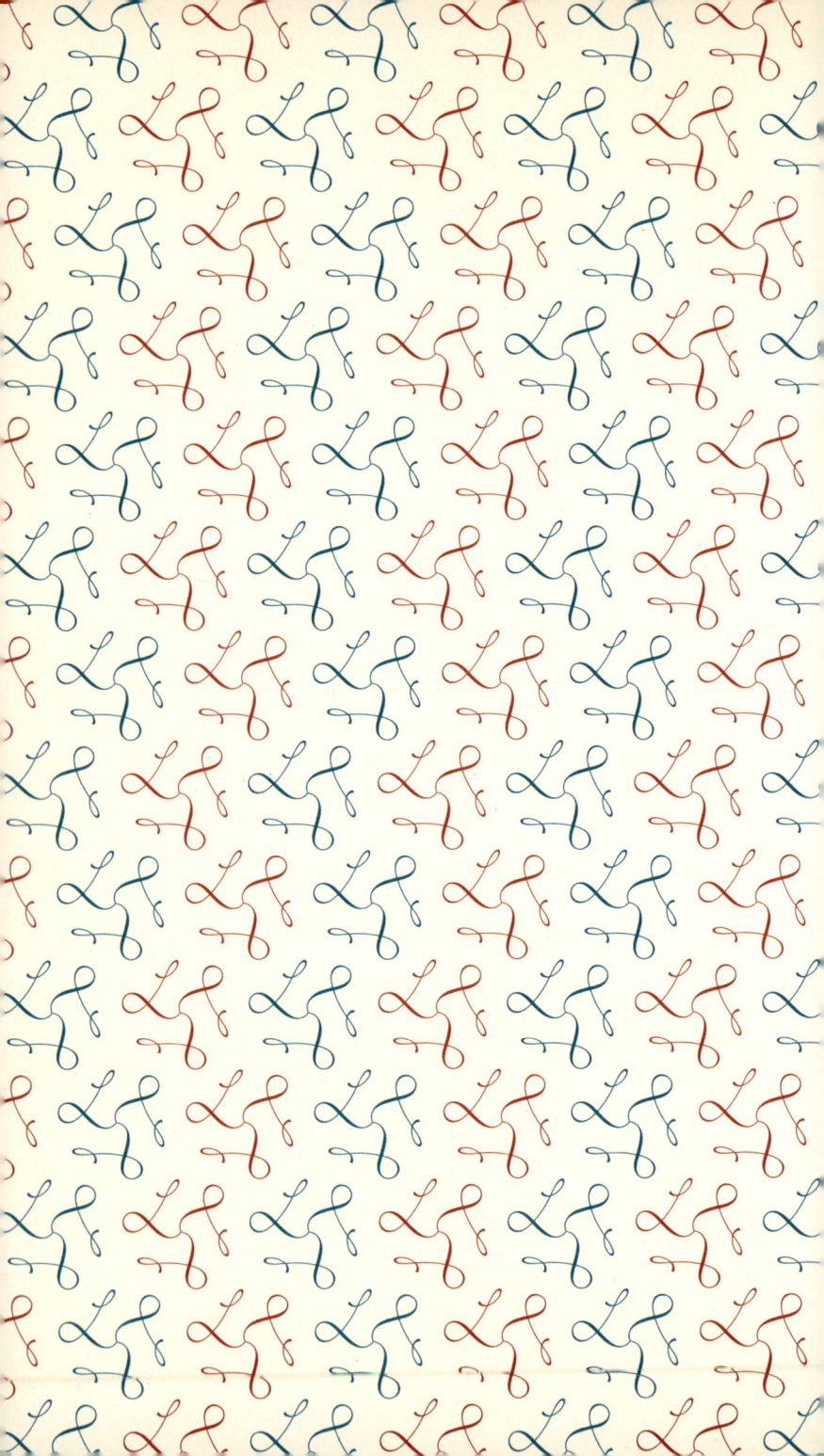

93
Alles zu seiner Zeit

Nur für ihre Augen

Setzen Sie sich auf die Küchentheke, und lassen Sie ihn gewähren. Tick-tick-tick, bis Sie kurz davor stehen zu kommen.

Wer kommt zuerst an seine Grenzen?

Es ist alles eine Frage der Zeit.

Trauen Sie sich... am Zeiger zu drehen.

Trauen Sie sich... die Glocke zu läuten.

Trauen Sie sich... die Plätzchen anbrennen zu lassen.

Trauen Sie sich... Raum und Zeit zu vergessen.

Alles zu seiner Zeit

> **Zutaten:**
> 1 Küchen-Timer

An manchen Tagen ist nur Zeit für einen Quickie. Aber das sind oft die wichtigsten Tage. Rufen Sie ihn in die Küche. Es spielt keine Rolle, was er gerade tut oder wie beschäftigt er ist. Sagen Sie ihm, Sie brauchen seine Aufmerksamkeit nur etwa 60 Sekunden lang, und so lange hat er doch sicher Zeit, oder?

Ergreifen Sie die Küchenuhr und stellen Sie sie auf 60 Sekunden.

»Siehst du«, sagen Sie. *»Ich brauche nur eine Minute deiner Zeit.«*

Und jetzt machen Sie sich an die Arbeit. Küssen Sie ihn so, wie er es gerne mag, knabbern Sie an seinem Hals, blasen Sie sanft in sein Ohr, beißen Sie leicht in seine Unterlippe. Arbeiten Sie sich durch all die kleinen Vorspieltricks, die Sie mit den Jahren perfektioniert haben. Und machen Sie Ihre Sache gut. Eine Minute lang. Bis der Timer sich meldet.

Zweifellos ist das, was er vorher getan hat, auf einmal unwichtig.

Stellen Sie die Uhr noch einmal auf 60 Sekunden. Streicheln Sie seine Arme und die Muskeln auf seiner Brust. Lassen Sie Ihre Hände zu seinen Hüften und seinem Hintern wandern. Berühren Sie ihn überall auf seiner Kleidung, 60 Sekunden lang. Sie können spüren, wie er hart wird.

Während er Sie anschaut, stellen Sie den Timer ein weiteres Mal.

Jetzt ziehen Sie ihm die Hose aus und lassen sie zu Boden fallen. Geben Sie ihm den Blow Job, von dem jeder Mann träumt. Lecken Sie ihn von der Spitze bis zur Wurzel. Lassen Sie Ihre Zunge um den Schaft kreisen.

Hören Sie auf, wenn der Timer läutet.

Mittlerweile wird er das Spiel verstehen, und er wird Ihnen dankbar sein, wenn Sie den Timer erneut stellen. Und dann widmen Sie sich erneut 60 Sekunden lang seinem Schaft, bis er in die Knie sinkt vor Entzücken.

Gerade als er den Timer abstellen will, drehen Sie noch einmal am Zeiger und sagen ihm, er sei an der Reihe. Er kann Ihnen 60 Sekunden lang Lust bereiten, und dann sind Sie wieder dran.

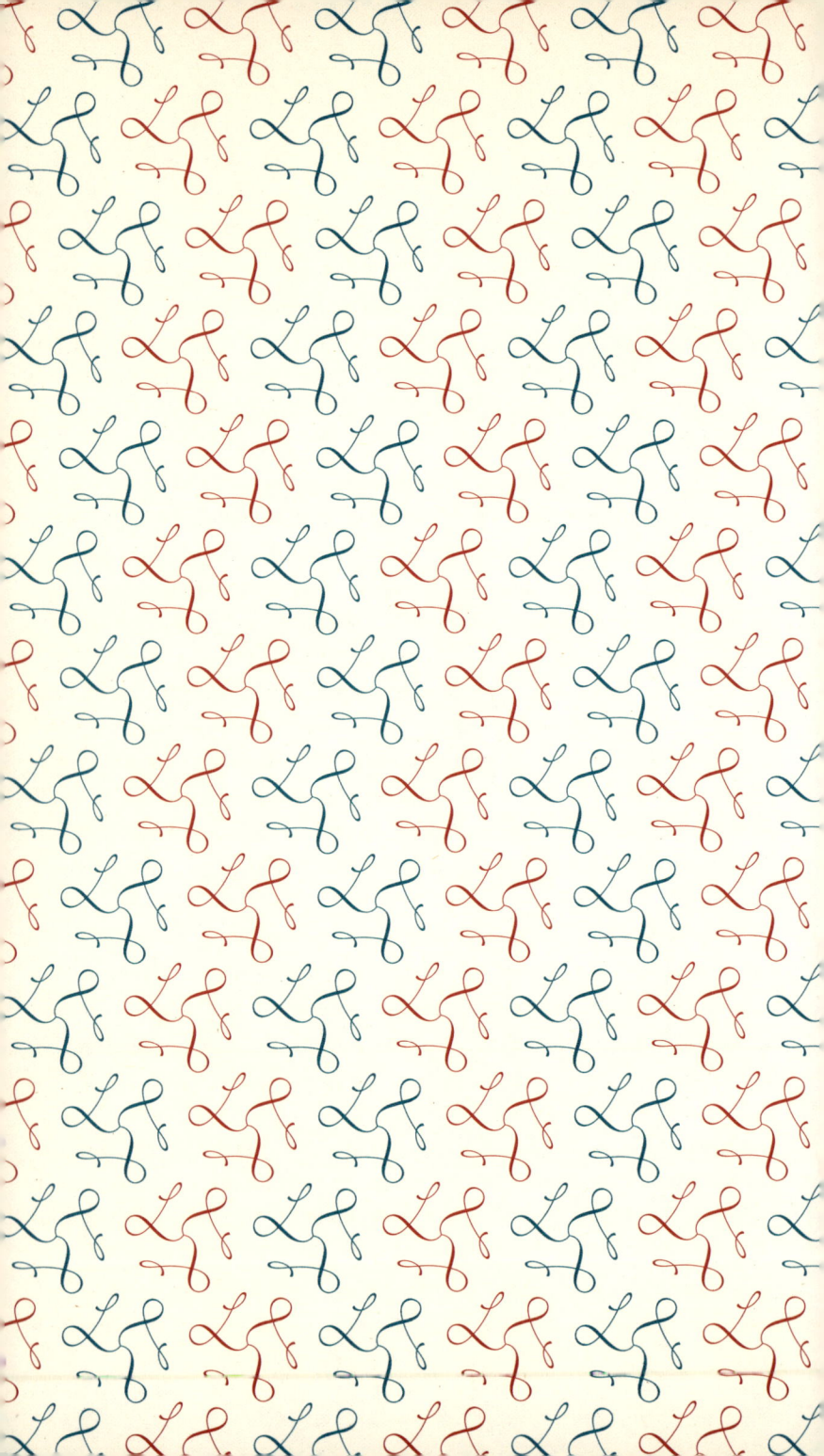

94
Oberhand

Nur für seine Augen

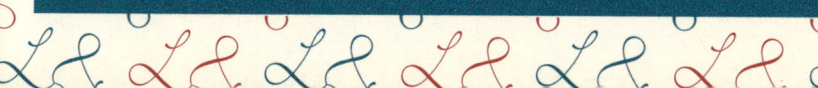

sie bestraft werden muss. Sie muss selbst darum bitten, dass Sie ihr den Hintern versohlen.

Setzen Sie sich bequem hin. Jetzt kommt der wichtigste Moment: der erste Schlag. Er darf nicht zu hart sein. Eine Backe, dann die nächste. Sehen Sie, wie sie reagiert. Dann trauen Sie sich, ein wenig fester zu schlagen. Bauen Sie einen Rhythmus auf, und warten Sie ihre Reaktion ab. Wenn Sie sich unsicher sind, fragen Sie sie, ob sie es fester möchte. Sie können auch mit einem Finger in ihrer Spalte prüfen, wie nass sie ist. Halten Sie sie mit der freien Hand unten am Rücken fest. Sagen Sie ihr, wie hart es Sie macht, ihr den Hintern zu versohlen. Lauschen Sie auf das Geräusch, das Ihre Hand auf ihrer Haut macht, und hören Sie, wie ihre Atmung sich mit jedem Schlag verändert.

Empfindliche Stellen sind im Allgemeinen mitten auf ihrem Hintern, wo sich die beiden Backen treffen, und auch hinten auf ihren Oberschenkeln. Bald werden Sie die Abdrücke Ihrer Hände auf der zarten Haut sehen, und Sie werden merken, wie erregt sie ist.

Wenn Sie beide zu erregt sind, sollten sie kurz aufhören. Streicheln Sie ihren Hintern leicht mit der Hand oder ziehen Sie ihn ein wenig hoch, um ihn zu küssen. Danach machen Sie mit dem Spanking weiter. Wenn Sie fertig sind, ist alles möglich!

Trauen Sie sich... ihr zu zeigen, dass Sie der Herr im Haus sind.

Trauen Sie sich... sie zu fragen, ob sie unartig war.

Trauen Sie sich... sie übers Knie zu legen.

Trauen Sie sich... ihre Hingabe zu spüren.

Oberhand von Rachel Kramer Bussel

> **Zutaten:**
> Ihre Fantasie
> Geduld
> Der nackte Hintern
> Ihrer Partnerin

Sie lieben sie und wollen sie glücklich machen. Aber manchmal stellen Sie sich vor, wie sie wohl aussähe, wenn sie nackt über Ihren Knien läge und auf ihre »Bestrafung« warten würde. Ich verrate Ihnen ein Geheimnis: Wahrscheinlich träumt sie auch davon, aber es ist nicht immer leicht, um Spanking zu bitten. Trauen Sie sich, sie übers Knie zu legen und ihren Hintern rosig zu färben!

Das Hinterteil einer Frau ist eine besondere erogene Zone; beim Spanking wird ihre Klitoris stimuliert, was sie in Kombination mit dem Gefühl, Ihnen ausgeliefert zu sein, wild machen kann. Wenn sie schon erregt ist, umso besser. Beginnen Sie damit, dass Sie ihrem Hintern Aufmerksamkeit widmen; Sie wollen ihn ja nicht nur versohlen, sondern auch streicheln, drücken, küssen, liebkosen, bis sie nur noch möchte, dass Sie nie mehr aufhören.

Bald ist der Zeitpunkt gekommen, und Sie legen sie übers Knie. Wenn Sie die Spannung noch erhöhen möchten, können Sie ihr auch die Augen verbinden oder ihr befehlen, die Hände auf den Rücken zu legen. Wenn sie langes Haar hat, sehen Sie, wie es über ihr Gesicht fällt. Im richtigen Moment legen Sie ihr die Hände auf den Hintern, um zu spüren, wie sich ihre Hinterbacken unter Ihren Handflächen anfühlen. Wenn sie versucht, sich Ihnen zu entwinden, lassen Sie es nicht zu.

Beim Spanking geht es sowohl ums Machtspiel als auch um die Empfindung. Allein das Wissen, das Sie die Kontrolle über sie haben, erregt sie aufs Äußerste. Flüstern Sie »*Beweg dich nicht*«, und Sie haben sie: Sie wird Sie unbedingt küssen und berühren wollen, um Ihnen zu zeigen, wie sehr sie Sie begehrt. Aber sie darf sich ja nicht bewegen. Das ist der erste Schritt.

Trauen Sie sich, ihr zu sagen: »*Du warst ein böses Mädchen*«. Ob es nun stimmt oder nicht, an diesem Punkt *will* sie das hören. Es gehört zum Ritual, und oft ist der Weg, der zum eigentlichen Spanking führt, der erregendste Teil. Fragen Sie, warum sie so ungezogen war, und ob

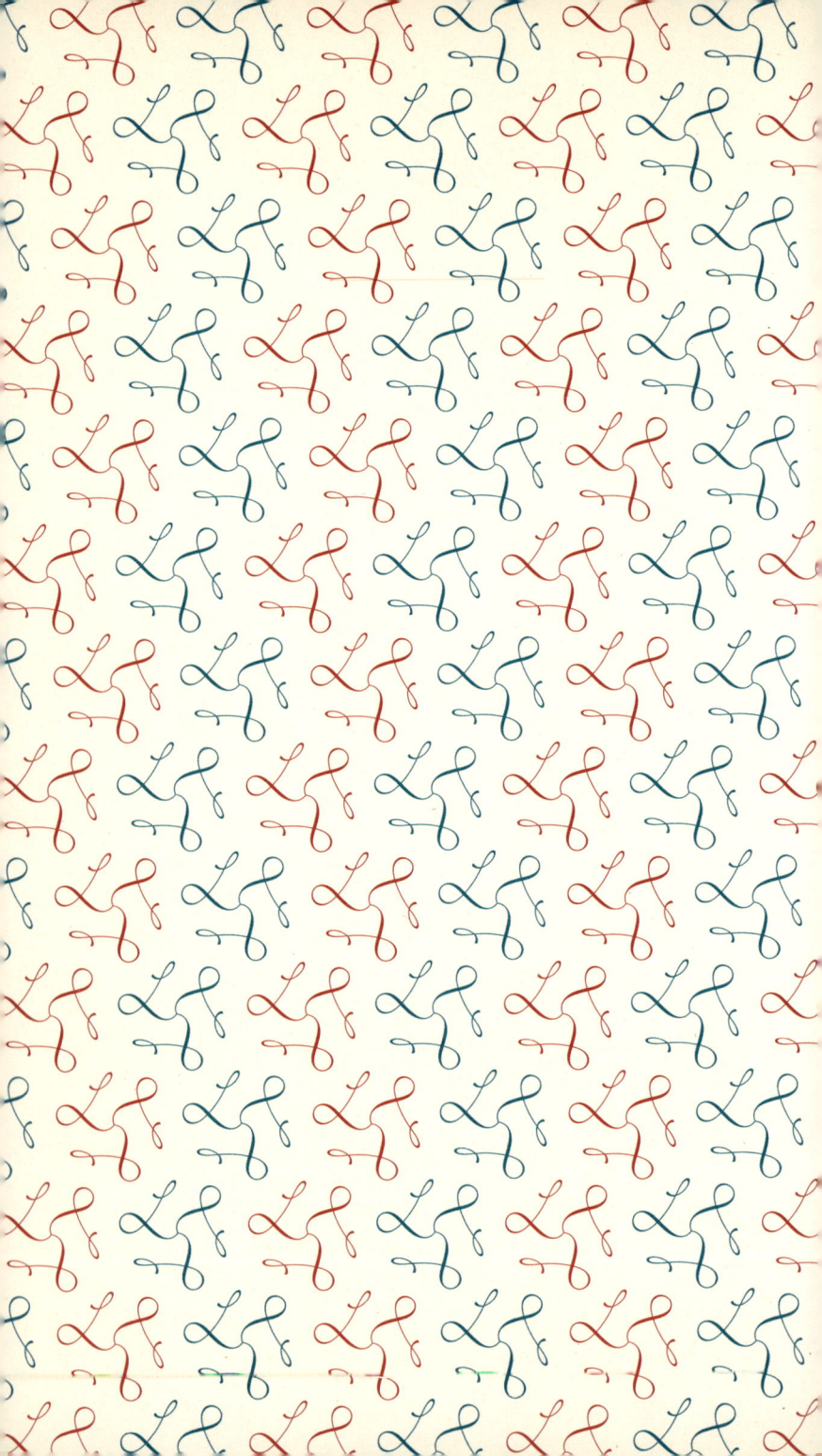

95
Der Teufel trägt Unterwäsche

Nur für ihre Augen

Wenn Sie sich wieder setzen, sagen Sie, Sie hätten von einem köstlichen Dessert gehört, das jedoch nicht auf der Karte stünde. Lassen Sie ihn wissen, wie scharf Sie sind und wie gerne Sie diesen dicken Mantel ablegen würden. Sagen Sie ihm, er soll mit Ihnen zur Toilette oder zum Parkplatz *(irgendwohin!)* gehen und Ihnen wie ein wahrer Gentleman aus dem Mantel helfen. Wenn Sie sich trauen, lassen Sie ihn kurz sehen, was Sie darunter tragen.

Die Rechnung, bitte.

Trauen Sie sich … sich zu entblößen.

Trauen Sie sich … sich Ihr Dessert zu holen.

95 Der Teufel trägt Unterwäsche

Zutaten:
Gewagte Wäsche 1 Mantel
1 Kleid 1 Geschenkbeutel

Manche Gerichte entzünden sexuelles Verlangen, und Wein versetzt einen unweigerlich in verliebte Stimmung, aber heute Abend ist das Essen nur die Beilage – das Hauptgericht sind *Sie*.

Reservieren Sie einen Tisch in Ihrem romantischen Lieblingsrestaurant. Ziehen Sie dieses heiße kleine Kleidungsstück an, das ihn immer ganz wild macht, also einen Strumpfgürtel oder eine Korsage mit Tanga und dann ein Kleid, das nichts von dem darunter verrät. Schließlich schlüpfen Sie noch in einen langen Mantel.

Und dann bereiten Sie Ihrem Mann eine Abendüberraschung. Essen Sie gut, reiben Sie seine Waden unter dem Tisch. Flirten Sie mit ihm, und füttern Sie ihn mit kleinen Bissen von Ihrem Gericht.

Er wird das schon alles wundervoll finden, aber warten Sie ab, bis Sie zum wirklichen Höhepunkt des Abends kommen: Sie werden die Fantasie jedes Mannes erfüllen. Sie werden praktisch nackt sein im Restaurant, aber nur er wird es wissen.

Am Ende des Essens gehen Sie zur Toilette (nehmen Sie Ihren Mantel mit). Ziehen Sie Ihr Kleid aus, stecken Sie es in die Geschenktüte und schlüpfen Sie in den Mantel. Wenn Sie an den Tisch zurückkommen, reichen Sie ihm die Tüte so nonchalant, als wäre es eine Serviette. Zuerst wird er nicht verstehen, was das soll, aber beobachten Sie sein Gesicht, wenn ihm klar wird, dass Sie mitten im Restaurant *fast nackt* sind. Und Sie haben es nur getan, um seine schmutzige Fantasie zu entzünden.

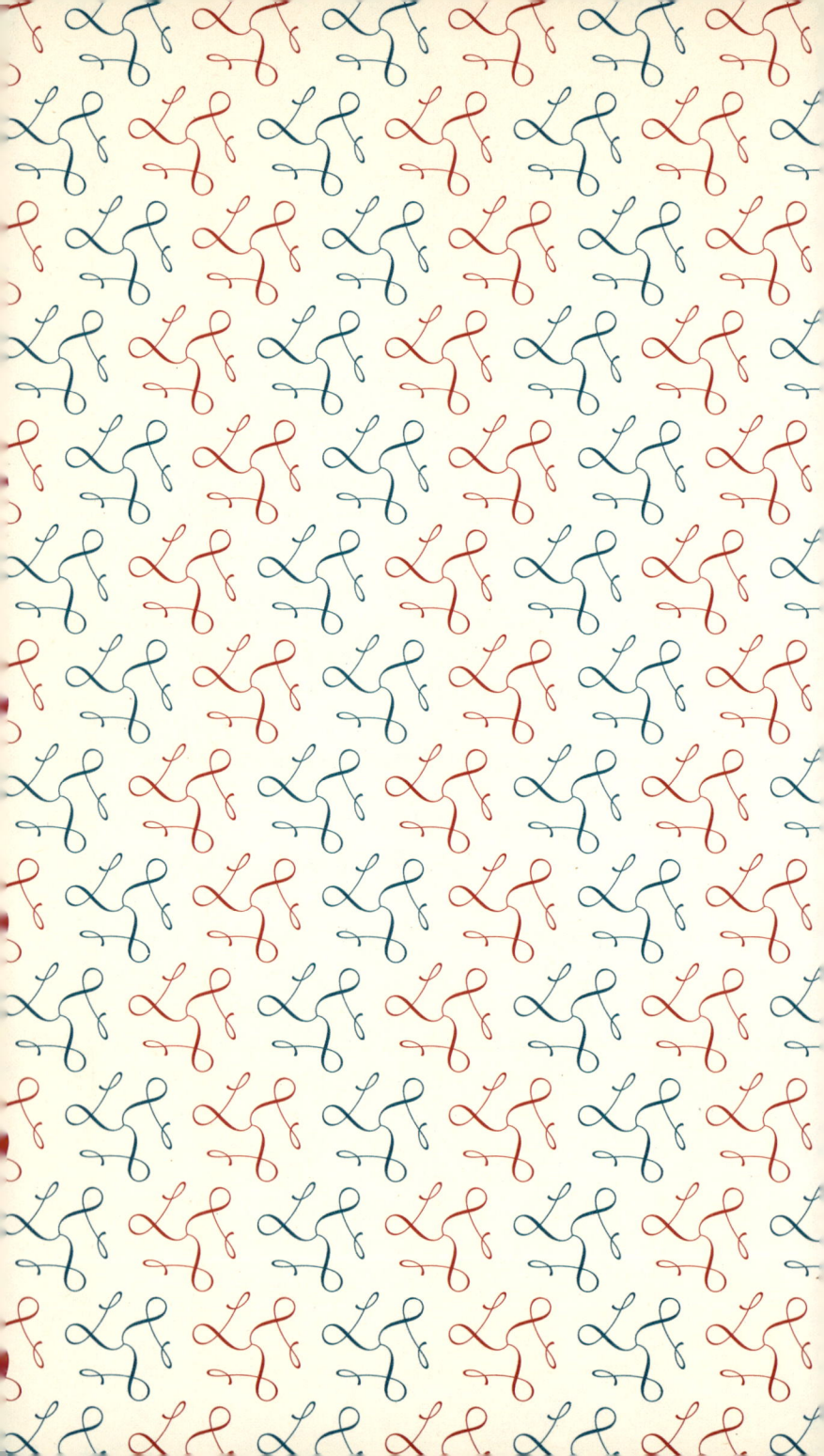

96
Willkommen zu Hause!

Nur für ihre Augen

Süß? Sicher. Aber auch sexy. Sie wecken seinen Beschützerinstinkt, aber zugleich wird er Sie auch nehmen wollen. Und jetzt raten Sie mal, welches Verlangen gewinnt...

Trauen Sie sich... süß und unschuldig zu sein.

Trauen Sie sich... seine Erwartung zu enttäuschen.

Trauen Sie sich... naiv zu sein.

Willkommen zu Hause!

> **Zutaten:**
> Pastellfarbene oder geblümte Unterwäsche, die eher brav als sexy ist
> Kissen und Decken
> Kerzen

Als Frauen haben wir häufig das Gefühl, sexuellen Erwartungen genügen zu müssen: Du musst sexy Wäsche tragen. Du musst ihm toll einen blasen können. Du musst die Kontrolle über dein Verlangen behalten. Es ist wie ein Mantra für die Frau des 21. Jahrhunderts geworden.

Kontrolle über Sexualität zu haben kann Spaß machen, aber manchmal sehnt man sich auch nach Zeiten zurück, in denen man süß und unschuldig war. Frei von sexueller Erfahrung und Erwartungen, ohne Sexspielzeuge und sexuelle Techniken.

Trauen Sie sich, diese sanfte, unschuldige Seite von sich zu zeigen. Und sich von ihm ganz neu entdecken zu lassen.

Sie brauchen etwa eine halbe Stunde, um diese Herausforderung vorzubereiten, also schicken Sie ihn am besten zum Einkaufen.

· Wenn er weg ist, legen Sie Decken und Kissen ins Wohnzimmer. Schalten Sie das Licht aus, zünden Sie Kerzen an und legen Sie süße, unschuldig sexy Musik auf. Können Sie sich noch an »Bed of Roses« von Bon Jovi erinnern? Oder wie wäre es mit Eric Claptons »Wonderful Tonight«?

Schlüpfen Sie in Ihre unschuldige Wäsche und elegante Pumps. Legen Sie nur wenig Make-up auf – Wimperntusche und Lipgloss reichen. Nehmen Sie nur einen Hauch blumiges Parfüm.

Vor die Tür stellen Sie ein Glas mit seinem Lieblingsgetränk und einen Zettel, auf dem steht, er könne hereinkommen ... wenn er sich traut. Da er bestimmt eine sexy Szene erwartet, wird er überrascht sein. Sie liegen auf der Decke, auf dem Bauch, das Kinn in die Hände gestützt, die Beine in der Luft.

97
Verführung, neu gemischt

Nur für seine Augen

☆

komplett ist, räumen Sie hektisch das Zimmer auf, vergewissern sich, dass es ein Kissen zum Knien gibt, vielleicht eine Decke auf dem Boden und gedämpftes Licht. Und dann klopft sie auch schon. Ihr Herz macht einen Satz. »Komm herein«, sagen Sie. Sie setzt sich aufs Sofa. Sie drücken auf »Play«. Die Show kann beginnen.

Behalten Sie die Songliste – Sie haben bestimmt noch einmal Freude daran. Und wenn sie das nächste Mal diese Musik hört, wird sie erröten, denn jetzt weiß sie, was auf sie zukommt.

Trauen Sie sich … ihre Verführung zu planen.

Trauen Sie sich … einen neuen Rhythmus zu finden.

Trauen Sie sich … sich in der Musik zu verlieren.

Verführung, neu gemischt von Olivia Knight

> **Zutaten:**
> 1 Songliste
> 1 CD, auf die Sie die Songs brennen können (optional)

Der Verführungsplan: Wann haben Sie zuletzt einen gemacht? Wissen Sie noch, wann Sie zuletzt eine Strategie gebraucht haben, um einem Mädchen die Bluse aufzuknöpfen? Sie waren mit ihr allein, hatten den Arm um sie gelegt, Ihre Hände waren feucht – und dann sprangen Sie auf und legten eine Kassette ein. *Diese spezielle* Kassette.

Trauen Sie sich, eine Verführungsliste zu erstellen, die ihr Blut zum Rauschen bringt. »*Kommst du um halb neun heute Abend zu mir?*«, flüstern Sie ihr ins Ohr. »*Wir haben es noch nie getan.*«

Sie beginnen langsam mit ein paar alten Lieblingstiteln, um sie zu entspannen. Die Stimmung ändert sich unmerklich. Sie küssen sie, um sie von Ihren Fingern abzulenken, die an den Knöpfen ihrer Bluse herumfummeln. Ist der Song lang genug, um ihr die Bluse auszuziehen? Was ist die beste Musik, damit sie ihren BH öffnet und ihre Brüste zeigt? Sie legt den Kopf zurück und schließt die Augen. Sie verliert sich in der Musik, und Sie nutzen den Moment, um Ihre Hand, die auf ihrem Oberschenkel liegt, höher gleiten zu lassen – reißt sie die Augen auf und starrt sie an? Stopp. Alles von vorne. Sie müssen eine neue schlaue Taktik finden, um sie zu entwaffnen.

Das ist der Song, zu dem Ihre Hand in ihr Höschen gleitet; das ist der Rhythmus, zu dem Ihr Finger in sie stößt; das hört sie, wenn Sie ihre Klitoris streicheln. Sie murmelt protestierend, aber mittlerweile hofft auch sie, dass Sie nicht mehr aufhören. Sie streicheln sie mit der Hand, wissen aber schon, dass Sie beim nächsten Song den Kopf über sie beugen, um sie zu lecken.

Nichts zu Nostalgisches – sie soll stöhnen und nicht in seligen Erinnerungen schwelgen. Nach und nach werden die Songs länger und intensiver, und Ihre Küsse werden immer leidenschaftlicher, während die Musik um Sie herum pulsiert...

Noch ist es nicht passiert. Noch suchen Sie Songs aus, planen und überlegen, wie es werden soll. Sie hören sich einen Song an, und in Ihrem Kopf läuft ein privater Pornofilm ab. Und wenn die Songliste

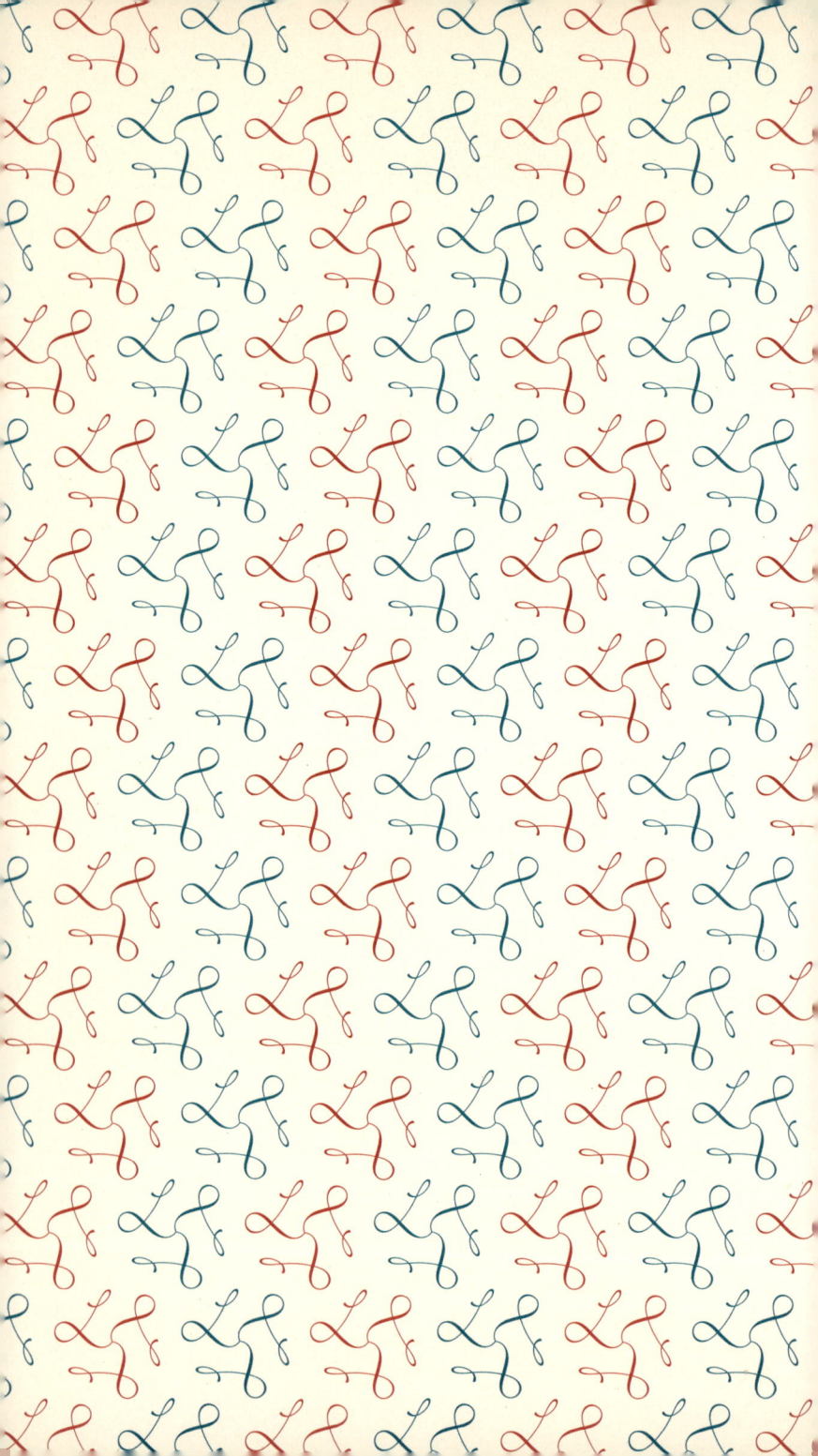

98
Striptease
Nur für ihre Augen

Damit beginnen Sie erst jetzt. Tun Sie es langsam, als ob ein Scheinwerfer auf Sie gerichtet wäre. Ein Kleidungsstück, zwei ... dann hören Sie auf. Küssen Sie ihn. Pressen Sie Ihre Brüste an seinen Brustkorb; reiben Sie Ihre Klitoris an ihm. Mittlerweile kann er sich kaum noch zurückhalten – aber Sie besitzen besondere Fähigkeiten, und Sie werden sie anwenden, damit er so lange wartet, wie Sie wollen.

Richten Sie sich auf, und ziehen Sie sich weiter aus. Legen Sie seine Hände auf sich. Zeigen Sie, wie sehr Sie es mögen, wenn er in Ihre Nippel kneift, und wie hart sie werden, wenn er sie nur richtig zwischen den Fingerspitzen rollt. Mmmhhh. Und jetzt kommt das Finale! Ziehen Sie sich noch weiter aus, und erhöhen Sie das Tempo Ihres Tanzes. Das rhythmische Klatschen Ihrer Pobacken, Ihre hüpfenden Brüste, das Hinein- und Herausgleiten seines nassen Glieds und dazu noch die Hitze und die Reibung – da kann kein Mann widerstehen. Reiten Sie ihn hart, drücken Sie Ihre Vaginalmuskeln zusammen und dann ... Spüren Sie die Explosion in sich, wenn sie beide gemeinsam kommen.

Puh! Das ist wahres Training! Und das ist auch das Beste für Ihr sexuelles Selbstbewusstsein. Es funktioniert genauso wie bei Ihren Schenkeln, Ihren Armen und Ihrem Hintern – je mehr Sie trainieren, desto stärker wird es (und desto besser sieht es in einem Cocktailkleid aus).

Trauen Sie sich ... sich auszuziehen.

Trauen Sie sich ... daran zu arbeiten.

Trauen Sie sich ... eine Show abzuziehen.

Striptease

> **Zutaten:**
> Sexy Unterwäsche
> Heiße Musik
> Verschiedene Kleidungsschichten

Was ist das größte Aphrodisiakum der Welt?
Selbstbewusstsein.

Sexuelles Selbstbewusstsein ist das beste Mittel, um die Aufmerksamkeit eines Mannes zu erlangen und auch zu halten. Es macht Sie für Männer attraktiv. Und es strahlt in alle Bereiche Ihres Lebens aus. Und das Beste daran ist, Sie können es wachsen lassen. Fangen Sie mit ein bisschen Selbstbewusstsein an, und dann werden Sie sehen, wie viel größer es in den Augen Ihres Liebsten wird.

Heute Abend werden Sie sexuelles Selbstbewusstsein demonstrieren, auch wenn dazu ein bisschen Schauspielerei gehört. Kleiden Sie sich für Ihren Auftritt in mehrere Schichten, wobei Sie mit einem Tanga und einem kurzen Faltenrock beginnen. Dazu einen aufsehenerregenden Büstenhalter, ein dünnes Hemdchen und eine zugeknöpfte Bluse. Außerdem viel glitzernden Schmuck, Ketten, Armreifen, Ohrringe.

Die Beleuchtung in Ihrem Schlafzimmer sollte gedämpft, die Musik laut und rhythmisch sein. Ihr Mann soll sich bequem auf das Bett legen. Und jetzt verwandeln Sie die zwei heißesten Männerfantasien – *Frau oben* und *Die Stripperin* – in eine grandiose Show.

Für die Dauer eines Songs tanzen Sie. Dann wird es heißer. Sie heben den Rock, setzen sich auf ihn ... *und tanzen weiter.* Wächst da unten schon etwas? Befreien Sie sein Paket aus der Hose und reiben Sie es am seidigen Stoff unter Ihrem Rock. Machen Sie ihn hart. Spüren Sie, wie sein Glied unter Ihren Fingerspitzen zittert. Spüren Sie, wie *er* zittert, wenn Sie ihn streicheln.

Jetzt ziehen Sie Ihr Höschen beiseite und lassen ihn eindringen. Ja, das ist gut. Hüpfen Sie ein wenig auf und ab. Die Kante Ihres Tangas gleitet an seinem Schaft entlang. Sie bieten ihm einen großartigen Anblick. Und es übermittelt auch eine Botschaft, wenn Sie bekleidet auf ihm sitzen. Es bedeutet, dass Ihr Verlangen groß ist. Es bedeutet, dass Sie ihn so sehr begehren, dass Sie noch nicht einmal Zeit haben, sich auszuziehen.

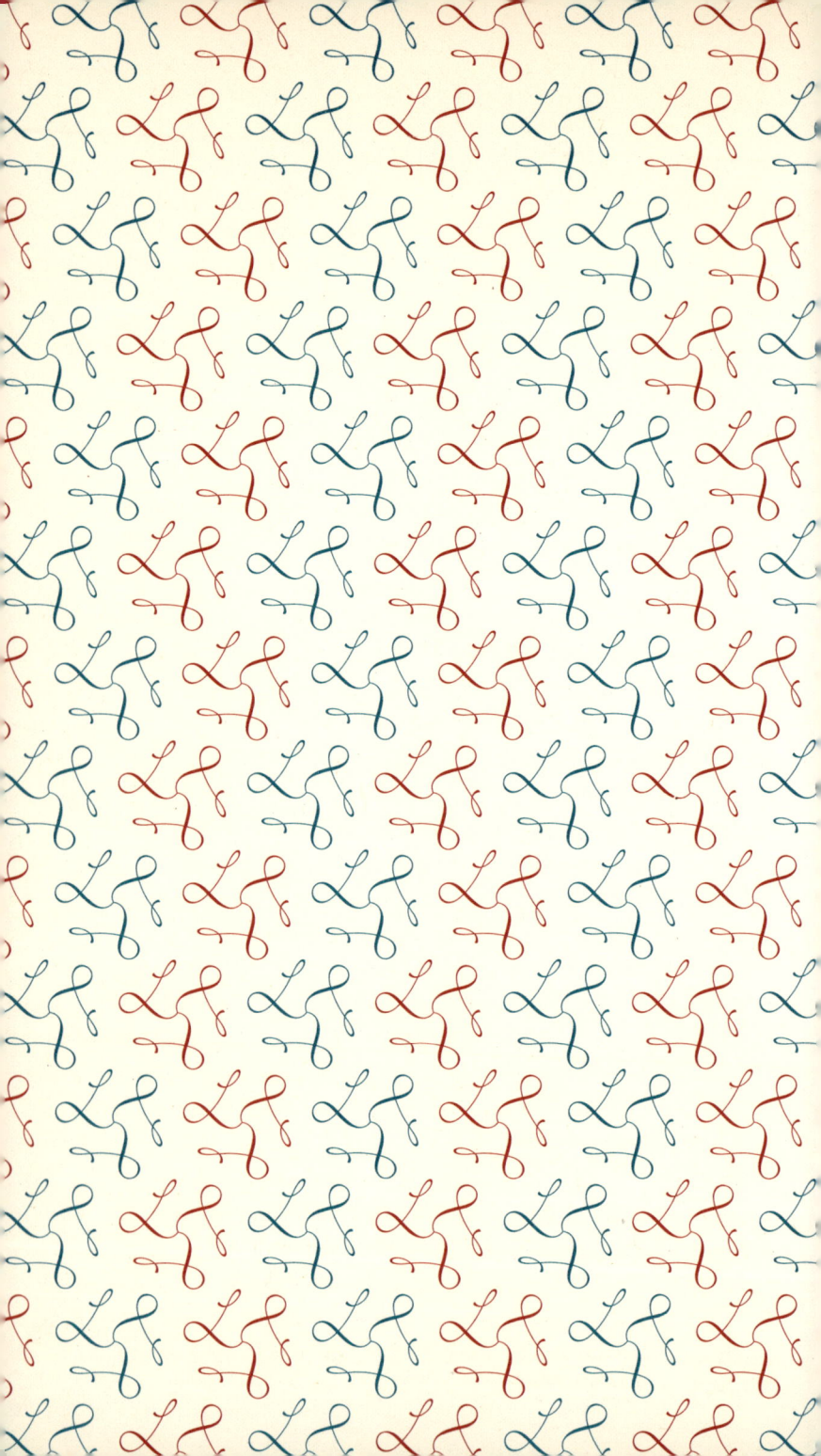

99
Geheimer Weihnachtsmann

Nur für seine Augen

€ ☆ 🎅

einem Hotel ein. Legen Sie Weihnachtsmusik auf, machen Sie Feuer im Kamin oder zünden Sie Kerzen an. Es gibt Punsch oder Champagner und Plätzchen.

Der Trick ist, dass sie als Erste da ist, und erst dann betreten Sie das Zimmer.

Spielen Sie Ihre Rolle gut!

Nehmen Sie sie auf den Schoß und sagen Sie ihr, sie bräuchte keine Angst zu haben. »Warst du denn dieses Jahr brav oder ein bisschen unartig?«

Das wird sie erregen.

»Was möchtest du denn dieses Jahr zu Weihnachten haben? Erzählst du es dem Weihnachtsmann?«

Blicken Sie ihr in die Augen, während Sie sie auf dem Schoß halten, und fordern Sie sie auf, Ihnen ihre Wünsche ins Ohr zu flüstern. Sie kennen doch die Filme, Sie werden Ihre Rolle schon gut spielen.

Der Weihnachtsmann ist das reinste Aphrodisiakum; er ist klug, liebevoll und humorvoll und möchte alle Kinder glücklich machen – und genau das brauchen wir von Zeit zu Zeit auch. *Bitte, lieber Weihnachtsmann! Hör nicht auf!*

Trauen Sie sich… sich zu verkleiden.

Trauen Sie sich… sie zu fragen, ob sie artig war.

Trauen Sie sich… ihre Weihnachtswünsche zu erfüllen.

Geheimer Weihnachtsmann von Susie Bright

Zutaten:
- 1 Nikolauskostüm
- 1 Stuhl, der groß genug für zwei ist
- Weihnachtslieder
- 1 alternatives Nikolauskostüm: 1 Nikolausmütze, 1 sexy Weihnachts-Boxershorts, schwarze Stiefel
- 1 Nikolausmütze, 1 sexy Weihnachts-Boxershorts, schwarze Stiefel

Jedes Mädchen weiß, dass es keinen schöneren Platz gibt, als auf dem Schoß des Weihnachtsmanns zu sitzen.

Und auch Ihr Mädchen ist da keine Ausnahme. Es ist einfach das Beste, dem Weihnachtsmann die Geheimnisse ins Ohr zu flüstern, die man selbst Mommy und Daddy nicht verraten würde. Der Weihnachtsmann will wissen, ob sie denn ein böses oder braves Mädchen war – und irgendwie kann er am besten mit ihr umgehen.

Und das Allerbeste ist, dass er wissen will, was sie wirklich, wirklich will; denn er kann Träume wahr machen.

Und so können Sie sich in einen Weihnachtsmann verwandeln.

Leihen Sie sich in einem Kostümverleih ein Weihnachtsmannkostüm in Ihrer Größe. Bart und Perücke nehmen Sie nur mit, wenn sie wirklich von guter Qualität sind – aber sie sind nicht von entscheidender Bedeutung. Sie brauchen:

- eine Weihnachtsmannmütze
- eine rote Jacke mit Pelzbesatz und einem schwarzen Gürtel
- rote Hose
- schwarze Stiefel
- Handschuhe, wenn Sie mögen
- ein paar Glöckchen können nicht schaden

Probieren Sie es an. Es passt, wenn Sie automatisch lächeln und zwinkern, wenn Sie es anhaben.

Jetzt verabreden Sie sich mit Ihrem »kleinen Liebling« irgendwo, wo es einen schönen großen Sessel gibt, wie ein Thron, auf dem Sie zusammen sitzen können.

Vielleicht nehmen Sie Ihr Wohnzimmer, oder Sie mieten sich in

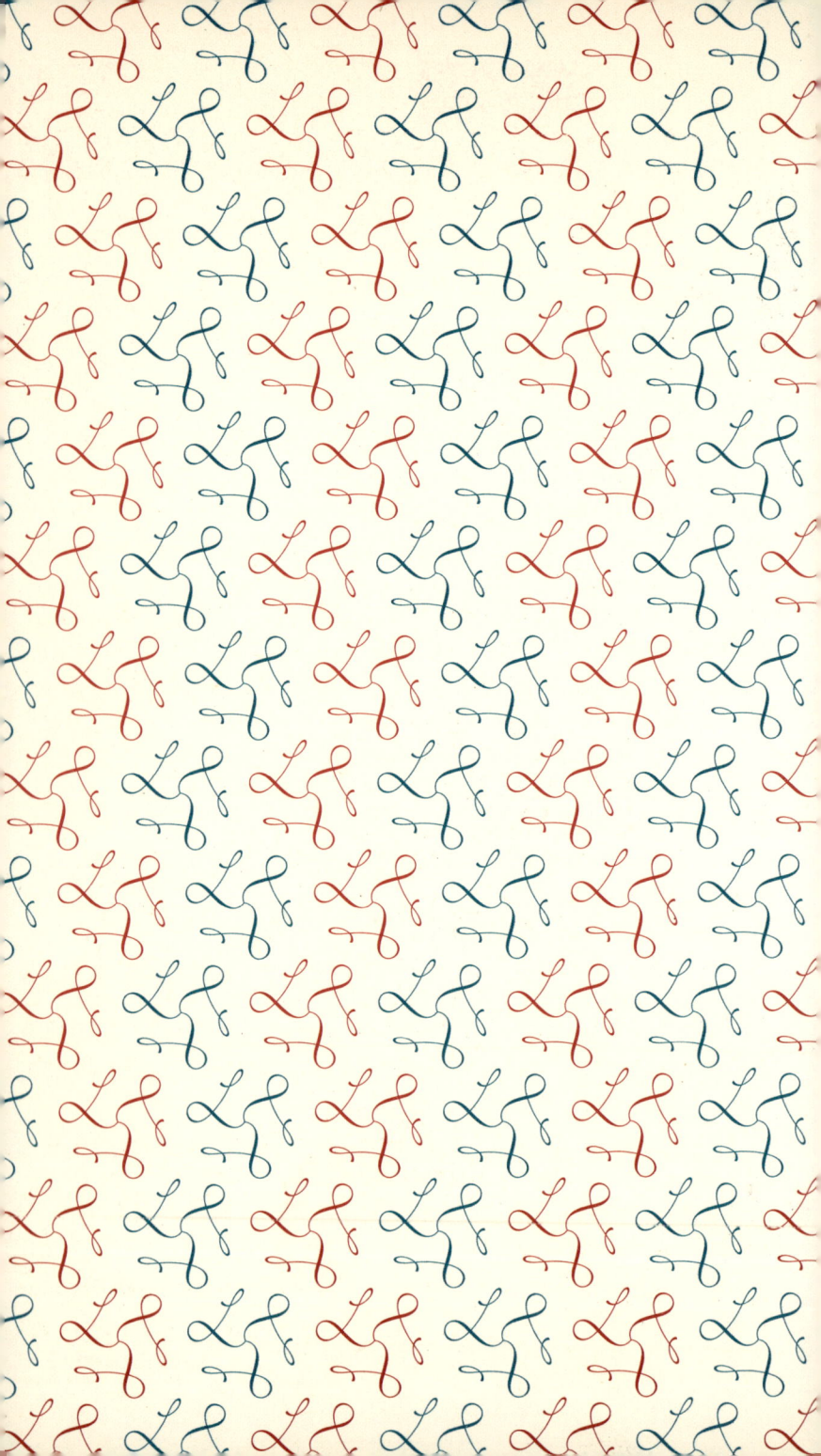

100

Sexposé

Nur für ihre Augen

Jetzt treten Sie zu dem zweiten Stuhl, den Sie ins Schlafzimmer gestellt haben. Es ist Ihr *Posierstuhl*, und er muss ihn gut sehen können. Stellen Sie einen Fuß darauf, beugen Sie sich vor, und berühren Sie einen Zeh. Oh, das ist ein Anblick, den er liebt. Stellen Sie sich mit gespreizten Beinen neben den Stuhl und halten Sie sich am Stuhl fest, wenn Sie sich weit vorbeugen. Wow! Was für ein Anblick! Die Pose ist nicht nur provokativ, sie ist wunderschön. Und sie funktioniert bei allen Frauen. In High Heels sehen Ihre Beine großartig aus, die vorgebeugte Haltung streckt und glättet die Haut und verbirgt Unzulänglichkeiten. Aus diesem Winkel sehen wir alle wieder aus wie achtzehn.

Jetzt werden Sie kreativ mit Ihrem Posierstuhl. Auf wie viele Arten können Sie zeigen, was unter Ihrem Minirock ist? Bitten Sie Ihr Publikum um Vorschläge. Lassen Sie ihn sehen, wie Sie mit sich selbst spielen.

Schließlich beugen Sie sich über das Bett, Kopf in den Kissen und den Hintern hoch in die Luft gereckt. Das ist nicht nur ein Anblick, das ist eine Einladung. Er wird sofort aufstehen und zu Ihnen kommen. Es ist eine Pose, die sagt: »*Ich will dich, jetzt sofort, tief und hart.*«

Und das werden Sie auch bekommen.

Trauen Sie sich … alles zu zeigen.

Trauen Sie sich … das Spiel zu spielen.

Trauen Sie sich … Ihren Hintern zur Schau zu stellen.

Sexposé

> **Zutaten:**
> 2 Stühle
> High Heels
> Kurzer Rock
> Kerzen
> Stretching-Übungen
> zum Aufwärmen

Mal ehrlich, wie finden Sie Ihren Hintern?

Sie sind ein bisschen unsicher? Wenn Sie mehr als ein bisschen unsicher sind, sind Sie wie die meisten Frauen. Vielleicht finden Sie ihn zu breit, zu dick oder zu wabbelig. Aber das liegt nur daran, dass Sie ihn nicht aus dem richtigen Blickwinkel sehen können. Sie sehen ihn nämlich nicht besonders gut, wenn Sie über Ihre Schulter in den Spiegel blicken. Am besten sieht er durch die Augen Ihres Liebsten aus.

Ihr Mann liebt Ihren Hintern. Er starrt ihn an, wenn Sie nicht hinschauen. Er hat Fantasien darüber. Seien Sie also diese Woche mutig. Geben Sie ihm genau das, was er will. Spielen Sie *Sexposé*!

Ein Sexposé hat am meisten oben herum an: einen sexy Büstenhalter, eine schicke Bluse und viel hübschen Schmuck. Aber von der Taille abwärts tragen Sie nur wenig. Sehr wenig. Nur High Heels und den kürzesten Rock, den Sie besitzen. Beginnen Sie damit, dass Sie in diesem Outfit durchs Haus laufen. Achten Sie darauf, dass Ihr Mann Sie sehen kann, wenn Sie sich nach etwas recken müssen. Holen Sie Teller von den höchsten Regalen. Bücken Sie sich, um ganz unten etwas aus dem Schrank zu nehmen. Blicken Sie über die Schulter – *Aha! habe ich dich erwischt!* – und zwinkern Sie ihm zu.

Fordern Sie ihn auf, mit Ihnen ins Schlafzimmer zu kommen, damit Sie dort Sexposé spielen können. Vorher haben Sie zwei Esszimmerstühle ins Zimmer gestellt; bitten Sie ihn, sich auf einen zu setzen und Ihnen zuzuschauen. Schalten Sie Musik ein, und zünden Sie ein paar Kerzen an, und dann drehen Sie ihm den Rücken zu. Legen Sie Ihre Hände auf Ihren Hintern, und wackeln Sie mit den Hüften. Kneifen Sie sich in die Pobacken, beugen Sie sich vor, und recken Sie Ihren Hintern. Dann richten Sie sich wieder auf und lächeln ihn an. Auch über Ihrer Kommode und Ihrem Nachttisch wackeln Sie mit dem Hintern. Tanzen Sie durchs Zimmer, und beugen Sie sich über alle Möbel.

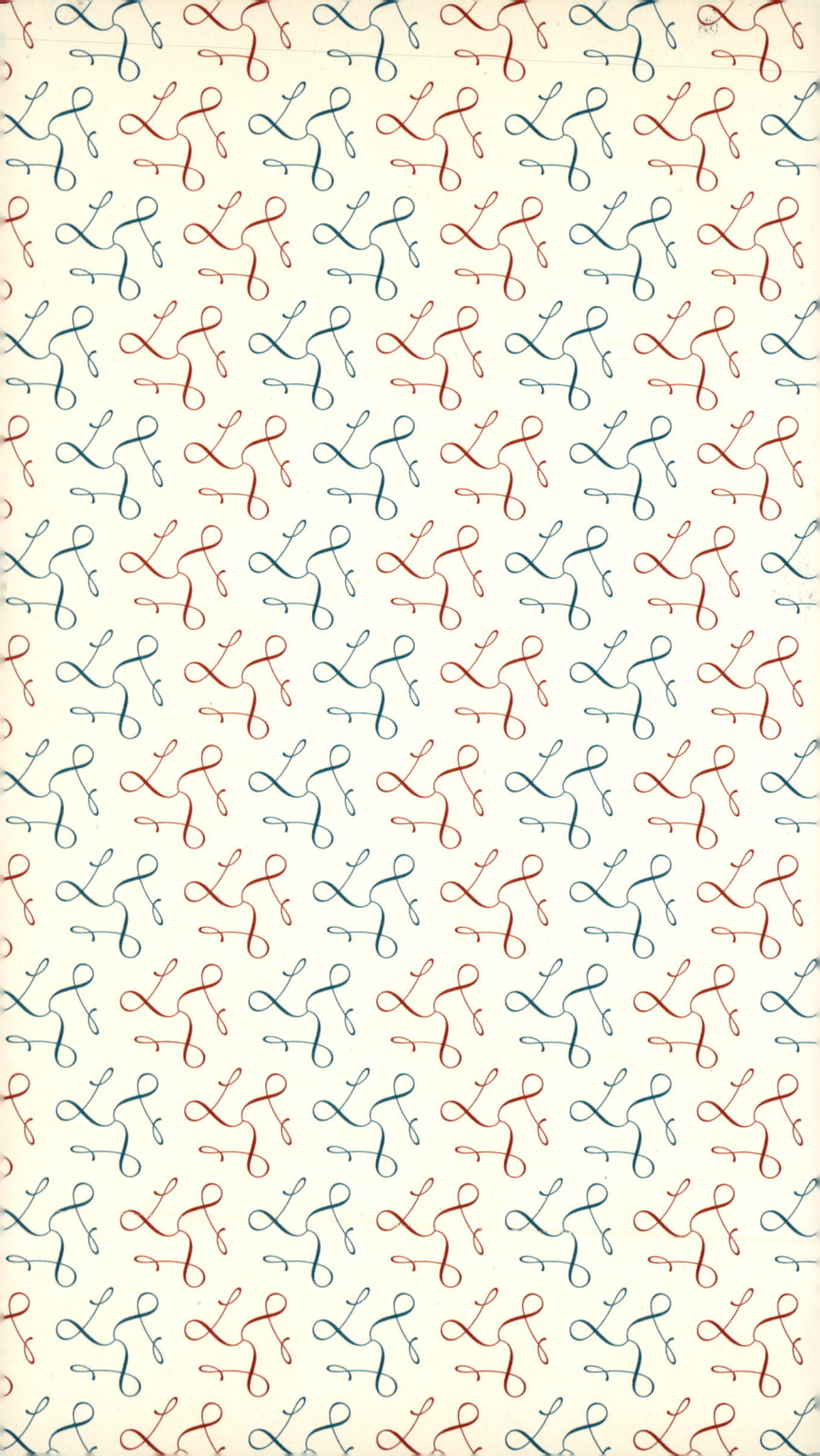

101

Grenzenlos

Für beide

Wagemutig zu sein. Sich selbst und Ihrem Partner zu beweisen, dass mehr in Ihnen steckt, als Sie selber wissen.

Dieses Wissen ist Ihnen jetzt zur zweiten Natur geworden. Trauen Sie sich, es an diesem Wochenende in einer allerletzten Herausforderung zu üben.

Die ultimative Herausforderung

Sie ist zu groß für einen einzigen Abend, auch für einen ganzen Tag. Sie sollen das gesamte Wochenende über an Ihre Grenzen stoßen. Und deshalb müssen Sie es auch in der Mitte teilen – einer von Ihnen nimmt den Samstag, der andere den Sonntag. Und an Ihrem Tag denken Sie sich die ultimative Herausforderung für Ihren Partner aus.

Es fällt Ihnen bestimmt nicht schwer, weil ja jeder von Ihnen über genügend Herausforderungen als Inspiration verfügt. Wählen Sie zunächst Ihre Lieblingsherausforderung aus dem Buch. Dann fügen Sie drei weitere Zutaten hinzu, um sie aufzupeppen. Sie können sich auch Zutaten ausleihen, die Ihnen bei anderen Herausforderungen aufgefallen sind. (Haben Ihnen Schürze und nackter Hintern von **Knack & Back** gut gefallen? Erregt Sie der Gedanke an die Bänder in **Stärker, als es aussieht** immer noch?)

Wenn es Ihnen lieber ist, können Sie auch neue Elemente kreieren oder frühere Herausforderungen anders gestalten. Sie wissen ja jetzt, wie es geht. Sie sind die Experten, weil Sie jetzt genau wissen, was Ihren Partner anmacht. Sie wissen, was ihn überwältigt, welche Outfits er liebt oder wie sie sich begehrenswert vorkommt. Sie wissen, wie Sie ihn dazu bringen, nur noch Sie zu sehen.

Ihre Lieblingsherausforderung plus drei Zutaten. Das ist Ihre Aufgabe. Und denken Sie daran, dass Sie sich dieses Wochenende nichts anderes vornehmen. Sie brauchen viel Zeit (und viel Zeit, um sich zu erholen).

Grenzenlos

Zutaten:	Batterien
99 vorhergegangene Herausforderungen	Spielzeuge
	Augenbinden
Massageöl	Kerzen
Gleitmittel	Und so weiter ...

Ich hoffe, Sie haben alle Seiten aus diesem Buch herausgerissen, und es ist jetzt nur noch eine leere Hülle.

Jede herausgerissene Seite repräsentiert einen Moment wilder Leidenschaft in Ihrem Leben. Jede Seite, die sich nicht mehr im Buch befindet, steht für eine Episode mit spektakulärem Sex. Je weniger Seiten das Buch noch aufweist, desto glücklicher müssten Sie eigentlich sein.

Können Sie sich denn überhaupt noch an alle sexy Herausforderungen erinnern? Versuchen Sie es doch einfach! Das wäre bestimmt eine interessante – und ein bisschen schmutzige – Unterhaltung, oder? Solche Gespräche führen rasch zum Vorspiel.

Zahlreiche Leser haben mir gesagt, dass sie die benutzten Seiten des Buches aufgehoben haben. Sie könnten ein freches Sammelalbum daraus machen, und wenn Sie darin blättern, immer wieder neu das Feuer im Schlafzimmer entfachen.

Nach den 99 heißen Herausforderungen hatten Sie also jede Menge Spaß, und Sie haben auch ein paar neue Tricks gelernt. Viel wichtiger ist jedoch, dass Sie neue *Beziehungsgewohnheiten* entwickelt haben. Mittlerweile ist es für Sie zur zweiten Natur geworden:

Vorfreude zu schaffen. Sie haben gesehen, wie leicht es ist, die Aufmerksamkeit Ihres Partners zu erringen und zu erreichen, dass er sich auf Sie konzentriert. Sie wissen aus erster Hand, dass das Leben viel schöner ist, wenn man nicht ständig an seine Pflichten denkt, sondern auch einmal davon träumt, was der Partner für einen bereithält.

Überraschungen zu zeigen. Das perfekte Mittel gegen Monotonie.

Mit Utensilien und Accessoires zu arbeiten. Ob sie nun einfach oder kompliziert, teuer oder selbstgemacht sind, spielt keine Rolle. Wenn man seinen Partner verführt, sagt das gewisse kreative Etwas: *Du bist mir die zusätzliche Mühe wert. Ich sehe dich nicht als selbstverständlich an.*

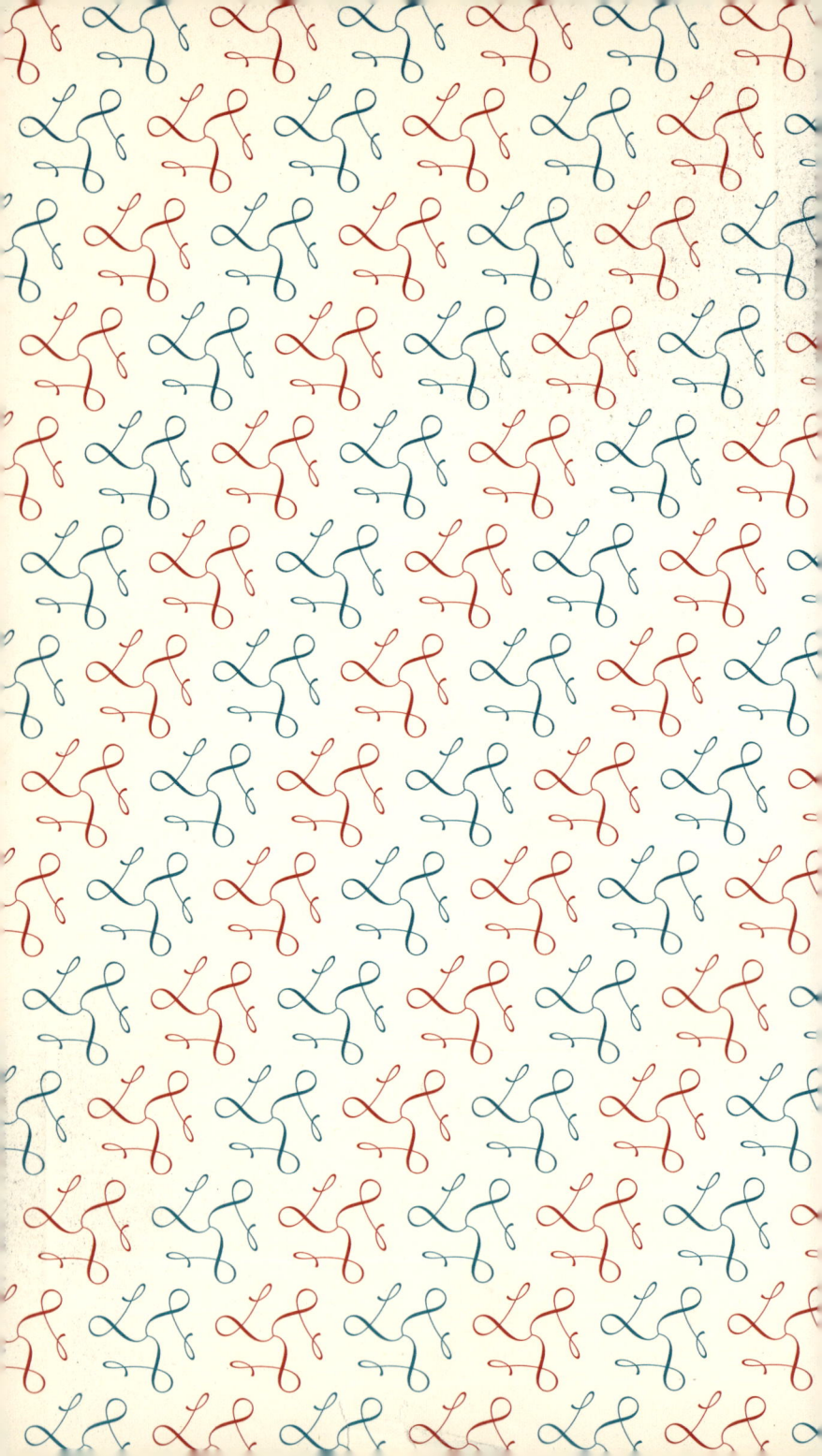